Kathleen Kunze
@kathleenkunzeofficial

Sicher fühlen

DEIN KÖRPER IST DER SCHLÜSSEL

Kathleen Kunze
@kathleenkunzeofficial

Sicher fühlen

DEIN KÖRPER IST DER SCHLÜSSEL

Lerne, dein Nervensystem zu regulieren und dich von Trauma, Stress und Angst zu befreien

mvgverlag

Bibliografische Information der Deutschen Nationalbibliothek
Die Deutsche Nationalbibliothek verzeichnet diese Publikation in der Deutschen Nationalbibliografie. Detaillierte bibliografische Daten sind im Internet über https://dnb.de abrufbar.

Für Fragen und Anregungen
info@m-vg.de

Wichtige Hinweise
Dieses Buch ist für Lernzwecke gedacht. Es stellt keinen Ersatz für eine individuelle medizinische Beratung und Ernährungsberatung und sollte auch nicht als solcher benutzt werden. Wenn Sie medizinischen Rat einholen wollen, konsultieren Sie bitte einen qualifizierten Arzt. Der Verlag und der Autor haften für keine nachteiligen Auswirkungen, die in einem direkten oder indirekten Zusammenhang mit den Informationen stehen, die in diesem Buch enthalten sind.

Ausschließlich zum Zweck der besseren Lesbarkeit wurde auf eine genderspezifische Schreibweise sowie eine Mehrfachbezeichnung verzichtet. Alle personenbezogenen Bezeichnungen sind somit geschlechtsneutral zu verstehen.

Originalausgabe
6. Auflage 2025

Türkenstraße 89
80799 München
Tel.: 089 651285-0

Redaktion: Stephanie Kaiser-Dauer
Umschlaggestaltung: Manuela Amode
Umschlagabbildung: korkeng/AdobeStock
Layout: Manuela Amode
Illustrationen: Katharina Borgs
Satz: Christiane Schuster | www.kapazunder.de
Druck: Florjancic Tisk d.o.o., Slowenien
Printed in the EU

ISBN Print 978-3-7474-0667-0
ISBN E-Book (EPUB, Mobi) 978-3-98922-087-4

Für Nikolas

Inhalt

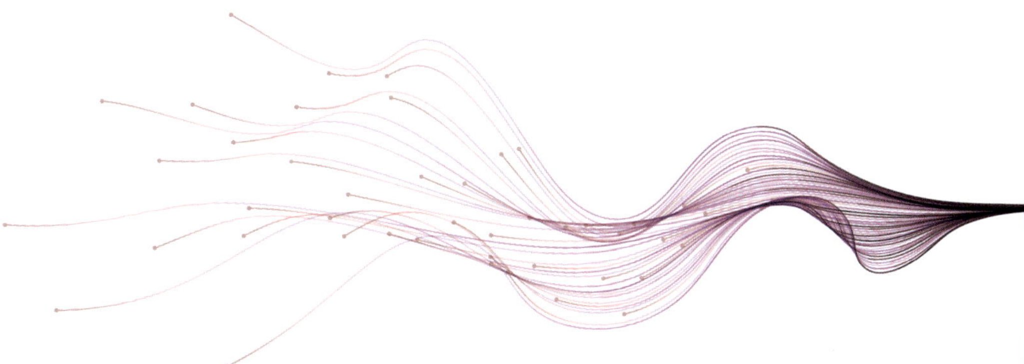

Einleitung

Kommen dir diese oder ähnliche Symptome bekannt vor?

- Es fällt dir schwer, zur Ruhe zu kommen.
- Du kannst abends nicht einschlafen oder wachst viel zu früh am Morgen oder häufig in der Nacht auf.
- Du fühlst dich häufig sehr gestresst und getrieben.
- Du bis sehr sensibel und fühlst dich schnell überfordert, wenn zu viele Reize auf dich einströmen.
- Du fühlst dich schon längere Zeit oder häufig sehr antriebslos.
- Deine Emotionen sind oft sehr stark und du hast das Gefühl, du kannst sie nicht kontrollieren.
- Du machst es anderen Menschen ständig recht und kommst selbst zu kurz dabei.
- Du fühlst immer wieder eine starke innere Unruhe und Ängstlichkeit.
- Du leidest unter Angst- oder Panikattacken.
- Du leidest unter chronischen starken Verspannungen.
- Du steckst in einem Burn-out.
- Du hast chronische Schmerzen.
- Du hast immer wieder Verdauungsprobleme oder chronische Magen-Darm-Beschwerden.
- Du leidest unter einer Krankheit wie Long Covid, ME/CFS, Fibromyalgie oder einer Autoimmunerkrankung.

Damit bist du nicht allein. Viele von uns leiden unter einem oder mehreren der genannten Symptome oder haben eine entsprechende Diagnose erhalten und sind auf der Suche nach der Behandlung, die ihre Symptome verringert. Viele haben schon einen langen Weg hinter sich und erfahren doch keine wirkliche Verbesserung. Für die oben genannten Symptome kann das Arbeiten an der Regulation deines autonomen Nervensystems ein guter Weg sein, um positiven Einfluss zu nehmen.

WIR ALLE WOLLEN UNS IM LEBEN SICHER FÜHLEN

Wo man momentan hinhört, ist vom autonomen Nervensystem die Rede. Und das ist auch gar kein Wunder. Ist doch inzwischen die Forschung zu diesem Ansatzpunkt menschlichen Wohlbefindens weiter gediehen und deutlich klarer in ihrer Aussage, dass wir darüber tatsächlich Einfluss gewinnen auf die Gesundheit unseres Körpers und unserer Psyche und damit auf unser Wohlbefinden. Die positiven Erfahrungen vieler Menschen mit der Regulation ihres Nervensystems – von Menschen, deren Symptome über schulmedizinische Ansätze nicht erklärbar und veränderbar waren –, sprechen für sich.

Der menschliche Körper ist ein komplexes System, in dem es kaum einfache Ursache-Wirkungs-Zusammenhänge gibt. Stattdessen sind seine verschiedenen Teile und Strukturen miteinander verbunden und beeinflussen sich gegenseitig. So ist es bei vielen körperlichen Beschwerdebildern und noch viel mehr bei psychischen Symptomen oft nicht möglich, die *eine* Ursache zu finden, mit der wir unsere Beeinträchtigungen einfach erklären und beheben können. Oft braucht es eine ganzheitliche Sicht auf das System unseres Körpers, um wirkliche Verbesserung zu erreichen.

Das autonome Nervensystem ist dafür ein vielversprechender Ansatzort, denn es durchzieht einen sehr großen Teil unseres Körpers, es nimmt Einfluss auf die meisten Organe, es reguliert viele essenziell wichtige Körperfunktionen. Gerät das autonome Nervensystem aus dem Gleichgewicht, dann spüren wir das in vielfältigen körperlichen und psychischen Ausprägungen. Ein dysreguliertes Nervensystem verändert die Funktion unserer Organe und beeinträchtigt unser Muskel- und Fasziengewebe. Es verändert aber auch unsere Gedanken, unsere Emotionen und unsere Körperempfindungen. Es beeinflusst unsere Haltung zum Leben, unseren Mitmenschen und uns selbst gegenüber. Die Auswirkungen eines dysregulierten Nervensystems sind enorm und viele von uns spüren sie. Denn unsere heutigen Lebensumstände, die Krisen in dieser Welt, in der wir leben, und auch die Art und Weise, in der viele von uns aufgewachsen sind, tragen nicht dazu bei, dass unser Nervensystem im Gleichgewicht bleiben kann.

Wir Menschen brauchen vor allem eines, um uns im Leben wohlfühlen und gesund bleiben zu können: Wir müssen uns sicher fühlen. Dieses Grundgefühl von Sicherheit fehlt vielen von uns. Damit sind die Grundlagen für ein dysreguliertes Nervensystem gelegt – und folglich für eine Vielzahl von Symptomen, die oft schulmedizinisch nicht erklärbar und auch nicht vollständig heilbar sind.

Die gute Nachricht ist, dass jede und jeder von uns lernen kann, sich wieder sicher im Leben zu fühlen. Wir können auch lernen, eine innige und gesunde Beziehung zu unserem Körper aufzubauen und unser Nervensystem zu regulieren. Dieses Buch soll dazu beitragen, uns allen die Chance zu geben, wieder zurück in unser Gleichgewicht zu kommen: zu einem regulierten Nervensystem, mit dem wir sicher durch unser Leben gehen können.

WAS MICH BEWEGT, ÜBER DAS NERVENSYSTEM ZU SCHREIBEN

Mich selbst begleitet das Thema des autonomen Nervensystems seit inzwischen über 16 Jahren. Meine Reise begann mit der Geburt meines Sohnes, der nach einer schwierigen Schwangerschaft acht Wochen zu früh auf diese Welt kam. Damals fragte ich mich, welche Auswirkungen das wohl auf seine Entwicklung haben würde. Vor 16 Jahren war, gerade in Deutschland, kaum Wissen zur langfristigen gesundheitlichen und psychischen Entwicklungsprognose von Frühgeborenen verfügbar. Das verändert sich glücklicherweise inzwischen, wenn auch langsam. Auch Informationen über das autonome Nervensystem, frühkindliche Traumatisierung und die Folgen für die Mütter und Väter waren damals kaum verfügbar. Ich sprach mit Ärzten, Physiotherapeuten und Psychologen, doch niemand kannte sich wirklich aus. Also ging ich selbst auf die Suche – eine jahrelange Suche, wohlgemerkt.

Was mir damals vor 16 Jahren noch nicht bewusst war: Diese Schwangerschaft und Geburtserfahrung hatten auch Auswirkungen auf mich. Ungefähr ein Jahr danach bekam ich körperliche Symptome. Wiederkehrende schlimme Halsentzündungen, entzündete Zahnwurzeln, Panikattacken bis hin zu Hautkrebs – über die Jahre zeigte mein Körper immer deutlicher, dass etwas nicht stimmte. Jede dieser Erkrankungen bekam ich mit viel Zeit und Geld unter Kontrolle, nur um dann direkt in die nächste zu rutschen. Irgendwann fragte ich mich, was mein Körper mir eigentlich sagen wollte. Ich begab mich auf eine Reise zurück zu mir selbst, die viele Veränderungen in wichtigen Bereichen mit sich brachte. Ich lernte dadurch, dass ich mein Leben viel zu stark auf das Wohlergehen anderer Menschen ausgerichtet hatte und nicht gut für meine eigenen Bedürfnisse sorgen konnte. Ich sah, wie oft ich einen inneren Druck hatte, weiter zu funktionieren, auch wenn ich eigentlich gar nicht mehr konnte. Ich lernte, wie sehr mein Nervensystem und mein Körper ständig unter Hochspannung standen und wie schwer ich mich tat, einfach mal loszulassen. Ich lernte auch, dass meine Schwangerschaft und die Geburt eine Traumafolgestörung hinterlassen hatten, die mein Nervensystem in einen chronisch aktivierten ängstlichen Zustand brachte.

Mithilfe einer Therapeutin, die ich sehr schätze, und Methoden wie EMDR, Somatic Experiencing und Hypnotherapie verstand ich nach und nach immer besser, nach welchen Glaubensmustern ich all die Jahre mein Leben gestaltet hatte. Ich kam wieder in Kontakt mit meinen Emotionen, die ich bisher unter Kontrolle gehalten hatte. Mit der Zeit entwickelte sich so ein tiefes Selbstmitgefühl mit mir und meinen verschiedenen kindlichen Anteilen. Darüber kam ich mehr und mehr in die Lage, eine gesündere Beziehung zu meinem Körper aufzubauen. Ich löste mich aus dysfunktionalen Beziehungen, die bis dahin Teil meiner Überlebensstrategien waren. Ich hatte kein Bedürfnis mehr, abends ein Glas Wein zu trinken, was mich viele Jahre begleitet hatte. Ich brauchte keine ständige Ablenkung mehr. Und ich kam in Kontakt mit meinen eigenen Überlebensanteilen, zum Beispiel mit meinem Anpassungsmuster, und mir wurde bewusst, wie sehr ich mich all die Jahre für andere Menschen verausgabt hatte – über alle gesunden Grenzen hinaus.

Ich lernte meine bevorzugten Überlebensstrategien kennen und erkannte, welche Auslöser mein Nervensystem dazu brachten, sie zu aktivieren. Ich lernte, zwischen wirklicher Gefahr und alten Erinnerungen, die mich glauben ließen, ich sei gerade in Gefahr, zu unterscheiden. Ich fand viele Wege und entdeckte meine persönlichen Lieblingsansätze, um mein Nervensystem zu regulieren, wenn es aus dem Gleichgewicht kam. All mein Wissen und meine Erfahrungen kamen dann noch einmal auf den Prüfstand, als ich 2021 an Covid erkrankte und die Symptome in den Wochen darauf schlimmer statt besser wurden. Das war einfach zu viel für mein Nervensystem und ich durfte viele Monate intensive Nervensystemarbeit leisten, bis ich mich wieder sicher fühlen konnte.

Dadurch ist für mich ein sehr klares Bild darüber entstanden, wie unser autonomes Nervensystem arbeitet und wie wir wieder in die Regulation zurückkommen können. Meine Selbsterfahrungen ergänzte ich über die Jahre um viele Ausbildungen: einen Master in Systemischer Beratung, eine zweijährige Yogalehrerausbildung, mehrere Weiterbildungen rund um das autonome Nervensystem und die Polyvagaltheorie, eine einjährige Zertifikatsausbildung in Happiness Studies, Ausbildungen in somatischem Stress Release, somatischer Teilearbeit und EMDR und die Zertifizierung zur Traumafachberaterin. Aktuell befinde ich mich ich in der Ausbildung zur Heilpraktikerin für Psychotherapie.

Ende 2022 startete ich meinen Instagram-Account rund um das Thema Nervensystemregulation und lernte, wie wichtig dieses Thema auch für viele andere Menschen ist. Die Resonanz war und ist groß. Mein innerer Antrieb ist es, dieses immer noch zu wenig bekannte Wissen und die vielen nachhaltig hilfreichen Handlungsmöglichkeiten, die sich daraus ergeben, weiterzugeben. Die Arbeit mit unserem autonomen Nervensystem ist ein Feld, in dem wir ganz selbstwirksam so viel verändern können. Wir können viel für unsere Gesundheit und unsere gefühlte Sicherheit im Leben tun. Auch du kannst das.

WAS DU IN DIESEM BUCH FINDEST UND WIE DU ES NUTZEN KANNST

Ein dysreguliertes Nervensystem bringt ein starkes Gefühl von Unsicherheit in dein Leben. Wenn dich das betrifft, dann wünschst du dir jetzt vermutlich vor allem eines: Du möchtest dich wieder sicherer fühlen. Du möchtest, dass dein Leben wieder leichter wird. Dazu möchte dieses Buch beitragen.

Dieses Buch gibt dir, was du brauchst, um dich sicher zu fühlen

Damit wir uns sicher fühlen können im Leben, brauchen wir Menschen drei Dinge, und genau diese versucht dir dieses Buch zu geben:

Wir müssen verstehen können, was mit uns passiert
Du bekommst das nötige Wissen, um verstehen zu können, was in deinem Körper passiert. So kannst du deine Symptome besser einordnen und sie dir erklären. Das nimmt ihnen den Schrecken und dir die Angst vor dem, was dein Körper gerade macht. Denn tatsächlich ist das, was dein Körper momentan an Symptomen produziert, der beste Weg, mit dem er sich auszudrücken vermag. Dein Nervensystem versucht, genau das zu erreichen, wofür es da ist: für deine Sicherheit zu sorgen. Indem du lernst, besser zu verstehen, wie es das tut und was dein Körper dir sagen will, kannst du Veränderungen vornehmen.

Wir müssen Einfluss nehmen können auf das, was mit uns passiert
Damit wir uns sicher fühlen können, brauchen wir die Möglichkeit, etwas zu tun. Verstehen hilft, aber wir brauchen zusätzlich ein Gefühl von Handlungsfähigkeit. Wir müssen wissen, was wir tun können, um unsere unangenehmen Symptome wieder in den Griff zu bekommen. Das gibt uns ein Gefühl von Kontrolle. Dafür findest du in diesem Buch viele verschiedene Tools, die du direkt anwenden kannst. Dazu gehören Übungen, Reflexionen und Rituale, die dir helfen werden, dich selbst und deinen Körper bes-

ser kennenzulernen, dein Nervensystem zu regulieren und ganz viel Mitgefühl mit dir selbst zu entwickeln. Auf dem Weg durch dieses Buch wirst du Bewegungen entdecken, die dein Körper richtig gerne mag, sodass du am Ende mit deinem ganz eigenen Toolkoffer für dein Nervensystem ausgestattet bist.

Wir brauchen die Akzeptanz anderer Menschen, um uns sicher zu fühlen

Ziel dieses Buches ist es auch, dass du den Weg zurück zu einem regulierten Nervensystem nicht allein gehen musst. Ich selbst habe ebenso wie du mit einem dysregulierten Nervensystem gekämpft und weiß sehr gut, wie einsam sich das manchmal anfühlen kann. Wisse, dass du nicht allein bist und dass du mit all deinen Symptomen absolut okay bist. Du bist gut, genau so, wie du bist. Ich hoffe, dass ich es schaffe, dir durch das Buch das Gefühl zu geben, dass du eine Begleitung auf deinem Weg hast und nicht allein bist. Weitere Unterstützung und viele Menschen in einer ganz ähnlichen Situation wie deiner findest du auf meinem Instagram-Kanal.

Wie kannst du dieses Buch nutzen?

Wir Menschen sind individuell und unsere Körper und Nervensysteme sind es auch. Deshalb kannst du dieses Buch auch ganz nach deinen individuellen Bedürfnissen nutzen. Du kannst es von vorne nach hinten durchlesen. Du kannst es ganz in Ruhe durcharbeiten und dir zwischendrin für Reflexion und Übungen Zeit lassen. Du darfst aber auch einfach einzelne Tools herausgreifen und sie anwenden. Du kannst dort einsteigen, wo dich etwas anspricht, und dann einfach weiterspringen. Wir lernen mit dem Kopf und mit dem Körper, deshalb höre einfach auf deine Intuition und nutze das, was für dich passend ist. Du musst auf keinen Fall erst die Theorie verstanden haben, bevor du mit dem Körper üben darfst.

Wichtig ist es mir, an dieser Stelle schon einmal zu sagen: Unser Nervensystem lernt viel stärker über den Körper als über den Kopf. Je weiter wir auf dem Weg der Arbeit mit unserem Nervensystem kommen, desto wichtiger werden Übungen und Tools. Lasse diese deshalb idealerweise nicht weg, sondern probiere sie aus. Dein Körper wird dir sagen, was ihm guttut und was nicht.

Außerdem entwickeln wir uns mit der Zeit weiter und die Bedürfnisse unserer Nervensysteme auch. Deshalb kann es sein, dass du Übungen findest, bei denen du zunächst einmal einen Widerstand spürst. Gib diese Übungen nicht auf, sondern lege sie für später beiseite. In ein paar Wochen wird dein Körper vielleicht genau diese Übungen brauchen, die du heute noch nicht gut machen kannst.

Du findest im Buch Tools in zwei verschiedenen Farben. Tools in hellblauer Farbe helfen dir, dich zu reflektieren und Einsichten zu gewinnen, wo dein Nervensystem gerade steht und wie du mit dir und deinem Körper umgehst. Beerenfarbene Tools dagegen sind somatische Praktiken, mit denen du dein Nervensystem über deinen Körper regulieren kannst. Im Anhang findest du eine Toolübersicht. Dort findest du die Abkürzung »SP« hinter den somatischen Praktiken. Die Übersicht soll dir helfen, jederzeit zu deinen liebsten Tools zu finden. Auf den Seiten mit den Tools findest du außerdem ein beerenfarbenes Symbol in der oberen Ecke, sodass du beim Durchblättern die praktisch anwendbaren Tools ganz einfach erkennen kannst.

HINWEISE FÜR DEINE SICHERHEIT

Und hier schließt auch direkt ein ganz wichtiges Thema an: Vertraue deinem Körper. Er weiß sehr gut, was ihm guttut und was nicht. Mit der Zeit wirst du eine sehr intensive und später auch innige Verbindung mit deinem Körper aufbauen und lernen, seiner ganz intuitiven Wahrnehmung zu folgen. Menschen, die mit einem dysregulierten Nervensystem zu tun haben, sind dort allerdings meist noch nicht angekommen. Es fällt ihnen oft schwer, ihre eigenen Bedürfnisse zu erkennen und sie ernst zu nehmen. Es fällt ihnen auch häufig schwer, Stille auszuhalten und einfach in ihren Körper hineinzuspüren. Gehe die Arbeit mit deinem Nervensystem deshalb bitte langsam und in deinem ganz individuellen Tempo an. Die Auseinandersetzung mit deinem Körper und seinen Symptomen kann anfangs anstrengend sein und natürlich auch Dinge ins Bewusstsein bringen, die du in der Vergangenheit erfolgreich verdrängt hast. Du darfst die Fähigkeit dafür, deine unangenehmen Körperempfindungen, Emotionen und auch Erinnerungen aus der Vergangenheit bewusst wahrzunehmen und sie zu regulieren, Schritt für Schritt entwickeln. Manchmal braucht es dazu die Unterstützung eines koregulierenden Menschen, der dir die Sicherheit gibt, die du dir zu Beginn selbst noch nicht geben kannst. Das kann eine Freundin sein oder auch ein professioneller Begleiter. Wenn du Hilfe auf diesem Weg brauchst, dann hole sie dir bitte.

Dieses Buch ersetzt in keiner Form eine therapeutische oder medizinische Beratung und Begleitung. Manchmal braucht es, um ein Nervensystem wieder zurück in die Regulation zu bringen, therapeutische Unterstützung. Um Symptome mit körperlichen Ursachen zu heilen, braucht es eine ärztliche Begleitung. Solltest du unter Symptomen leiden, die aktuell für dich nicht ohne Hilfe von außen bewältigbar sind, dann suche dir bitte professionelle Unterstützung. In Ergänzung kann dieses Buch dich dabei begleiten, dein Nervensystem zu verstehen und Tools zu erlernen, die dir helfen, dich wohler zu fühlen und wieder mehr in die Regulation zurückzukommen. Stimme das, was du ausprobieren möchtest, dann aber bitte immer mit deinem Arzt oder Therapeuten ab.

Denke immer daran, dass du in der Arbeit mit diesem Buch die Verantwortung für dich selbst trägst. Für alle Übungen gilt: Was dir guttut, das nutze regelmäßig. Was dir nicht guttut, dass mache bitte erst einmal nicht weiter und probiere es in einigen Wochen wieder. Die somatischen Übungen aus diesem Buch können dazu führen, dass Emotionen, Körperempfindungen und manchmal auch alte Erinnerungen in dein Bewusstsein kommen. Solange du diese bewusst wahrnehmen und regulieren kannst, sodass sie nicht überwältigend für dich sind, darf das passieren. Es ist dann ein natürlicher und hilfreicher Teil deines Regulierungsprozesses. Wenn du dich dafür allerdings noch nicht stabil genug fühlst, dann gehe bitte besonders sorgsam mit dir um.

Wenn sich Emotionen zeigen, dann lasse sie zu, ohne sie verstehen zu müssen. Fühle sie einfach. So kann dein Körper sie integrieren und damit den Aktivierungszyklus deines Nervensystems abschließen.

Und zum Abschluss: Das Wichtigste in der Nervensystemarbeit ist Selbstfürsorge. Achte gut auf dich, während du mit diesem Buch arbeitest, und überfordere dich nicht. Es gilt, behutsam mit dir und deinem Körper umzugehen. Dann kann sich dein Nervensystem so sicher fühlen, dass dein Weg zurück in die Regulation gelingen kann.

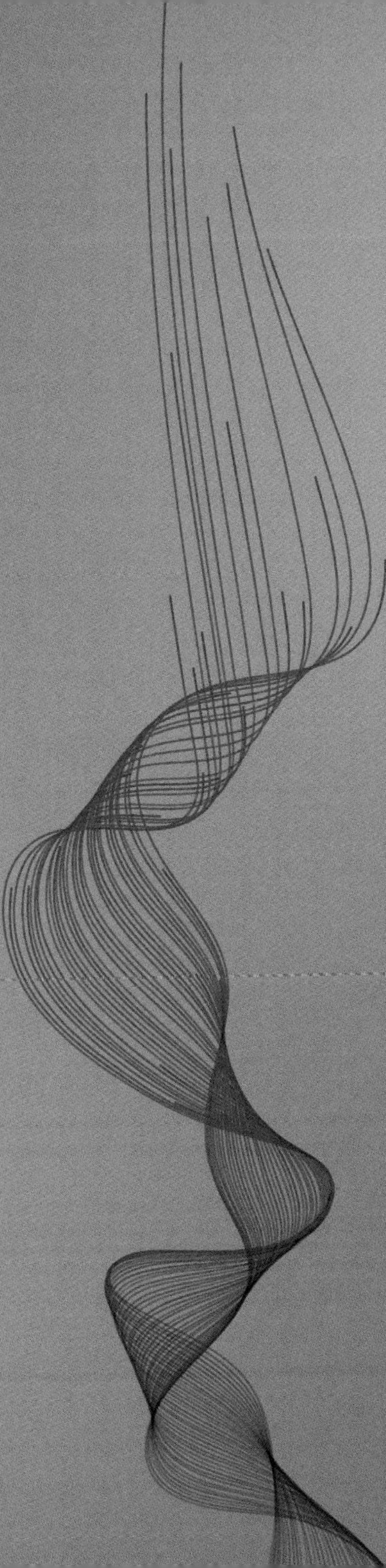

TEIL 1

Wie dein autonomes Nervensystem funktioniert

Lerne die Funktionsweise des autonomen Nervensystems kennen

Bevor wir uns mit der Frage beschäftigen, wie du dein autonomes Nervensystem regulieren kannst, damit du wieder mehr Wohlbefinden erreichst und dich in deinem Leben wieder sicherer fühlen kannst, brauchst du ein gewisses Grundverständnis darüber, wie dein Nervensystem überhaupt funktioniert. Darum geht es in diesem ersten Teil des Buches. Meinen grundsätzlichen Aussagen liegt die Polyvagaltheorie zugrunde, die auf den amerikanischen Psychiater und Neurowissenschaftler Dr. Stephen W. Porges zurückgeht (Porges, 2019). Das betrifft ganz besonders die Kapitel 2 (*Lerne die Funktionsweise des autonomen Nervensystems kennen*), Kapitel 4 (*Verstehe, wie unser Nervensystem uns schützt*), Kapitel 5 (*Warum die Verbindung zu unserem Körper so wichtig ist*) und Kapitel 7 (*Das Nervensystem regulieren – Und wie geht das nun konkret?*), die auf wesentlichen Konzepten der Polyvagaltheorie basieren.

UNSER AUTONOMES NERVENSYSTEM HAT DREI WICHTIGE TEILE

Unser autonomes Nervensystem hat drei Bestandteile mit unterschiedlichen Funktionen, die du kennen solltest. Vereinfacht können wir sagen, dass der Sympathikus unser sympathisches Nervensystem darstellt und der ventrale und dorsale Vagusnerv gemeinsam unser parasympathisches Nervensystem.

Eine Übersicht findest du in der folgenden Grafik.

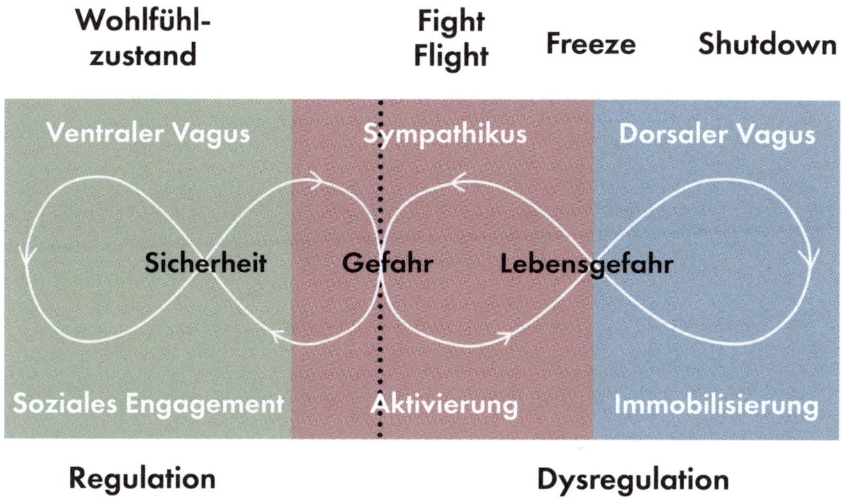

Schauen wir uns die drei Teile einmal etwas genauer an.

Der ventrale Vagus

Der ventrale Vagus ist der Teil unseres Nervensystems, der uns in einen ausgeglichenen, entspannten Zustand bringt. Er ist dann aktiv, wenn wir uns sicher fühlen. Zusammen mit dem dorsalen Vagus ist er Teil unseres parasympathischen Nervensystems und verantwortlich für unsere Fähigkeit zur sozialen Interaktion, für die Regulation unserer Stressreaktionen, für Entspannung, Freude und Regeneration. Aus dem ventral-vagalen Zustand heraus sind wir in der Lage, vertrauensvoll auf andere Menschen zuzugehen und uns mit ihnen verbunden zu fühlen. Wir sind interessiert an der Welt um uns herum, offen für Neues und haben Zugriff auf unser kreatives Potenzial.

Wenn unser ventraler Vagus aktiv ist, sehen wir die Welt optimistisch und positiv und fühlen uns dem Leben zugewandt und im Gleichgewicht. Aus unserem ventralen Zustand heraus haben wir vollen Zugriff auf die Gehirnregionen, mit denen wir das, was in uns und in unserem Leben passiert, bewusst wahrnehmen und reflektieren können. Wir können hier gleichzeitig denken *und* fühlen. Wir sind in der Lage, rationale Entscheidungen zu treffen und unsere Emotionen zu spüren. Wir können sie aushalten und regulieren, ohne durch sie überfordert zu werden. Der ventrale Vagus ist dabei der Teil unseres Nervensystems, den wir ansprechen dürfen, wenn wir unseren Wohlfühlzustand wieder erreichen wollen. Genau hier setzen all die Übungen und Tipps an, die wir unter dem Stichwort »Stärkung des Vagusnervs« hören.

Der Sympathikus

Unser Sympathikus ist der Teil unseres Nervensystems, der uns aktiviert. Er stellt uns die nötige Energie und Spannung bereit, sodass wir den Herausforderungen unseres Lebens begegnen und sie bewältigen können. Wenn uns eine Herausforderung oder auch eine Gefahr begegnet, dann leitet unser Sympathikus verschiedene körperliche Reaktionen ein: Er erhöht unsere Pulsfrequenz und unseren Blutdruck. Es sorgt dafür, dass wir schneller und tiefer atmen, sodass mehr Sauerstoff in unseren Körper gelangt. Dieser Sauerstoff wiederum wird unseren Muskeln zur Verfügung gestellt, damit sie die nötige Spannung aufbauen können. Das merken wir dann daran, dass sich unsere Oberarmmuskeln anspannen, unsere Hände sich zu Fäusten ballen, unsere Beine bereit sind loszulaufen und sich unsere Schultern nach vorne und oben ziehen, sodass wir der Herausforderung oder Gefahr kraftvoll begegnen können. Unsere Wahrnehmung verengt sich auf das, was jetzt wirklich relevant ist: das, was es hier zu bewältigen gilt, beziehungsweise das, wogegen wir kämpfen oder wovor wir flüchten müssen.

All das sind in einem gesunden Nervensystem gute und wertvolle physiologische Reaktionen, denn dadurch haben wir die Fähigkeit, uns zu fokussieren, wach und aufmerksam zu sein und Dinge zu erledigen. Der Sympathikus ist so etwas wie unser Energielieferant: Er gibt uns den Antrieb, unsere Ziele zu verfolgen, unser Leben zu gestalten, uns für unsere Bedürfnisse einzusetzen und, wenn nötig, Grenzen zu ziehen. Wir haben mit seiner Hilfe die Energie, um für uns zu sorgen.

Wenn unser Sympathikus aktiviert ist, sehen wir die Welt um uns herum angespannter als im ventral-vagalen Zustand. Wir achten eher auf Zeichen von Bedrohung und Gefahr, unsere Stimme und unser Gehör verändern sich und unsere innere Haltung wird eher vorsichtig, misstrauisch bis hin zu pessimistisch. Je gestresster wir sind, desto weniger vertrauensvoll können wir anderen Menschen gegenübertreten.

Der dorsale Vagus

Der dorsale Vagus ist zusammen mit dem ventralen Vagus Teil unseres parasympathischen Nervensystems. Er ist zum einen beteiligt an der Regulierung verschiedener Prozesse in unserem Körper. So senkt er unsere Herzfrequenz, beruhigt unsere Atmung, aktiviert unsere Verdauung und entspannt unsere Muskeln. All das sind wichtige Voraussetzungen dafür, dass unser Körper sich entspannen, zur Ruhe kommen und regenerieren kann. Der dorsale Vagus ist damit ein sehr wichtiger Teil unseres parasympathischen Nervensystems. Durch ihn sind wir in der Lage, körperlich ruhig zu werden. Mit seiner Hilfe wird es möglich, dass wir erholsam schlafen, meditieren und uns beruhigenden körperlichen Praktiken widmen.

Auf der anderen Seite ist es aber auch seine Aufgabe, für unsere Sicherheit zu sorgen, wenn wir uns in lebensbedrohlicher Gefahr befinden. Der dorsale Vagus kann uns dann in einen körperlich mehr oder weniger stark immobilisierten Zustand versetzen, der das Ziel hat, unseren Körper vor einer Bedrohung zu schützen. Der dorsale Vagus ist damit beteiligt an der sogenannten Freeze-Reaktion, bei der unser Körper im Angesicht von sehr bedrohlicher Gefahr unmittelbar erstarrt (dazu mehr in Kapitel 3, *Unsere Überlebensstrategien: Wie unser Nervensystem für unsere Sicherheit sorgt*). Er nimmt auch Einfluss auf die Regulierung von Stress und Emotionen, indem er unsere Wahrnehmung beeinflusst und bei Bedarf einschränkt und uns so vor einer diesbezüglichen Überforderung schützt.

REGULATION UND DYSREGULATION: WAS GENAU IST DAS EIGENTLICH?

Wir sprechen davon, dass unser Nervensystem reguliert oder dysreguliert ist. Aber was bedeuten eigentlich diese Begriffe »Regulation« und »Dysregulation«? Um das zu verstehen, schauen wir uns zuerst einmal an, welche Bestandteile deines autonomen Nervensystems eigentlich eine Rolle spielen für ein reguliertes Nervensystem – eines, das in der Lage ist, flexibel zwischen Anspannung und Entspannung zu schwingen.

Das Zusammenspiel der drei Teile unseres Nervensystems

Wie schon beschrieben, können wir vereinfacht den Sympathikus als unser sympathisches Nervensystem bezeichnen und den ventralen und dorsalen Vagusnerv gemeinsam als unser parasympathisches Nervensystem.

Wenn unser Nervensystem auf gesunde Weise arbeitet, dann stellt es genau die Kapazitäten bereit, die wir jeweils brauchen, um die Herausforderungen unseres Lebens bewältigen zu können. Wenn es anstrengend oder sogar einmal bedrohlich wird, dann wird unser Sympathikus aktiv und sorgt für die nötige Energie und Aktivierung, damit wir eine aktuell anstehende Herausforderung bewältigen können. So sind wir in der Lage, morgens aufzustehen und Frühstück für die ganze Familie zuzubereiten, für die Arbeit ein wichtiges Projekt abzuschließen, den großen Wocheneinkauf zu bewältigen, einen Konflikt mit einem Kollegen zu lösen und eine deutliche Grenze zu setzen, wenn jemand entgegen unseren Bedürfnissen handelt.

Wenn uns das dann jeweils gelungen ist, dann bekommt unser Nervensystem das Signal, dass jetzt alles wieder sicher ist, und leitet die nötigen Prozesse ein, damit wir uns wieder entspannen können und unser Körper regenerieren kann. Unser ventraler und dorsaler Vagus werden nun aktiv und arbeiten Hand in Hand zusammen. So können wir dann eine ruhige Pause genießen, uns einem anderen Menschen vertrauensvoll zuwenden, uns Zeit für eine Yogastunde nehmen, an einer geselligen Wochenendaktivität teilnehmen oder ganz entspannt einschlafen.

Im Laufe unseres Tages schwingt unser gesundes Nervensystem flexibel hin und her zwischen Anspannung und Entspannung. Mit einem gesunden Nervensystem schließen wir Stresszyklen vollständig ab, sodass unser Körper nach jeder Belastung wieder ausreichend regenerieren kann.

Ein gesundes Nervensystem ist ein reguliertes Nervensystem.

Wenn unser Nervensystem aus dem Gleichgewicht gerät

Anders sieht das in einem sogenannten dysregulierten Nervensystem aus. Wenn unser Nervensystem eine unserer Überlebensreaktionen einleitet, dann hat das manchmal einen guten Grund. Stell dir vor, ein großer Hund kommt wütend und laut bellend auf dich zu und es ist ganz offensichtlich, dass sein Besitzer die Kontrolle über ihn verloren hat. Dein Nervensystem wird die Gefahr zuverlässig erkennen und deinen Sympathikus aktivieren, damit du weglaufen kannst. Es kann aber auch sein, dass es realisiert, dass du keine Chance hast zu entkommen, weil der Hund zu schnell ist. In diesem Fall kann es auch sein, dass dein dorsaler Vagus aktiv wird, deinen Körper ruhigstellt und deine Wahrnehmung einschränkt, sodass du das, was gleich passieren könnte, nicht mehr in seiner ganzen bedrohlichen Form wahrnehmen musst.

Hier sehen wir eine normale und funktionale Aktivierung unseres Nervensystems. Wenn es eine solche akut notwendige Überlebensreaktion einleitet, dann wird es, sobald die Gefahr beendet ist, wieder zurückschwingen in ein reguliertes Gleichgewicht.

Häufig ist es aber so – und vielleicht ist das auch der Grund, aus dem du dieses Buch in deinen Händen hältst –, dass unser Nervensystem in die Dysregulation gerät, ohne dass es diese eine offensichtlich erkennbare, auslösende Gefahr gibt. In diesem Fall ist uns meist eines abhandengekommen: unsere Fähigkeit, flexibel zwischen Anspannung und Entspannung zu schwingen. Das führt dazu, dass unsere Aktivierung nicht mehr beendet wird, wenn sie eigentlich abgeschlossen ist. Wir bleiben so in einem Zustand chronischer Anspannung. Unser Körper steht dauerhaft unter Stress und unser Sympathikus ist ständig aktiviert. Das führt dazu, dass unsere Pulsfrequenz hoch ist, dass unsere Muskeln dauerangespannt sind und dass wir uns ständig unruhig, getrieben, ängstlich oder gereizt fühlen. Unser Körper ist ständig auf der Suche nach Gefahren und wir können gar nicht mehr zur Ruhe kommen. Auf die Dauer kann sich die chronische Aktivierung sehr unangenehm anfühlen, denn wir stehen ständig unter Strom. Muskelverspannungen, chronische Schmerzen und viele andere Symptome bis hin zu einer Schwächung unseres Immunsystems können die Folge sein.

Diesen Zustand chronisch hoher Sympathikus-Aktivierung kann unser Körper allerdings nicht auf Dauer aufrecht halten, denn irgendwann gehen uns die Kräfte dafür aus. In einem Aktivierungszustand haben wir eine hohe Menge an Stresshormonen in unserem Körper. Kurzfristig ist das normal und hilfreich, damit wir unsere Herausforderungen bewältigen können. Ein dauerhaft erhöhter Cortisolspiegel allerdings führt zu allerlei körperlichen Folgeerscheinungen, die unser Nervensystem wiederum als Gefahr deutet. Irgendwann muss es die Notbremse ziehen: Es aktiviert unseren dorsalen Vagus und bringt uns damit in eine körperliche Immobilität, die das Ziel hat, uns zu schützen. Konkret schützt sie unseren Körper davor, sich noch mehr zu verausgaben, und erzwingt mit dem Stillstand ein gewisses Level an Regeneration. Wenn das notwendig ist, befinden wir uns wirklich auf der Ebene des Überlebens. Unser Nervensystem sieht eine solch große Gefahr, dass es glaubt, unser Überleben sei bedroht. Es schützt uns, indem es unseren Körper ruhigstellt, sodass wir uns nicht mehr weiter verausgaben.

Sobald wir uns dann wieder etwas regeneriert haben, kommen wir zurück in die Sympathikus-Aktivierung. Hier bleiben wir, bis unser Körper wieder die Notbremse ziehen muss. Vielen von uns gelingt es dann nicht mehr, in die Aktivierung des ventralen Vagus zurückzukommen. Ein Kreislauf entsteht, in dem die Kapazität unseres Nervensystems immer kleiner wird. Immer geringere Anlässe reichen aus, um uns zu dysregulieren. Unsere Toleranz für Belastungen schrumpft.

Für manche von uns wird dieser Kreislauf durch Ereignisse, die uns im Erwachsenenleben passieren, ausgelöst. Ein traumatisierendes Ereignis oder Long Covid als Folge einer Covid-Erkrankung sind zwei Beispiele dafür. Andere von uns befinden sich schon seit frühester Kindheit in einer zu hohen, chronischen Stressaktivierung und haben nicht lernen dürfen, sich selbst zu regulieren und sich mit dieser Fähigkeit im Leben sicher fühlen zu können. Dann kann es sein, dass der Zustand des dysregulierten Nervensystems für dich der Normalzustand ist und dass du erst lernen darfst, wie wunderbar sicher sich ein Zustand von Sicherheit anfühlen kann.

Manche von uns haben schon früh im Leben so viele belastende, stressige Situationen erlebt, dass eine chronische Sympathikus-Aktivierung sich für sie sicher anfühlt. Sie kennen gar nichts anderes. Irgendwann bringt dann etwas das Fass zum Überlaufen und die Belastung wird zu groß für das, was der Körper verkraften kann. Andere haben schon früh in ihrem Leben Situationen erlebt, die so bedrohlich waren (oder für unser jüngeres Ich so bedrohlich erschienen), dass die Aktivierung des dorsalen Vagus – also die Erstarrungsreaktion des Nervensystems – zur bevorzugten Überlebensstrategie wurde. Diese Menschen verfallen regelmäßig in diesen Zustand.

Was auch immer dein Ausgangspunkt ist: Dieses Buch wird dir helfen, einem regulierten Nervensystem wieder näher zu kommen.

Ein dysreguliertes Nervensystem zeigt sich in vielerlei Symptomen. Diese können komplett körperlich oder auch rein psychisch sein, oft ist es jedoch eine Kombination aus beiden. Auf der körperlichen Ebene finden wir ein dysreguliertes Nervensystem beispielsweise hinter den folgenden Symptomen:

- erhöhter Puls oder Herzrhythmusstörungen,
- chronische Verspannungen,
- Magen-Darm-Probleme,
- Hautirritationen,
- Schlafstörungen,
- erhöhte Müdigkeit, Fatigue.

Wichtig ist: Diese Symptome bedeuten nicht, dass dein Nervensystem die Ursache ist. Lass sie bitte ärztlich abklären. Wenn diese Abklärung allerdings ohne Befund bleibt, dann ist die Regulation deines Nervensystems häufig ein guter Ansatzpunkt, der zur Verbesserung deiner Symptome führen kann.

Auf der psychischen Ebene kann hinter den folgenden Symptomen auch ein dysreguliertes Nervensystem stecken:

- Ängstlichkeit und Nervosität,
- Angst- und Panikstörungen,
- Depressionen,
- Dissoziation,
- Burn-out,
- erhöhte Wachsamkeit,
- Süchte aller Art,
- Gedankenkreisen,
- Perfektionismus,
- regelmäßige Wutausbrüche,
- Zwangsstörungen,
- ständiges Beschäftigtsein,
- Sozialphobien,
- Bindungsstörungen.

Wichtig ist: Solltest du eine psychische Diagnose haben, dann kann die Arbeit mit deinem Nervensystem eine wirksame Unterstützung im Therapieprozess sein. Kläre das aber bitte unbedingt mit deinem Psychologen oder Therapeuten ab.

WAS DU ERREICHEN WILLST: EIN FLEXIBLES NERVENSYSTEM

Wenn du dieses Buch in der Hand hältst, dann gehörst du vielleicht zu den vielen Menschen, deren Nervensystem nicht mehr flexibel genug zwischen Anspannung und Entspannung schwingen kann. Vielleicht hast du eine der vielen Diagnosen von einem Arzt oder Psychotherapeuten bekommen, hinter denen ein dysreguliertes Nervensystem stecken kann. Du möchtest lernen, dein Nervensystem noch besser zu regulieren, um eine Verbesserung deiner körperlichen und/oder psychischen Symptome zu erreichen.

Ziel ist es, wieder ein funktionales Zusammenwirken der drei Teile deines Nervensystems zu erreichen.

In der Nervensystemregulation geht es weniger darum, dass es uns immer gut geht. Wir können nicht immer entspannt sein. Stattdessen brauchen wir Flexibilität. Das bedeutet, dass wir in der Lage sind, die kleinen und großen Herausforderungen, die das Leben unweigerlich für uns bereithält, zu bewältigen, ohne dass wir uns ständig überwältigt fühlen und ohne unser Toleranzfenster allzu häufig zu verlassen. Dafür muss unser Nervensystem in der Lage sein, sich anzupassen an das, was uns gerade begegnet. Kommt eine wichtige Aufgabe auf uns zu oder fühlen wir uns durch etwas bedroht, dann soll unser Sympathikus aktiv werden, denn er gibt uns die Energie und den Fokus, den wir zur Bewältigung brauchen. Ist die Aufgabe erledigt oder die Gefahr gebannt, haben wir eine Pause, oder neigt sich unser Tag dem Ende zu, dann wollen wir, dass unser Nervensystem das registriert und unseren Parasympathikus aktiviert, sodass wir uns wieder entspannen können und von der Anstrengung, die hinter uns liegt, regenerieren.

Wir wollen dafür unser Nervensystem befähigen, wieder flexibel zwischen Anspannung und Entspannung zu schwingen. Dafür brauchen wir eine ausgeglichene Aktivität unseres Sympathikus und unseres Parasympathikus (bestehend aus ventralem und dorsalem Vagus).

Je nachdem, welcher Teil deines Nervensystems bei dir gerade zu stark aktiv ist, kannst du viel dafür tun, um wieder in ein ventral-vagales Gleichgewicht zurückzukommen. Wenn dein Sympathikus sehr aktiv ist und es dir schwerfällt, in die Entspannung zu kommen, kann es hilfreich sein, Entspannungstechniken und aerobes Training zu nutzen, um wieder Gleichgewicht in dein Nervensystem zu bringen und deinen Parasympathikus zu stärken. Aktives Stressmanagement und Achtsamkeit helfen dir, die Verbindung zu deinem Körper zu stärken und die Stressauslöser, die deinen Sympathikus aktivieren, zu verringern. Eine gesunde Lebensweise mit ausreichend Schlaf und gesunder Ernährung helfen außerdem dabei, die Ausschüttung von Stresshormonen in deinem Körper zu reduzieren. Nicht zuletzt kannst du deinen Vagusnerv durch geeignete Übungen stärken, sodass er wieder leichter aktivierbar ist.

Erlebst du dagegen häufig eine Aktivierung deines dorsalen Vagus, dann brauchst du erst einmal etwas anderes: nämlich Tools, mit denen du deine körperliche Immobilisierung und Erstarrung wieder auftauen kannst. Dafür darfst du Techniken anwenden, die dich wieder ins Hier und Jetzt bringen und durch sanfte Bewegungen deinen Körper wieder aktivieren.

In den folgenden Kapiteln findest du Handwerkszeug für beide Ausgangssituationen. Damit kannst du nach und nach deinen ganz individuellen Toolkoffer für die Regulation deines Nervensystems befüllen.

EIN ERSTER SCHRITT: STIMULIERE DEINEN VAGUSNERV!

Damit du gleich loslegen kannst, kommt hier ein erstes Tool für dich. Dieses kannst du sowohl nutzen, wenn dein Sympathikus zu aktiv ist, als auch dann, wenn dein dorsaler Vagus aktiviert wird. Es hilft dir dabei, deinen ventralen Vagus wieder zu aktivieren, und ist gleichzeitig sehr wohltuend.

TOOL NR. 1: VAGUSMASSAGE (SP)

Zielsetzung: Aktiviere und stärke deinen Vagusnerv. Komm in deinen Wohlfühlzustand.

Ausführung: Nimm dir für dieses Tool ein paar Minuten Zeit. Suche dir einen bequemen Platz. Du kannst die Massagetechniken im Sitzen, im Liegen und sogar im Stehen oder Gehen anwenden. Du kannst alle Handgriffe anwenden oder dir nur einzelne davon herausnehmen. Sie sind jederzeit und gerne auch mehrmals am Tag anwendbar. Für die drei Handhaltungen zu Beginn der Ausführung nimm dir jeweils mindestens eine halbe Minute Zeit, für die folgenden Massagetechniken jeweils einige Sekunden. Das, was dir guttut, kannst du gerne auch ganz intuitiv verlängern. Höre darauf, was dein Körper will.

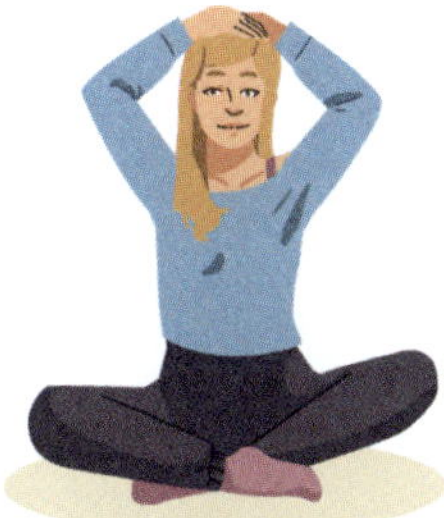

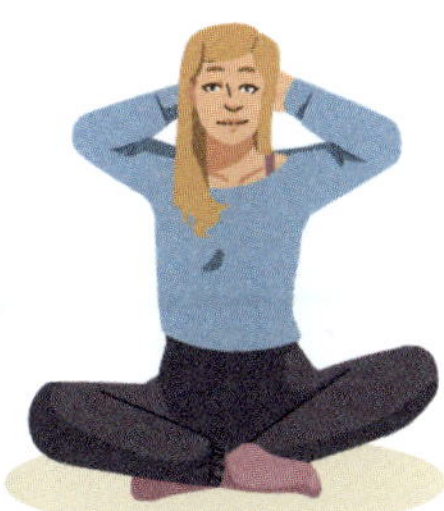

- Lege beide Hände auf den obersten Punkt deines Kopfes. Lass sie dort mit leichtem Gewicht liegen. Spüre die Sicherheit und den Schutz, den dir diese Position gibt.
- Lege jetzt eine Hand in den Nacken – dorthin, wo Kopf und Hals zusammentreffen – und die andere Hand an die Stirn. Übe wiederum leichten Druck mit beiden Händen aus. Fühle den Halt, den dir diese Handgriffe geben.
- Jetzt lege deine Hände jeweils an deine Wangen. Spüre die liebevolle Aufmerksamkeit, die du dir selbst gibst.
- Lege deine Daumen an den Punkt unterhalb des inneren Rands deiner Augenbrauen. Massiere diese leicht für einige Sekunden.
- Streiche den Muskelring unterhalb deiner Augen mit ganz leichtem Druck einige Male von innen nach außen aus. Entspanne dabei die Partie um deine Augen und deine Augen selbst.
- Streiche mit den Fingerspitzen von deinen Augenbrauen ein paarmal deine Stirn nach oben aus.

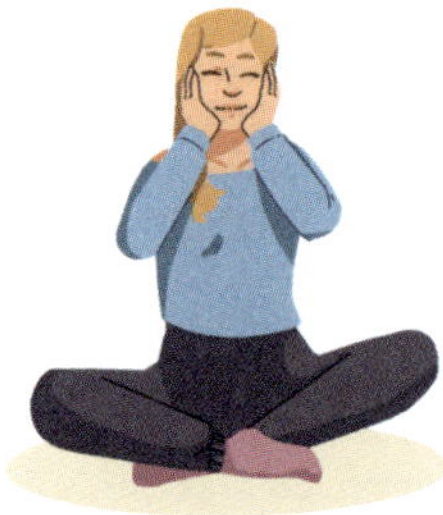

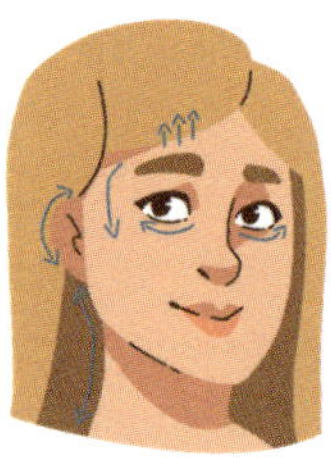

- Massiere den kompletten Rand deiner Ohren einige Male zwischen Daumen und Zeigefinger hinauf und hinunter. Probiere das auch einmal, wenn du richtig schlechte Laune hast. Deine Stimmung wird sich direkt verändern.
- Und zu guter Letzt hast du einen Muskel, der an den Seiten deines Halses von hinter deinem Ohr schräg nach vorne in Richtung deines Brustbeins verläuft (der *Musculus sternocleidomastoideus*). Diesen kannst du mit leichtem Druck mit den Handflächen massieren oder ihn zwischen die Fingerspitzen nehmen und so eine leichte Massage entlang dieses Muskels ausführen.

- Spüre nach: Nimm wahr, wie sich der Zustand deines Körpers durch die Massage verändert hat. Welche deiner Muskeln haben sich entspannt? Wie hat sich deine Stimmung verändert? Fühlst du dich eher leicht oder eher schwer? Wie verbunden bist du mit dir selbst, aber auch mit dem Boden unter dir? Wo in deinem Körper fühlst du dich jetzt sicher?

Wie wir gelernt haben zu überleben

WO UNSER DYSREGULIERTES NERVENSYSTEM SEINEN URSPRUNG HAT

Ein dysreguliertes Nervensystem entsteht in der Regel nicht von heute auf morgen. Vielmehr ist es häufig so, dass unsere bevorzugten Überlebensstrategien schon früh im Leben entstehen. Natürlich gibt es auch in unserem Erwachsenenleben Ereignisse, die unser Nervensystem dysregulieren lassen. Oft sind die Grundlagen für eine chronische Dysregulation aber schon vorher gelegt. Wie es dazu kommen kann, darum geht es in diesem Kapitel.

Was wir als Babys und Kleinkinder erleben, prägt uns fürs Leben

Grundsätzlich kann Dysregulation unseres autonomen Nervensystems an jedem Punkt unseres Lebens ein Thema für uns werden. Oft entstehen die Ursachen dafür allerdings schon in unserer frühen Kindheit.

Idealerweise wächst ein Kind so auf, dass es in seinen ersten Lebensjahren vollständige und zuverlässige Bedürfnisbefriedigung und liebevolle, zugewandte Eltern erlebt. Ganz entscheidend dafür sind die Zeit im Mutterleib, die Geburt und die ersten drei Lebensjahre. Hier werden die neuronalen Grundlagen für ein reguliertes Nervensystem gelegt. Die Jahre unserer späteren Kindheit und die Jugendjahre vertiefen dann die angelegten Grundmuster im Positiven wie im Negativen.

Wenn von unserer Zeugung an alles optimal abläuft, dann wachsen wir im Bauch einer Mutter auf, die sich auf uns freut, die in einer liebevollzugewandten Partnerschaft und einem Umfeld unterstützender sozialer Beziehungen lebt. Diese Mutter fühlt sich sicher und hat demzufolge ein reguliertes Nervensystem. Sie ist sich ihrer Bedürfnisse in der Schwangerschaft bewusst und achtet auf sich, indem sie sich nicht überfordert und sich ausruht, so wie sie selbst und ihr ungeborenes Kind es brauchen. Sie ernährt sich auf eine Art und Weise, die ihrem eigenen Körper und dem ihres Kindes die Nährstoffe zuführt, die für gesundes Wachstum notwendig sind. Diese Mutter hat die Möglichkeit, ihr Kind auf eine natürliche Weise zu gebären. Sie wird dabei von Menschen begleitet,, die ihr ein Gefühl von Sicherheit geben, und kann den Prozess des Bindungsaufbaus mit ihrem Kind nachgeburtlich intensiv und ohne unnötige Trennungen zwischen Mutter und Kind beginnen. In den Monaten und Jahren nach der Geburt sind die Eltern des Kindes mithilfe sozialer Unterstützung in der Lage, sich intensiv und liebevoll ihrem Kind zuzuwenden. In den ersten zwei Lebensjahren kann sich so eine tiefe und sichere Bindung entwickeln, in der die Eltern immer besser lernen, die Bedürfnisse ihres Kindes zu lesen. Sie sind gleichzeitig bereit und in der Lage, diese bedingungslos zu erfüllen. Sie erkennen, wann ihr Kind Nähe und Zuwendung, emotionale Regulation, Nahrung, eine frische Windel, aber auch Autonomie benötigt. Sie nehmen diese Bedürfnisse ernst und erfüllen sie. Wenn das in den ersten zwei Lebensjahren möglich ist, dann kann sich ein Kind rundum sicher fühlen.

Gelingt dieser Prozess, dann lernen wir auch, uns selbst zu regulieren. Wir entwickeln dann die Fähigkeit, unsere Emotionen, temporäres körperliches Unwohlsein und Bedürfnisnöte auszuhalten und selbst dafür zu sorgen, dass wir wieder in unser Gleichgewicht zurückkommen.

Babys und Kleinkinder sind noch nicht in der Lage, sich selbst zu regulieren. Sie erleben jede Bedürfnisnot als große Überforderung, die sich als Emotion und in Form von unangenehmen Körperempfindungen äußert. Sie sind auf erwachsene, regulierte Bezugspersonen angewiesen, die sie zuverlässig koregulieren – das heißt, die ihnen Sicherheit geben, wo sie das selbst noch nicht können. Passiert das nicht, erleben Kinder in den ersten Lebensjahren immer wieder stark überfordernde Situationen, die direkt zu Dysregulation in ihrem Nervensystem führen. Die Symptome, die damit einhergehen – auf der körperlichen Ebene, emotional und auch in den Glaubenssätzen, die daraus entstehen –, werden im kindlichen Gehirn vernetzt. Aufgrund der hohen Neuroplastizität des kindlichen Gehirns in den ersten Lebensjahren prägen solche Erfahrungen der Überforderung uns sehr stark für den weiteren Verlauf unseres Lebens. Wenn wir in unseren ersten Lebensjahren wiederkehrend stark überfordernde Situationen erleben, dann kann das sogar unsere Gehirnstrukturen in ihrer Zusammenarbeit verändern.

Diese ersten Lebensjahre legen die Grundlagen für die Qualität unseres weiteren Lebens und dafür, wie sicher wir uns im Leben fühlen werden.

Ein konkretes und sehr plastisches Beispiel für eine stark überfordernde und dysregulierende Situation in der Kindheit: Die in früheren Jahren häufig genutzte Erziehungsmethode, Babys nachts schreien zu lassen, damit sie lernen, von selbst einzuschlafen, fühlt sich für das Kind lebensbedrohlich an, denn es hat noch nicht die kognitiven Fähigkeiten, um zu wissen, ob die Eltern wiederkommen werden. Diese lebensbedrohende Gefahr führt das Nervensystem letztlich in die Dissoziation und den Shutdown. Das Kind hat dann entgegen dem Glauben der Eltern nicht gelernt zu schlafen, sondern es kann sich einfach nicht mehr bemerkbar machen. Der Körper stellt sich tot, um die nicht aushaltbare Gefahr nicht mehr fühlen zu müssen.

Einige weitere Beispiele, die sich für das Nervensystem eines kleinen Kindes stark bedrohlich anfühlen:

- Kaiserschnittgeburten und andere Geburtskomplikationen,
- Eltern lassen das Kind abends für zwei Stunden allein in dem Glauben, es schläft und wird auch nicht aufwachen – wenn das Kind aufwacht, kommt niemand auf sein Rufen hin,
- zu frühe temporäre Trennung von der primären Bezugsperson,
- ständige Konflikte zwischen den Bezugspersonen,

- ungefiltertes und unberechenbares Ausleben starker Emotionen durch die Eltern,
- das Kind wird für den Ausdruck seiner Emotionen getadelt, bestraft oder ignoriert,
- das Kind muss emotional überfordernde Situationen (zum Beispiel Arztuntersuchungen, Krankenhausaufenthalte) ohne Begleitung durch die Eltern bewältigen,
- das kleine Kind muss »in die Ecke« oder sein Zimmer, weil es unartig ist. Die Eltern reden erst wieder mit ihm, wenn es verstanden hat, was es falsch gemacht hat.

Wenn wir die zuvor beschriebene ideale Art eines Starts in unser Leben einmal auf uns wirken lassen, dann wird schnell klar, dass viele von uns das so nicht erleben durften. Unsere Großeltern oder Urgroßeltern gehörten der Kriegsgeneration an und haben oft große Unsicherheit und Gefahr erleben müssen. Die Auswirkungen dessen ziehen sich durch bis in die heutigen Generationen junger Menschen. Das Leben läuft nicht immer rund und persönliche Lebenseinschnitte im Leben von Eltern, Krankheiten, psychische Erkrankungen und auch gesellschaftliche Rahmenbedingungen und Krisen sorgen dafür, dass unsere Nervensysteme auf echte und gefühlte Gefahren reagieren müssen. Wann immer das Nervensystem von Eltern nicht reguliert bleiben kann, spüren ihre Kinder das. Es beeinträchtigt Eltern mehr oder minder stark in ihrer Fähigkeit, ihren Kindern die Sicherheit zu geben, die sie brauchen, und so überträgt sich Dysregulation von Generation zu Generation. Umso wichtiger ist es, sich dieser Zusammenhänge bewusst zu werden und das eigene Nervensystem und den eigenen Körper noch besser kennenzulernen. Wir können Selbstregulation lernen, dort, wo diese Fähigkeit in der Kindheit nicht ausreichend entwickelt werden konnte. Das ist absolut möglich. Wir alle können auch im Erwachsenenalter noch lernen, uns sicher zu fühlen. Denn die Neuroplastizität unserer Gehirne bleibt erhalten, wenn auch neue Vernetzungen weniger schnell angelegt werden als in den frühen Jahren unserer Kindheit.

Als Kinder und Jugendliche lernen wir

Im weiteren Verlauf der Kindheit lernen wir immer besser, uns selbst zu regulieren. Wenn die notwendigen Voraussetzungen dafür in der frühen Kindheit gelegt wurden, dann ist das ältere Kind zunehmend besser in der Lage, mit nicht erfüllten Bedürfnissen, mit seinen eigenen Emotionen und Gedanken und mit dem, was ihm im Außen begegnet, umzugehen. Es lernt, Grenzen zu setzen, und findet einen Umgang mit schwierigen Situationen. Natürlich braucht es dafür weiterhin die liebevoll-zugewandte Begleitung durch die Eltern und zunehmend auch durch einen erweiterten Kreis von Bezugspersonen.

Für Kinder, die aufgrund ihrer Erfahrungen in der frühen Kindheit kein ausreichend stabiles Sicherheitsgefühl entwickeln konnten, werden sich nun erlernte Muster entweder verstärken oder abschwächen. Manche Kinder haben das große Glück, im erweiterten Kreis Bezugspersonen zu finden, mit denen sie das wunderbare Gefühl der Sicherheit und des Angenommenseins erleben dürfen, und können so die entsprechenden Vernetzungen im Gehirn nachreifen lassen. Andere Kinder erleben wieder und wieder überfordernde, konflikthafte und aus Nervensystemsicht bedrohliche Lebensumstände und vertiefen die angelegten Muster der Dysregulation. Diese Kinder entwickeln bevorzugte Überlebensstrategien (siehe Kapitel 3, *Wie unser Nervensystem uns schützt*), die in ihren Nervensystemen immer stärker vernetzt und damit immer automatisierter abgerufen werden. Wir sprechen hier von Entwicklungstraumatisierungen: Durch das wiederholte und längerfristige Erleben der immer wieder gleichen dysfunktionalen Lebensumstände verändert sich unsere Einstellung uns selbst und anderen Menschen gegenüber. Wir entwickeln aus unserem Erleben heraus Glaubenssätze – Überzeugungen über uns selbst, andere Menschen und die Welt im Allgemeinen –, die das Aktivieren unserer Überlebensstrategien befeuern.

- Manche Kinder werden so zu Fight-Typen. Sie glauben, immer kämpfen zu müssen, damit sie überhaupt eine Chance haben, gesehen zu werden und ihre Bedürfnisse erfüllen zu können. Diese Kinder werden zu Erwachsenen, die immer wieder in Konflikte mit anderen Menschen geraten.

- Andere entwickeln sich zu Flight-Typen: Sie sind ständig beschäftigt, um sich von ihrem Gefühl der Unsicherheit und Überforderung abzulenken. Diese Kinder neigen dazu, ihre eigene Kapazität so sehr zu überfordern, dass sie als Erwachsene potenzielle Burn-out-Kandidaten werden oder die Symptome einer Angststörung entwickeln können.
- Wieder andere Kinder erleben das Kämpfen und Flüchten als so gefährlich, dass sie diese Optionen aufgeben und stattdessen Freeze-Typen werden. Sie flüchten dann vor zu großer Überforderung in die Dissoziation und ziehen sich zum Schutz vor der Bedrohung im Außen in sich selbst zurück.
- Der vierte Typ – und das betrifft häufig die sozial besonders intelligenten Kinder – flüchtet sich in den Fawn-Modus des Nervensystems. Diese Kinder lernen, sich so sehr an andere Menschen und ihre Bedürfnisse anzupassen, dass sie darüber verlernen, auf ihre eigenen Bedürfnisse zuzugreifen. Sie stellen Sicherheit dadurch her, dass sie so sind, wie andere sie brauchen, und tun alles, um Konflikte und davon ausgehende Bedrohung zu vermeiden. Sie verzichten dafür auf das Setzen ihrer eigenen Grenzen und sind so im späteren Leben ebenfalls anfällig für Angst und Burn-out.

Selbstverständlich treten diese primären Überlebensstrategien auch als Mischformen auf.

Wie wir als Erwachsene durch unser Leben gehen

Bis wir im Erwachsenenleben ankommen, haben wir in der Regel erfolgreiche Coping-Mechanismen entwickelt, die uns dabei helfen, mit unserer chronischen Dysregulation umzugehen. Manche von uns nutzen Alkohol, Zigaretten, Zucker oder Essen. Andere sind abhängig geworden von Beziehungen, die sie sich sicher fühlen lassen. Wieder andere lenken sich ab, indem sie exzessiv arbeiten, Sport treiben, Gamen, Fernsehen oder sich in sozialen Medien tummeln. Im frühen Erwachsenenalter sind unsere Körper in der Regel noch fit, unsere Immunsysteme arbeiten ausreichend gut, sodass wir unseren inneren Zustand nicht so genau wahrnehmen müssen.

Meist ist uns gar nicht bewusst, dass unser Nervensystem nicht im Gleichgewicht ist. Denn die Dysregulation ist so normal für uns geworden, dass sie sich vertraut anfühlt. Wir wissen gar nicht mehr, dass es auch anders sein könnte. Bis zu einem gewissen Punkt kommen wir so passabel durch unser Leben. Schwierig wird es dann, wenn uns im Erwachsenenleben Dinge passieren, die uns so stark überfordern, dass unsere Coping-Mechanismen nicht mehr ausreichen. Das kann beispielsweise die Trennung von einem Partner sein, die in uns starke Emotionen und Gefühle des Alleinseins auslöst, der Verlust unseres Arbeitsplatzes, die Krankheit eines Familienmitglieds oder die Geburt eines Kindes. Oder auch das Erleben eines traumatischen Ereignisses, das eine Traumafolgestörung auslöst.

Wenn wir uns in einem chronischen Zustand der Dysregulation unseres Nervensystems befinden, dann baut sich mit der Zeit in unserem Körper immer mehr sogenannte allostatische Belastung auf. Unsere Zustände der Dysregulation basieren auf der einen Seite auf einer chronisch gefühlten Unsicherheit in unserem Leben und führen auf der anderen Seite dazu, dass das Leben uns unsicherer erscheint. Unsicherheit verursacht Stress und erzeugt allostatische Last (Peters, McEwen, & Friston, 2017).

Allostatische Last ist die kumulative Belastung, die sich in unserem Körper ansammelt, wenn wir über einen langen Zeitraum anhaltenden Stress erfahren. Ein chronisch dysreguliertes Nervensystem bedeutet Stress. Es bewirkt, dass unser Cortisolspiegel dauerhaft zu hoch ist. Mit den Jahren führt das dazu, dass unsere Energie schwindet, dass wir immer weniger belastbar werden und dass unser Toleranzfenster immer kleiner wird. Kurz: Es braucht immer weniger, um uns aus dem Gleichgewicht zu bringen. Das ist auch der Grund dafür, dass wir mit einem vorbelasteten Nervensystem eine höhere Wahrscheinlichkeit haben, aus einer potenziell traumatisierenden Situation in unserem Leben eine Traumafolgestörung zu entwickeln, als Menschen mit einem regulierten Nervensystem, die sich sicher fühlen.

Wird unsere allostatische Belastung zu hoch, kommen wir irgendwann in unserem Leben an den Punkt, wo etwas das Fass zum Überlaufen bringt. Wir finden uns dann plötzlich wieder mit einem deutlich dysregulierten Nervensystem und spüren dessen Auswirkungen auf unser ganzes Körpersystem. Unsere Coping-Mechanismen reichen dann nicht mehr aus, um das zu überdecken. Denn an diesem Punkt ist unser Körper anfälliger für Entzündungen, unser Hormonspiegel ist aus dem Gleichgewicht geraten, unser Immunsystem arbeitet nicht mehr so gut wie früher. Unser Nervensystem bekommt dann ständig neue Signale, dass etwas gerade nicht in Ordnung ist, und reagiert dementsprechend. Oft bekommen wir an diesem Punkt unseres Lebens eine der gängigen Diagnosen: Angststörung, Burn-out, Depression beispielsweise. Darunter liegt häufig ein schon lange chronisch dysreguliertes Nervensystem, dessen Zustand uns über die Jahre so vertraut geworden ist, dass es sich bisher völlig normal für uns angefühlt hat. Wir haben nicht gemerkt, dass etwas in uns schon eine ganze Zeitlang aus dem Gleichgewicht geraten ist.

Von hier an dürfen wir jetzt den Weg zurück in Richtung Regulation und Sicherheit beschreiten.

WAS WIR BRAUCHEN, UM UNS SICHER ZU FÜHLEN

Wir Menschen brauchen drei Faktoren, damit wir uns im Leben sicher fühlen können. Wir müssen verstehen können, in der Lage sein, Einfluss zu nehmen, und wir brauchen andere Menschen, denen wir vertrauen und denen wir uns verbunden fühlen. Sind diese drei Faktoren gegeben, dann können wir uns selbst regulieren und erleben das wunderbare Geschenk der Koregulation.

Wann können wir uns im Leben sicher fühlen?

Klaus Grawe hat in seinem wunderbaren Buch *Neuropsychotherapie* ein Bedürfnismodell beschrieben. Zwei der enthaltenen Faktoren, die wir Menschen brauchen, damit wir psychisch gesund bleiben können, sind unser Bedürfnis nach Bindung und unser Bedürfnis nach Orientierung und Kontrolle. Die folgenden drei Faktoren, die wir benötigen, damit unser Nervensystem reguliert bleiben kann, sind an dieses Modell angelehnt (Grawe, 2004).

Auch bei Deb Dana finden sich diese Faktoren in ähnlicher Form unter den Begrifflichkeiten »Kontext, Wahlmöglichkeiten und Verbundenheit« wieder (Dana, 2022).

Wir müssen das verstehen können, was uns betrifft

Wir müssen sehen und verstehen können, was in unserem Leben und in unserem Umfeld passiert. Das brauchen wir, um ein Gefühl von Orientierung im Leben zu haben. Was so abstrakt klingt, lässt sich an einfachen Beispielen erklären, die wir alle kennen:

- Wenn es in unserem beruflichen Umfeld Veränderungen gibt, dann brauchen wir Informationen darüber, damit wir einschätzen können, wie sich diese Veränderung auf uns auswirkt. Nur dann können wir uns sicher fühlen.
- Wenn unser Partner abends spät nach Hause kommt, dann müssen wir ihn fragen können, wo und mit wem er den Abend verbracht hat, und wir müssen wissen, dass er uns das gerne erzählt. So können wir uns sicher fühlen.
- Wenn unser Kind krank ist, dann müssen wir dem Arzt wirklich alle Fragen stellen können, die für uns relevant sind. Denn nur auf diese Weise können wir uns sicher fühlen und dadurch auch unserem Kind die Sicherheit geben, die es braucht, um schnell wieder gesund zu werden.

Unser Sicherheitsbedürfnis ist individuell und hat viel zu tun mit unseren bisherigen Lebenserfahrungen. So ist unser Bedürfnis danach unterschiedlich stark ausgeprägt. Und das ist in Ordnung so.

Wir alle brauchen die Möglichkeit, das zu verstehen und zu hinterfragen, was für unser individuelles Sicherheitsbedürfnis notwendig ist. Wenn das gegeben ist, fühlen wir uns sicher. Können wir dieses Bedürfnis nicht erfüllen, wird das eine Wirkung auf unser Nervensystem haben. Es tut das, was seine einzige Aufgabe ist: Es versucht, uns zu schützen. Das tut es, indem es unsere Überlebensreaktionen aktiviert, damit wir für die Erfüllung unserer Bedürfnisse kämpfen können, vor Situationen und Menschen flüchten, die uns gefährlich werden, und indem es uns von unseren intensiven Empfindungen der Überforderung abschneidet und uns einfriert, wenn beides nicht möglich ist.

Wir müssen das beeinflussen können, was uns betrifft

Allerdings reicht es nicht aus, nur zu verstehen. Wir müssen außerdem auch noch Einfluss nehmen können auf das, was für uns eine Bedeutung hat. Auch hier ein paar Beispiele, um deutlich zu machen, worum es geht:

- Wenn wir krank sind, dann müssen wir nicht nur verstehen können, was gerade in unserem Körper passiert. Wir müssen auch wissen, was wir tun können, um wieder gesund zu werden. Das gilt noch mehr bei schweren oder chronischen Erkrankungen. Long-Covid-Betroffene beispielsweise wissen oft sehr gut, was für Auswirkungen es hat, wenn dieses Bedürfnis nicht erfüllt ist.
- Wenn wir immer wieder den willkürlichen Wutanfällen eines Partners, Chefs oder Kollegen ausgeliefert sind, brauchen wir die Möglichkeit, Einfluss zu nehmen und wirksame Grenzen zu setzen, damit wir uns sicher fühlen können. Wir müssen aus eigener Kraft dafür sorgen können, dass unser Gegenüber in seinem Verhalten berechenbar wird für uns oder, noch besser, dass wir dieses Verhalten uns gegenüber unterbinden können.
- Wenn wir feststellen, dass die Wohnung, in der wir leben, mit Umweltgiften belastet ist und das Auswirkungen auf unsere Gesund-

heit hat, dann müssen wir Einfluss nehmen können, indem wir den Schimmel beseitigen, Möbel austauschen oder sogar in eine neue Wohnung ziehen. Ist das beispielsweise aus finanziellen Gründen nicht möglich, dann leidet nicht nur unsere Gesundheit, sondern auch unser Nervensystem.

Aus diesen Beispielen wird ersichtlich, wie unglaublich wichtig es für uns ist, dass wir Einfluss nehmen können auf das, was uns betrifft. Wenn wir gefragt werden, was wir tun können, um eine Situation, die uns nicht guttut, irgendwie zu verändern, ist unsere erste Reaktion oft der Satz: »Aber ich kann doch nichts tun.«

Und natürlich gibt es für jeden von uns Situationen, auf die wir wenig Einfluss haben. Manchmal entsteht diese Aussage aber auch aus einem erlernten Denkmuster der Hilflosigkeit. Wenn wir in unserem Leben zu häufig Situationen erlebt haben, in denen wir uns machtlos fühlten, dann haben wir vielleicht einen inneren Glaubenssatz entwickelt, der uns denken lässt: »Ich kann doch sowieso nichts machen. Ich muss das weiter aushalten.« Deshalb überprüfe in Situationen, in denen du dich nicht sicher fühlst, ob du wirklich nichts verändern kannst oder nur glaubst, dass es so ist. Oft weißt du sogar sehr gut, was sich verändern müsste, damit du dich sicher fühlst, und schaffst es doch nicht, das umzusetzen, aus Angst vor unangenehmen Folgen. Dann hilft es, erst an der Regulation deines Nervensystems zu arbeiten und deine Fähigkeit, dich selbst zu regulieren, zu stärken. Je regulierter du bist, desto einfach wird die Umsetzung notwendiger Veränderungen.

Wir brauchen soziale Bindungen, in denen wir uns sicher fühlen können

Der dritte entscheidende Faktor, der für unsere Sicherheit wichtig ist, sind die Menschen in unserem Leben. Wir alle brauchen mindestens einen einfühlsamen Menschen in unserem Leben.

Auch hier zwei Beispiele, die dieses Bedürfnis erläutern sollen:

- Wir alle erleben Situationen, die Unsicherheit erzeugen. Dazu gehören beispielsweise Trennungen, Konflikte, der Verlust unseres Arbeitsplatzes, Krankheiten, der Tod lieber Menschen und viele andere mehr. Um Situationen dieser Art gut überstehen und verarbeiten zu können, brauchen wir Menschen, denen wir vertrauen. Bei diesen Menschen dürfen wir uns zeigen mit all unseren Emotionen und Schwierigkeiten, und wir wissen, dass sie für uns da sind, wenn wir sie brauchen.
- In unserem beruflichen Umfeld brauchen wir die Verbindung zu Menschen, denen wir vertrauen. Wir brauchen das Gefühl, Teil von etwas Größerem zu sein und zu Einzelnen oder einer Gruppe von Menschen zu gehören, mit denen wir uns verbunden fühlen können.

Nur wenn wir wissen, dass es mindestens einen anderen Menschen gibt, der bedingungslos für uns da ist, wenn wir ihn brauchen, können wir uns wirklich sicher fühlen im Leben.

TOOL NR. 2: WIE GUT IST DEIN SICHERHEITSBEDÜRFNIS AKTUELL ERFÜLLT?

Zielsetzung: Mit diesem Wissen ist es an der Zeit, einmal für dich zu reflektieren, inwiefern diese drei Grundbedürfnisse in deiner aktuellen Lebenssituation erfüllt sind.

Ausführung: Nimm dir 10 Minuten Zeit. Ich gebe dir eine Liste von Fragen, die du für deine Reflexion nutzen kannst. Wenn du möchtest, probiere eine Methode aus, die sich »Journaling« nennt. Das ist ein sehr hilfreiches Tool für die Nervensystemarbeit, weil es dir hilft, auf dein Unterbewusstsein zuzugreifen und damit auch Antworten zu bekommen, die du nicht ohnehin schon weißt.

Nimm dir ausreichend Papier und einen Stift, den du magst. Stelle dir dann eine Frage nach der anderen und nimm dir jeweils 40–60 Sekunden Zeit zum Antworten. Denke nicht über die Antworten nach, sondern schreibe einfach auf, was dein Kopf ganz spontan an Antworten produziert. Es geht hier nicht um richtige oder falsche Antworten, sondern darum, einfach herausfließen zu lassen, was deine inneren Stimmen zu sagen haben. Bewerte das, was du aufschreibst, nicht. Stattdessen sieh deine geschriebenen Worte als das, was sie sind: eine Dokumentation der inneren Dialoge, die ohnehin ständig in dir ablaufen. So wirst du viel über dich und deine unbewussten Denkprozesse lernen. Nimm dir am besten einen Timer, sodass du nach spätestens einer Minute zur nächsten Frage wechseln kannst.

Bereite deinen Körper auf die Reflexion vor, indem du zuerst einmal mit dir selbst in Verbindung gehst. Suche dir eine bequeme Sitzposition und spüre, wo du gerade mit deiner Umgebung verbunden bist. Vielleicht spürst du deine Füße auf dem Boden. Sie stehen nebeneinander und deine Fußsohlen liegen ganz flächig auf dem Boden auf. Fühlt sich dieser Boden hart oder weich, glatt oder rau, warm oder kalt unter deinen Füßen an? Nimm wahr, wie du mit ihm verbunden bist. Bestimmt spürst du auch dein Gesäß auf einer Sitzfläche und vielleicht deinen Rücken an einer Lehne. Lass dich schwer werden in deiner Sitzposition. Du darfst dein Gewicht jetzt vollständig abgeben und ganz zur Ruhe kommen. Dann umarme dich selbst, indem du eine Hand auf den jeweils entgegengesetzten Oberarm legst. Fange an, dich langsam hin und her zu wiegen. Spüre, wie du dabei immer mehr bei dir ankommst. Jetzt bist du bereit für die Fragen.

Fragen für deine Reflexion

Und hier sind sie auch schon:

- Wie reguliert oder dysreguliert fühlst du dich in letzter Zeit?
- Bewerte einmal auf einer Skala von 1 bis 10: Wie gut ist dein Sicherheitsbedürfnis im Moment erfüllt? (1 heißt »überhaupt gar nicht«, 10 heißt »vollständig«.)
- Wie geborgen fühlst du dich? Von welchen Menschen weißt du, dass sie bedingungslos für dich da sind, wenn du sie brauchst?

- Mit wem und in welchen Lebensbereichen kannst du genau so sein, wie du bist, ohne dich verstellen zu müssen? Schaue dabei auf deine Partnerschaft beziehungsweise deine Familie, dein berufliches Umfeld, deinen Freundeskreis und weitere Lebensbereiche, die bedeutungsvoll für dich sind.
- Inwiefern hast du das Gefühl, dass du eine Kontrolle über das hast, was in deinem Leben passiert? Verstehst du, was passiert, und kannst du Einfluss nehmen?
  - in deiner Partnerschaft oder deiner Familie,
  - bei deinen Kindern,
  - in deinem beruflichen Umfeld,
  - in deinem Freundeskreis.
- Wie sicher fühlst du dich gesundheitlich?
- Und wie sicher finanziell?
- Wie sicher fühlst du dich dort, wo du wohnst?
- Noch einmal auf der einer Skala von 1 bis 10: Dort, wo deine Bedürfnisse nach Sicherheit momentan nicht gut erfüllt sind, wie stark glaubst du daran, dass du das verändern kannst? (1 heißt »überhaupt gar nicht«, 10 heißt »vollständig«.)
- Was sind die nächsten ein oder zwei Schritte, die du gehen möchtest, um dich sicherer zu fühlen?

Und was mache ich jetzt mit dem Ergebnis?

- Bestimmt hast du gerade die eine oder andere Erkenntnis gehabt. Mache damit erst einmal gar nichts, sondern lasse sie für mindestens ein oder zwei Tage wirken. Für den Fall, dass du gerade festgestellt hast, dass an einigen Stellen dein Bedürfnis nach Sicherheit nicht gut erfüllt ist, sollst du wissen, dass du damit überhaupt nicht allein bist. Erkenntnis ist etwas Gutes, denn sie eröffnet die Möglichkeit, etwas zu verändern. Das muss allerdings nicht jetzt sofort passieren. Stattdessen erkenne einfach an, dass du dir wünschst, dass dein Bedürfnis nach Sicherheit zukünftig besser erfüllt ist. Denn damit nimmst du dich selbst und deine Bedürfnisse ernst. Die Veränderung wirst du mit der Zeit ganz von selbst vornehmen.

Wir brauchen Selbstregulation und Koregulation!

Ich möchte eines sehr klar auf den Punkt bringen: Wir brauchen sowohl die Fähigkeit, uns selbst zu regulieren, als auch Menschen, die uns koregulieren. Aber was heißt das konkret?

Koregulation

Koregulation bedeutet, dass andere Menschen uns helfen, unser Nervensystem zu regulieren. Wir alle beobachten die Personen, die sich in unserem Umfeld befinden, ganz unbewusst ständig daraufhin, ob sie für uns sicher sind oder nicht. Dazu nehmen wir subtile Körpersignale wahr, in denen sich zeigt, ob unser jeweiliges Gegenüber gerade ein reguliertes Nervensystem hat. Ist das der Fall, fühlen wir uns in aller Regel sicher mit diesem Menschen.

Die Signale, die wir beobachten, haben viel mit unserer Vergangenheit zu tun. So können uns Stimmlagen, körperliche Merkmale, Bewegungen, Gerüche und vieles mehr an einem Menschen an eine Person aus unserer Vergangenheit erinnern, mit der wir uns sicher oder nicht sicher gefühlt haben. Diese Erinnerungen sind in unserem Gehirn verankert und werden unter anderem als Bewertungskriterien herangezogen.

Die Menschen, die sich sicher für uns anfühlen, können uns koregulieren. Das bedeutet, dass ihre bloße Anwesenheit und manchmal sogar das Wissen, dass wir sie jetzt anrufen könnten, schon regulierend auf unser Nervensystem wirkt. Einige weitere Wege der Koregulation: ein Gespräch mit einem Menschen, der uns hilft, eine neue Sichtweise auf ein Problem einzunehmen, das uns gerade bedrohlich erscheint. Der Mensch, der Tag und Nacht zu uns kommt, wenn es uns nicht gut geht. Die Person, die uns ermutigt, unsere Emotion einfach zuzulassen, mit der wir weinen oder wütend sein können und die uns dadurch hilft, unsere Emotionen zu verarbeiten. Der Mensch, der uns in aller Verbundenheit hinterfragt, wenn unsere Gedanken einmal wieder die wildesten Schleifen drehen.

Die intensivste Form der Koregulation ist die Berührung. Berührt uns ein Mensch, dem wir vertrauen, dann setzt das biochemische Prozesse in unserem Körper in Gang, die uns beruhigen. Berührung stimuliert unter anderem die Freisetzung von Oxytocin und Endorphinen und reduziert das Cortisol in unserem Körper. Das führt dazu, dass die Aktivität unseres Sympathikus sinkt und unser parasympathisches Nervensystem aktiv wird. Oxytocin als unser Bindungshormon aktiviert unseren ventralen Vagus und sorgt dafür, dass wir uns verbunden fühlen, uns entspannen und unsere Emotionen besser regulieren können. Deshalb wirkt beispielsweise die Anwesenheit eines Partners auf viele Menschen stark regulierend, ebenso wie die zuverlässige Anwesenheit eines Elternteils für Kinder Sicherheit und Entspannung bedeutet. Die Umarmung eines Menschen, der sich für uns sicher anfühlt, kann Wunder wirken bei einem dysregulierten Nervensystem. Das Gefühl, dass wir gehalten werden – oder auch, dass uns jemand Halt gibt –, ist eines der wichtigsten Regulationstools überhaupt.

Selbstregulation

Koregulation allein reicht aber auf keinen Fall aus. In Ergänzung dürfen wir lernen, uns selbst zu regulieren. Selbstregulation ist die Fähigkeit, mit unseren Körperempfindungen, unseren Gedanken und unseren Emotionen so umgehen zu können, dass sie uns nicht überfordern und unser Nervensystem nicht aus seinem Toleranzfenster bringen.

Das bedeutet, dass wir in der Lage sind, unsere **Körperempfindungen** zu spüren, sie zu halten, und wenn unser Körper Signale sendet, dass etwas nicht in Ordnung ist, wenn nötig und möglich ins Handeln zu kommen. Ein Beispiel: Wenn wir den ganzen Tag am Schreibtisch gesessen haben, nehmen wir wahr, dass unser Rücken ganz verspannt ist und Schmerzen zeigt. Wir erkennen an, dass wir jetzt zum Ausgleich Bewegung brauchen, und nehmen uns die Zeit für somatische Bewegungen, einen Spaziergang oder Sport.

Die Fähigkeit zur Selbstregulation bedeutet auch, dass wir in der Lage sind, unsere **Emotionen** zu fühlen. Emotionen zeigen sich sehr deutlich in unserem Körper. Wenn eine Emotion auftaucht, dann können wir uns dieser zuwenden und sie erspüren. Wir brauchen uns nicht davon abzulenken und wir brauchen sie uns auch nicht zu erklären. Die Emotion darf kommen und sie darf auch wieder gehen. Emotionen, die wir einfach fühlen, lassen wir nach sehr kurzer Zeit wieder los. Sie zeigen sich in der Regel nur für ein bis zwei Minuten und lösen sich dann einfach wieder auf. Bei kleinen Kindern ist das sehr gut zu beobachten – ihre Stimmung verändert sich innerhalb von Sekunden.

Als drittes Element der Selbstregulation sind wir uns unserer **Gedanken** bewusst, ohne ihnen Glauben zu schenken. In uns sprechen ständig innere Stimmen, ob wir sie nun bewusst hören oder nicht. Sie kommentieren alles, was in unserem Leben passiert. Das sind unsere Gedanken. Sie äußern Meinungen, Befürchtungen und Bewertungen. Sie sagen uns selbst, wer wird sind und wie wir uns verhalten sollten. In der Regel sind sie geprägt durch unsere Vergangenheit und alle unsere bisherigen Lebenserfahrungen. Das ist auch der Grund dafür, dass es gefährlich ist, unseren Gedanken einfach zu glauben, denn oft geben sie das wieder, was wir in der Vergangenheit als gut und schlecht oder als richtig und falsch zu bewerten gelernt haben. Häufig sind es Stimmen von Bezugspersonen, die wir verinnerlicht haben. Selbstregulation bedeutet, dass wir unseren Gedanken bewusst zuhören können. Dass wir ihre Aussagen erfassen können, ohne ihnen Glauben zu schenken. Das wir unsere Gedanken durch unseren Kopf ziehen lassen, ohne sie festzuhalten, ohne in unsere Gedankenschleifen einzusteigen und ohne sie weiterzuspinnen. Dann können sie, ebenso wie Emotionen, einfach wieder gehen.

Selbstregulation bedeutet also, dass wir uns dessen, was in unserem Körper passiert, bewusst sind, ohne uns davon einnehmen zu lassen. Wir wissen, dass angenehme und unangenehme Körperempfindungen, Emotionen und Gedanken zum Leben gehören und dass sie sich verändern. So können wir sie kommen und auch wieder gehen lassen. Wir können uns unserem Körper bewusst zuwenden, wenn wir angenehme oder unangenehme Dinge in ihm fühlen. Wir können unserem Körper zuhören und lernen zu verstehen, was er uns über unsere Symptome sagen möchte. Wir können entsprechend handeln. Wenn das gelingt, dann sind wir in der Lage, für uns zu sorgen, Grenzen zu setzen, wo diese nötig sind, und letztlich aktiv für die Erfüllung unserer Bedürfnisse zu sorgen.

Die Fähigkeit zur Selbstregulation lernen wir in den ersten Lebensjahren. Dadurch, dass wir zuverlässig durch unsere engsten Bezugspersonen koreguliert werden, lernen wir einen gesunden Umgang mit unseren Körperempfindungen, Emotionen und Gedanken. Wir lernen, diese zu regulieren.

Gelingt dieser Lernprozess nicht, dann werden wir in unserem weiteren Leben immer wieder Situationen erleben, in denen uns unser Körper, unsere Emotionen und Gedanken überfordern, indem sie unsere Regulationsfähigkeit übersteigen. Wir eignen uns dann allerlei Unterdrückungs- und Ablenkungsmechanismen sowie Kompensationsstrategien an, um trotzdem klarzukommen im Leben. Unter all diesen erlernten Strategien findet sich unser dysreguliertes Nervensystem.

Selbst wenn du die Kunst der Selbstregulation noch nicht in ausreichendem Umfang lernen durftest: Die gute Nachricht ist, dass wir diesen wichtigen Lernschritt auch im Erwachsenenleben nachholen können. Unser Gehirn ist unser ganzes Leben neuroplastisch, das heißt, es kann sich verändern. Jeder von uns kann lernen, sich zu regulieren. Auch du, versprochen.

WIE WIR GELERNT HABEN, UNSICHERHEIT ZU BEWÄLTIGEN

Wir alle erleben ab und an Unsicherheit im Leben. Wir alle haben Wege, um mit ihr umzugehen. Oft sind das erlernte Strategien, die uns im Verlauf unseres bisherigen Lebens ermöglicht haben, zurechtzukommen, ohne von unangenehmen Empfindungen überwältigt zu werden. Das hat uns geholfen, innerhalb der Grenzen dessen zu bleiben, mit dem wir uns möglichst sicher fühlen können.

Wenn wir unser Toleranzfenster verlassen

Daniel Siegel hat das Konzept des Toleranzfensters geprägt. Jeder von uns hat ein solches Toleranzfenster. Es beschreibt unsere Verarbeitungskapazität für das, was uns im Leben begegnet. Solange wir innerhalb unseres Toleranzfensters bleiben, bedeutet das, dass wir in der Lage sind, das aktuelle Geschehen in unserem Leben gut zu verarbeiten. Wir fühlen uns mit allem, was uns passiert, trotzdem sicher und unser Nervensystem bleibt reguliert. Wenn allerdings Dinge passieren, die unsere Verarbeitungskapazitäten überschreiten, dann verlassen wir unser Toleranzfenster und unser Nervensystem dysreguliert (Siegel, 2020).

Die folgende Abbildung stellt das Toleranzfenster grafisch dar.

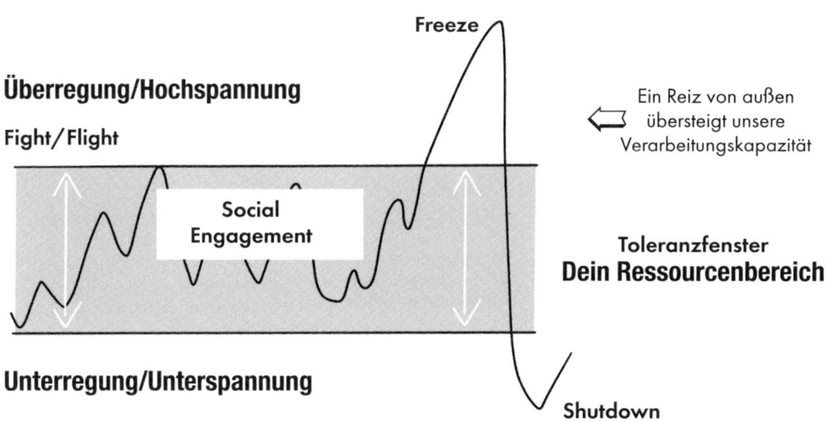

Solange wir innerhalb unseres Toleranzfensters bleiben, bleiben wir in einem optimalen Zusammenspiel unserer Körperfunktionen, unseres Nervensystems und Gehirns. Das bedeutet, dass jeder Reiz, den wir im Laufe des Tages erleben, eine bestimmte Reaktion in unserem Nervensystem auslöst. Um es einfach zu formulieren: Reize werden als sicher, herausfordernd oder gefährlich eingestuft. Solange wir uns **sicher** fühlen, arbeiten unser ventraler und unser dorsaler Vagus zusammen, sodass wir ausgeglichen durch den Tag gehen, uns sozial verbinden und immer wieder auch erholen können. Wird es dann mal **herausfordernd**, dann schaltet unser Nervensystem den Sympathikus dazu. So können wir uns auf das fokussieren, was es gerade zu bewältigen gilt, und dafür unsere Energie mobilisieren. Danach können wir wieder in den Erholungszustand zurückschwingen.

Innerhalb unseres Toleranzfensters ist also nicht immer alles ruhig, sondern wir sind mit dem ganz natürlichen Auf und Ab unseres Lebens konfrontiert. Unsere drei Nervensystemteile arbeiten gut koordiniert zusammen, sodass wir uns flexibel bewegen können zwischen Anspannung und Entspannung – je nachdem, was davon es gerade braucht. Wir erleben Forderung, aber keine Überforderung. Wir erleben Ruhe ohne Antriebslosigkeit und Lethargie. Wir erleben soziale Verbundenheit, ohne uns dafür verstellen oder übermäßig anstrengen zu müssen. Wir können klar denken und gleichzeitig fühlen. Wir treffen notwendige Entscheidungen. Wir erleben ein Leben im Gleichgewicht.

Schwierig wird es dann, wenn unser Nervensystem Reize, die uns begegnen, als **gefährlich** bewertet – und zwar als die Art von Gefahr, der wir uns nicht gewachsen fühlen. Denn dann bewegen wir uns aus unserem Toleranzfenster hinaus. Unser Nervensystem aktiviert unseren Sympathikus so stark, dass wir das mit körperlich unangenehmen Symptomen spüren und starke Emotionen wie Ärger, Wut oder Angst fühlen. Beides ist so intensiv, dass wir es nicht mehr halten und regulieren können.

Lass uns einige Beispiele anschauen, die das besser greifbar machen:

- Dort, wo wir innerhalb unseres Toleranzfensters eine gesunde Art von Ärger spüren, die uns hilft, mit ruhiger Stimme eine notwendige Grenze zu setzen, platzt außerhalb unseres Toleranzfensters unsere Wut ungefiltert aus uns heraus, verletzt andere Menschen und schädigt unsere Beziehungen.
- Innerhalb unseres Toleranzfensters fühlen wir eine gesunde Aufregung vor einem Vortrag, den wir vor Menschen halten dürfen. Diese Aufregung hilft uns, uns gut vorzubereiten, uns zu fokussieren und

einen guten Vortrag zu halten. Außerhalb unseres Toleranzfensters wächst sich diese Aufregung zu Panik aus, die unseren Körper schüttelt, unser Gehirn völlig vernebelt und starke Fluchtimpulse in uns auslöst.

- Wenn wir in unserem Toleranzfenster bleiben, löst eine kritische Bemerkung unseres Vorgesetzten ein leichtes Unwohlsein, gepaart mit der Frage »Woran genau machst du das fest?« aus. Wir können die Kritik anhören und mit klarem Kopf reflektieren, ob wir sie annehmen wollen. Außerhalb unseres Toleranzfensters hören wir die Kritik ebenso und unser Körper erstarrt unmittelbar, weil uns so starke Schamgefühle ergreifen. Uns versagt die Stimme, wir können keinen klaren Gedanken mehr fassen und wollen einfach nur noch weg.

Es ist wichtig zu sagen, dass unsere Reaktionen, wenn wir aus dem Toleranzfenster herausgeraten, meist keine bewussten Entscheidungen mehr sind, so oder so zu handeln. Stattdessen werden hier erlernte Überlebensmuster aktiviert, die unser Körper dann einfach ausführt. Wir dürfen lernen, unseren Körper zu regulieren, sodass wir in unser Toleranzfenster zurückkommen. Sobald wir uns wieder im Toleranzfenster befinden, können wir wieder klar denken und reflektiert handeln.

Wie groß unser Toleranzfenster ist, ist ganz individuell und geprägt durch unsere bisherigen Lebenserfahrungen. Sind wir in einer sicheren Umgebung mit zugewandten Bezugspersonen aufgewachsen, die uns zuverlässig koreguliert haben, dann konnten wir die Kunst der Selbstregulation lernen und haben mit großer Wahrscheinlichkeit ein sicheres Netz koregulierender Menschen um uns. Unter solch idealen Bedingungen gibt es weniges, was uns aus unserem Toleranzfenster herausbringt.

Sind wir dagegen in einem unsicheren oder gar chaotischen Umfeld aufgewachsen, haben wir im Laufe unseres Lebens ein Trauma erlebt und eine Traumafolgestörung entwickelt oder wiederholt große Belastungen erlebt, dann kann es sein, dass wir heute an einem Punkt sind, an dem wir unser Toleranzfenster relativ schnell verlassen.

Unser Toleranzfenster zu verlassen bedeutet, dass Dinge, die wir erleben, so starke Aktivierung und Spannung in unserem Körper erzeugen, dass wir die daraus resultierenden Körperempfindungen, Emotionen und Gedanken nicht mehr vollständig selbst regulieren können. Uns fehlt die Kapazität, diesen Reiz zu verarbeiten. Er überfordert uns und unser Nervensystem aktiviert uns sehr massiv dafür, den Auslöser zu bekämpfen oder vor ihm zu flüchten. In diesem Fall verlassen wir unser Toleranzfenster nach oben. Wird diese Aktivierung zu stark, dann geht unser Körper in den Bereich besonders hoher Spannung und der Freeze wird aktiviert.

Eine andere Möglichkeit ist, dass ein Reiz so stark ist, dass unser Nervensystem unser Überleben als gefährdet ansieht. In diesem Fall können wir unser Toleranzfenster sogar nach unten verlassen. Unser Körper geht in die Unteraktivierung – den Shutdown. Wir sind in diesem Fall so stark überfordert, dass unser Nervensystem die einzig mögliche Lösung darin sieht, uns körperlich ruhigzustellen und unsere Wahrnehmung von dieser überfordernden Situation abzuschotten. Wir versuchen, dem Auslöser durch Totstellen zu entkommen, und müssen in diesem Zustand auch die schlimmen Körperempfindungen, Emotionen und Gedanken nicht mehr oder nur teilweise erleben.

Warum wir bestimmte Dinge nicht fühlen wollen

Wir alle haben im Laufe unseres Lebens mehr oder weniger gute Erfahrungen mit unseren Emotionen und den Empfindungen unseres Körpers gemacht.

Wir haben erlebt, dass Emotionen und Körperempfindungen manchmal zu groß für uns sind. Das bedeutet, dass bestimmte Emotionen oder Empfindungen so stark waren, dass wir sie nicht regulieren konnten. Wir haben dann Angst vor diesen Emotionen bekommen und versucht, sie mithilfe bestimmter Verhaltensstrategien – sogenannten Coping-Strategien – unter Kontrolle zu halten. Ein Beispiel:

- Stell dir ein kleines Kind vor, das sich gerade das Knie aufgeschlagen hat. Es blutet, es hat Schmerzen, das Kind weint lautstark. Der Vater wird sofort wütend und herrscht das Kind an, dass es doch bitte ruhig sein soll und dass es doch so schlimm gar nicht sein kann. Die Mutter dagegen versucht das Kind abzulenken, indem sie zur Eisdiele deutet und sagt: »Komm, wir holen dir ein Eis, dann ist der Schmerz gleich wieder vergessen.« Beide Strategien gehen wahrscheinlich auf. Erstere, weil das Kind Angst vor der Wut des Vaters hat und seine eigene Emotion und den Schmerz unterdrückt. Zweitere, weil es damit eine Coping-Strategie der Ablenkung lernt. Es überlagert die unangenehme Emotion durch eine Ersatzemotion, die es beim Eisessen empfindet.
- Hätte dieses Kind seinen Schmerz einfach in Begleitung koregulierender Eltern fühlen dürfen, dann hätte es gelernt, dass es ihn aushalten kann. Es hätte auch gespürt, dass es nicht allein ist mit seinen unangenehmen Empfindungen. Es hätte realisiert, dass der Schmerz nach einem Moment ganz von allein wieder abnimmt und dass die begleitenden Emotionen sich wieder auflösen. Es hätte gelernt, seine Emotionen und Körperempfindungen zu halten und zu regulieren.
- So allerdings wird dieses Kind – wenn es weiterhin ähnliche Erfahrungen macht – lernen, körperlichen Schmerz und begleitende Emotionen zu unterdrücken, zu verdrängen und durch Essen zu kompensieren. Diese erlernten Verhaltensstrategien wird es verinnerlichen und eine innere Stimme entwickeln, die es auch im Erwachsenenalter dafür kritisiert, wenn es Schmerzen empfindet und sich körperlich nicht vollständig wohlfühlt. Was ihm dann fehlt, ist die Fähigkeit, sich selbst gegenüberzutreten mit einer gesunden zugewandten Haltung, in der es sich selbst sagen kann: »Ja, ich habe gerade Schmerzen«, oder: »Mir geht es körperlich nicht gut. Ich nutze das, um jetzt gut für mich zu sorgen, und weiß, dass meine Schmerzen auch wieder vergehen. Mein Körper und ich haben jetzt die oberste Priorität.«
- Stattdessen könnte der Umgang mit Schmerzen im weiteren Leben dieses erwachsenen Menschen so aussehen: Er funktioniert weiter,

wenn er eigentlich Ruhe und Regenerationszeit bräuchte. Seine innere Stimme könnte etwas sagen wie: »Du kannst jetzt nicht krank sein. Jammere nicht immer so viel rum, du kannst ja wohl trotzdem einfach weitermachen. Hab dich nicht so. Du bist so unnütz.« Um einen positiven Gegenreiz zu setzen, kommt dann die Schokolade aus dem Küchenschrank ins Spiel.

Das ist nur ein Beispiel für den Weg, auf dem wir lernen, unsere Emotionen und Körperempfindungen nicht mehr vollständig zu fühlen. Zum besseren Verständnis einige weitere Beispiele:

- Manche von uns dürfen nicht wütend sein und verdrängen ihre Wut so weit ins Unbewusste, dass sie wirklich keinen Zugriff mehr darauf haben.
- Andere haben erlebt, dass ihre eigene Freude und Lebendigkeit unangenehme Gefühle oder Reaktionen bei anderen ihnen wichtigen Menschen auslösen, und haben gelernt, diese zu unterdrücken.
- Wieder andere haben erlebt, dass es andere Menschen überfordert, wenn Trauer offen gelebt wird, und fordern nun von sich selbst, Trauerprozesse möglichst schnell zu beenden.
- Viele von uns hatten ursprünglich – so wie die meisten Kinder – einen uneingeschränkten Zugriff auf das volle Bewegungsspektrum ihres Körpers und haben erlebt, dass unsere Bezugspersonen sich durch unseren Bewegungsdrang gestört fühlten. Wir haben dann gelernt, unsere natürlichen Bewegungsimpulse oder Teile davon zu unterdrücken.

Es gibt viele weitere Beispiele und oft entstehen unsere Muster der Verdrängung, Unterdrückung und Kompensation unserer Emotionen und/oder Körperempfindungen in der Kindheit. Aber auch im Erwachsenenleben lernen unsere Gehirne weiterhin und so kann es sein, dass wir solche Muster auch als Erwachsene noch erlernen, wenn wir uns längere Zeit in einer Lebenssituation befinden, in der bestimmte Emotionen oder Körperempfindungen keinen Raum haben dürfen.

Losgelöst davon, wann wir in unserem Leben gelernt haben, bestimmte Dinge nicht zu fühlen, führt die Tatsache, dass wir das lernen mussten, doch immer zu dem einen: Wir haben einen Teil der Verbindung zu unserem Körper aufgeben müssen. Wir haben gelernt, dass es gefährlich ist, zu genau wahrzunehmen, was in unserem Körper passiert, und haben uns von ihm abgewandt. Wir haben uns damit von dem abgeschnitten, was uns die wertvollsten Hinweise auf unsere Bedürfnisse und unseren Weg durch unser Leben geben kann: unsere körperliche Intelligenz.

Um dein Nervensystem wieder zurückzuführen in einen regulierten Zustand, darfst du genau diese Verbindung wiederherstellen und lernen, sie wertzuschätzen. Du darfst lernen, wieder liebevoll und sorgsam mit dir selbst und deinem Körper, deinen Emotionen und deinen Körperempfindungen umzugehen. Denn sie sind dein wichtigster Wegweiser im Leben.

Welche Strategien wir entwickeln, um nicht fühlen zu müssen

Wenn wir keinen gesunden Umgang mit unseren Emotionen und Körperempfindungen lernen durften, dann haben wir Strategien entwickelt, um sie nicht fühlen zu müssen. Denn sie bleiben ja trotzdem da, auch wenn wir sie nicht haben wollen.

Wir unterdrücken oder verdrängen unsere Emotionen oder Körperempfindungen. Wir lassen sie gar nicht in unser Bewusstsein. Vielleicht sind wir sogar überzeugt davon, dass beispielsweise Ärger und Wut gar keine Rolle in unserem Leben spielen. Wir sagen dann über uns: »Ich bin einfach niemand, der sich ärgert.« Tatsächlich ist es so, dass viele von uns und insbesondere Frauen verinnerlicht haben, dass Ärger und Wut keine akzeptablen Emotionen sind. Stattdessen haben wir gelernt, unseren Ärger »hinunterzuschlucken« und uns an die Erwartungen anderer Menschen anzupassen. Wenn wir dann an irgendeinem Punkt unseres Lebens bei einer Therapeutin sitzen und erstmalig mit unserer Wut in Berührung kommen, dann wird uns bewusst, wie gewaltig sie ist. Wir haben eine Menge an

Ärger und Wut in unserem Körper angesammelt, die erst einmal bedrohlich und kaum auszuhalten ist. Sie steckt in unseren Körperstrukturen und darf nun Stück für Stück ins Bewusstsein geholt und reguliert werden. Meist erkennen wir im Laufe eines solchen Prozesses, dass unsere Art zu leben an der einen oder anderen Stelle verändert werden darf.

Die zweite und sehr beliebte Strategie, um Emotionen oder Körperempfindungen nicht fühlen zu müssen, ist, uns davon abzulenken oder uns mit allerlei Substanzen zu betäuben. Die einen von uns greifen jeden Abend zur Weinflasche und sagen sich: »Jeder trinkt doch abends ein Glas Wein.« In Wirklichkeit schaffen wir es, so die Frustrationen unseres Tages hinter uns zu lassen oder einen eigentlich dringend zu lösenden Dauerkonflikt mit unserem Partner unter der Decke zu halten. Andere greifen jedes Mal, wenn sie etwas Unangenehmes fühlen, in den Kühlschrank oder die Süßigkeitenschublade. So schaffen wir es, unseren Ärger über unseren Chef oder unsere Langeweile in unserer Lebenssituation unter Kontrolle zu halten. All das sind nur Beispiele. Wir können hier eine lange Liste von Strategien aufschreiben. Sie beinhaltet auch Social-Media-Abhängigkeit, Arbeits-, Sport- und Sexsucht, Gamen, das dauerhafte Sich-selbst-Verlieren in den Fantasiewelten von Romanen oder Serien, den Ausgehzwang oder viele andere Arten zu vermeiden, mit sich und seinem Körper allein zu sein.

Eine dritte Strategie ist die Projektion. Um bestimmte Emotionen nicht bei uns selbst wahrnehmen zu müssen, schreiben wir sie anderen zu oder beobachten sie sehr fokussiert bei anderen, um deren Emotionalität zu bewerten. Damit schaffen wir es, den Fokus so ins Außen zu legen, dass wir unsere eigenen unangenehmen Empfindungen nicht mehr fühlen müssen.

Welche Strategien – meist haben wir mehrere davon – auch immer du entwickelt hast, in der Regel gelingt es nicht, sie einfach wegzulassen. Wenn du aber den Weg beschreitest, deine verdrängten Emotionen und Körperempfindungen wieder in dein Bewusstsein zu holen, sie halten und regulieren zu lernen, dann werden diese Strategien nach und nach überflüssig werden. Diese Verhaltensweisen lösen sich dann mit der Zeit einfach auf und du wirst stattdessen die liebevolle Beziehung zu deinem Körper wertschätzen und genießen.

Warum es so wichtig ist, unsere Emotionen und Körperempfindungen zu fühlen

Mir ist wichtig, eines deutlich zu machen: Niemand von uns hat seine Verbindung zu seinen Emotionen und Körperempfindungen einfach so abgeschnitten. Es gibt immer gute Gründe dafür, dass wir das getan haben, und meist war das keine bewusste Entscheidung. Du trägst keine Schuld daran, dass du bestimmte Strategien zur Unterdrückung dessen, was du nicht fühlen kannst oder willst, entwickelt hast. Aber du hast heute die volle Verantwortung dafür, wieder die Verbindung mit ihnen aufzunehmen. Denn das ist notwendig dafür, dass du dich wieder sicher fühlen kannst.

Warum ist das notwendig?

Emotionen und Körperempfindungen sind in deinem Körper gespeichert!
Und von dort aus wirken sie auf dein Nervensystem. Auch wenn wir unsere bewusste Verbindung zu unserem Körper eingeschränkt haben, sodass wir bestimmte Emotionen und Körperempfindungen nicht mehr fühlen müssen, so sind sie trotzdem da. Jeder von uns ist manchmal traurig, wird wütend oder hat Angst. Jeder Körper empfindet hin und wieder Unwohlsein oder auch Schmerzen. All das sind natürliche Bestandteile unseres Lebens. Wenn wir allerdings gelernt haben, bestimmte Emotionen und Körperempfindungen als gefährlich zu interpretieren, dann hat unser Nervensystem das als Bewertungskriterien verinnerlicht. Völlig unabhängig davon, ob unsere Emotionen oder die unangenehmen Empfindungen unseres Körpers uns nun bewusst sind oder nicht, bekommt unser Nervensystem jedes einzelne Mal, wenn sie in unserem Körper auftreten, das Signal, dass Gefahr im Verzug ist. In der Folge aktiviert es automatisch die geeignete Überlebensreaktion. Der aktivierte Überlebensmodus löst bestimmte Reaktionen in unserem Körper aus: Unsere Muskeln spannen sich an oder wir verlieren unsere

Muskelspannung. Unser Herzschlag wird beschleunigt oder verlangsamt. Unsere Atmung verändert sich. Wenn wir gelernt haben, diese Reaktionen als gefährlich zu bewerten, weil wir sie nicht gut regulieren können, verstärkt sich dadurch die Aktivierung unseres Nervensystems. Wir geraten in eine Abwärtsspirale, in der unser Nervensystem immer dysregulierter wird. Wenn du das liest, denke daran, dass eine einfache Emotion oder Körperempfindung diese Kette von Aktivierung ausgelöst hat. Wenn wir lernen, solche Emotionen und Körperempfindungen wieder in unser Bewusstsein zu holen, ihren Wert zu erkennen und sie zu regulieren, wird unser Nervensystem lernen, dass sowohl Emotionen als auch Körperempfindungen in der Regel als sicher einzustufen sind. Deine Dysregulation verschwindet.

Emotionen und Körperempfindungen sind Wegweiser!
Emotionen und Körperempfindungen sind nicht nur völlig normal, sondern auch unglaublich nützlich.

Unser Körper sendet beispielsweise dann Schmerzsignale an unser Gehirn, wenn er uns etwas sagen will. Meist will er uns mitteilen, dass wir mehr Bewegung brauchen, dass etwas verletzt ist und wir für Gesundung sorgen sollten oder dass wir krank oder erschöpft sind und uns Zeit für Regeneration nehmen sollten. Wenn wir unsere Verbindung zum Körper eingeschränkt haben, dann bedeutet das, dass wir diese wichtigen Signale nicht mehr empfangen oder korrekt interpretieren können. Sie gelangen nicht mehr in unser Bewusstsein. Nun ist es aber so, dass diese Signale unsere wichtigsten Wegweiser sind, die uns sagen, wann Selbstfürsorge nötig ist, wie wir für unseren Körper sorgen sollten, wann wir eine Pause brauchen. Im Wesentlichen sagen uns diese Signale, wie wir gesund bleiben.

Ähnlich verhält es sich mit unseren Emotionen. Auch sie sagen etwas aus.

- **Trauer** sagt uns, dass wir uns jetzt Zeit für unseren Trauerprozess nehmen sollten. Sie teilt uns mit, dass uns etwas oder jemand Wichtiges abhandengekommen ist und dass wir darüber traurig sein dürfen. Trauer ist essenziell dafür, dass wir Verluste verarbeiten und etwas

Verlorenes loslassen können. Oft eröffnen sich aus gelebter Trauer neue Lebensperspektiven.

- **Angst** sagt uns, dass gerade etwas potenziell gefährlich ist. Sie aktiviert unser Nervensystem und schafft so die nötigen Voraussetzungen dafür, dass wir wieder für unsere Sicherheit sorgen können. Angst kann auch ein Hinweis darauf sein, dass wir gerade unsere persönlichen Grenzen missachten oder wichtige Bedürfnisse nicht erfüllt sind. Angst gibt uns wichtige Hinweise dafür, wo wir für unsere Sicherheit sorgen sollten.
- **Ärger und Wut** teilen uns mit, dass wir gerade nicht haben, was wir brauchen, oder dass eine unserer Grenzen überschritten worden ist. Sie zeigt uns, wo wir frustriert, enttäuscht oder ungeduldig sind. Sie erzeugt Konflikte, die eine Möglichkeit geben, dass sich etwas verändern kann, mit dem wir unzufrieden sind. Ärger und Wut bringen uns eine starke Handlungsenergie, mit der wir für uns selbst aktiv werden können.

Unsere Emotionen geben uns wichtige Hinweise, wo wir auf welche Art in ein Handeln kommen dürfen, um für die Erfüllung unserer Bedürfnisse und unsere Sicherheit zu sorgen. Emotionen wollen gefühlt und zugelassen werden. Die meisten Emotionen, die in unserem Alltagsgeschehen auftreten, kommen und gehen einfach wieder, wenn es uns gelingt, sie bedingungslos zu fühlen, ihre Botschaft zu verstehen und diese bei Bedarf in ein gesundes Handeln zu überführen. Wenn wir Emotionen dagegen verdrängen und ihre Auslöser nicht verändern, verbleiben sie in unserem Körper und dysregulieren wieder und wieder unser Nervensystem.

Wie du dir selbst begegnest, hat eine Wirkung auf dein Nervensystem!

In der Lage zu sein, unsere Emotionen und Körperempfindungen zu fühlen, bedeutet, uns selbst anzunehmen. So wie das Kind in uns sich gewünscht hat, bedingungslos mit all seinen Emotionen und Körperempfindungen angenommen zu werden von den engen Bezugspersonen, so dürfen wir heute lernen, uns selbst bedingungslos anzunehmen.

Das bedeutet, dass wir uns liebevoll uns selbst zuwenden, wenn sich etwas unangenehm anfühlt. Wir stellen uns selbst die Frage: »Wie geht es mir eigentlich gerade und was brauche ich jetzt?« Wir lernen, diese unangenehmen Empfindungen in unserem Körper in den Fokus zu nehmen, ohne in sie einzusteigen, ohne sie erklären zu müssen und ohne sie zu verstärken. Wir beobachten sie einfach und bleiben ruhig dabei. Aus dieser inneren Ruhe und dem Verständnis, dass es sich um einen vorübergehenden Zustand handelt, bekommen wir die Klarheit, ob und wie wir jetzt handeln sollten, um für unsere Bedürfnisse zu sorgen. So bleiben wir bei uns, in guten und in schwierigen Zeiten. So können wir uns sicher fühlen.

TOOL NR. 3: WIE GEHST DU MIT DEINEN EMOTIONEN UND KÖRPEREMPFINDUNGEN UM?

Zielsetzung: Reflektiere deinen eigenen Umgang mit deinen Emotionen und Körperempfindungen.

Ausführung: Nimm dir ein paar Minuten – vielleicht bei einer Tasse Tee oder auch bei einem Spaziergang im Grünen –, um mit deinen Emotionen in Verbindung zu kommen und in aller Ruhe zu reflektieren. Du kannst diese Reflexion gerne auch gemeinsam mit einem lieben Menschen machen. Ihr werdet viel übereinander lernen.

- Erinnere dich zurück an jeweils eine Situation, in der du die folgenden Emotionen gefühlt hast: Wut, Angst, Trauer, Freude. Fühle dich beim Erinnern kurz hinein in die jeweilige Emotion.
- Gab es eine Emotion, zu der dir gar keine Situation eingefallen ist? Ist da eine Emotion, von der du sagst: »Ich glaube, diese Emotion habe ich nicht.« Dann erinnere dich weiter zurück, auch bis in deine Kindheit: Welche Rolle hat diese Emotion dort gespielt? Hat ein Familienmitglied sie regelmäßig gezeigt? Hast du selbst sie gefühlt? Wie war der Umgang damals mit dieser Emotion? Wie wurde sie bewertet? Durfte sie sein?

- Gibt es in deiner Antwort zur ersten Frage eine Emotion, die du sehr häufig oder sehr intensiv fühlst? Wie geht es dir selbst mit dieser Emotion? Wie reagiert dein Umfeld darauf? Kannst du diese Emotion selbst liebevoll annehmen? Oder ist sie etwas, das du negativ bewertest oder sogar verurteilst?
- Wie trittst du dir selbst gegenüber, wenn sich dein Körper unwohl fühlt, du krank bist oder Schmerzen hast? Kannst du deinen körperlichen Zustand akzeptieren? Kannst du deine unangenehmen Körperempfindungen fühlen und annehmen oder willst du sie weghaben? Was sagen deine inneren Stimmen zu dir selbst und über dich selbst, wenn es dir körperlich nicht gut geht?
- Was sind deine liebsten Strategien, um deine Emotionen und Körperempfindungen nicht fühlen zu müssen? Bei welchen der zuvor genannten Strategien ertappst du dich regelmäßig? Wo hast du eine Vermutung, dass das auch auf dich zutreffen könnte? Könntest du die Strategien, in denen du dich wiedererkennst, einfach weglassen?

Was auch immer deine Erkenntnisse aus dieser Reflexion sind – verurteile dich nicht dafür. Es hat einen Grund, dass du deinen Emotionen und Körperempfindungen so gegenüberstehst, wie du es tust. Wisse, dass du das verändern kannst. Du kannst Einfluss nehmen. Wie das gehen kann, das lernst du im Folgenden. Für den Moment nimm dich in den Arm und sage dir: »So ist es im Moment und ich weiß, es gibt gute Gründe dafür«.

WAS DYSREGULIERT HEUTE DEIN NERVENSYSTEM?

Es gibt viele mögliche Auslöser, die dein Nervensystem heute dysregulieren lassen. Bestimmt fragst du dich, was eigentlich die Ursache für deine ganz spezifischen Symptome ist. Deshalb schauen wir die folgenden möglichen und typischen Auslöser genauer an:

- nicht erfüllte Bedürfnisse,
- chronischer Stress und chronische Belastung,

- innere Überzeugungen und innerer Dialog,
- chronische Schmerzen und Krankheiten,
- Traumafolgestörungen und Entwicklungstraumata.

In die Liste der möglichen Auslöser gehören auch unsere oft tief verdrängten Emotionen und Körperempfindungen. Da wir diese jedoch schon ausführlich betrachtet haben, gehe ich in der folgenden Beschreibung darauf nicht mehr näher ein.

Wenn du beginnst, intensiver mit deinem Nervensystem in Verbindung zu gehen, werden zwei Dinge passieren:

1. Du wirst immer besser darin, dich wieder zu regulieren, wenn dein Nervensystem aus dem Gleichgewicht gerät.
2. Du wirst erkennen, dass es bestimmte Auslöser gibt, die dich immer wieder aus dem Gleichgewicht bringen.

Sobald deine Auslöser klarer werden, kannst du neben der Entwicklung deiner Fähigkeit zur Regulation auch deine Lebenssituation so verändern, dass du ein Leben führst, in dem du reguliert bleiben kannst.

Auslöser 1: Kannst du deine Bedürfnisse erfüllen?

Wir Menschen haben Grundbedürfnisse. Diese grundlegenden Bedürfnisse müssen erfüllt sein, damit wir uns sicher fühlen können im Leben. Ist das in starkem Maß oder über einen längeren Zeitraum nicht der Fall, dann hat das eine Auswirkung auf unser Nervensystem.

Ich greife noch einmal das Modell der **vier wichtigen Grundbedürfnisse**, angelehnt an Klaus Grawe, auf. Dieses Modell basiert auf umfassenden Erkenntnissen aus der Hirnforschung und arbeitet mit der Grunderkenntnis, dass wir Menschen uns dann wohl- und sicher fühlen können, wenn diese Bedürfnisse erfüllt sind (Grawe, 2004).

Wir alle haben ein Bedürfnis nach Bindung

Bindung ist enorm wichtig für uns Menschen. Wir sind soziale Wesen und deshalb brauchen wir andere Menschen um uns, denen wir uns verbunden fühlen, denen wir vertrauen und mit denen wir uns sicher fühlen können.

Wir wünschen uns, dass die Menschen, denen wir uns nah fühlen, uns genau so nehmen, wie wir sind. Wir möchten von ihnen gesehen werden, in ihrer Gegenwart unsere Emotionen zeigen können und uns ihnen emotional verbunden fühlen. Wir möchten uns zugehörig fühlen zu einzelnen Menschen, aber auch zu Gruppen von Menschen, die zu uns passen. Durch Bindung erleben wir Schutz, Zugehörigkeit und ein Gefühl von Verbundenheit. Wir erkennen: Wir sind nicht allein in dieser Welt, sondern wir sind sicher im Kreis anderer Menschen.

Wie gut wir in der Lage sind, uns auf diese Art von Bindung einzulassen, hat viel damit zu tun, welche frühen Bindungserfahrungen wir gemacht haben. Haben wir geborgene, unterstützende und koregulierende Bindungen erlebt, dann sind wir heute in der Lage, uns auf diese Art mit anderen Menschen zu verbinden. Wir können uns sicher binden und ziehen Menschen in unser Leben, denen das ebenso gelingt. Haben wir in unserer Kindheit und unserem bisherigen Erwachsenenleben keine ausreichend sicheren Bindungen erlebt, dann kann es sein, dass wir uns in unseren aktuellen Beziehungen nicht sicher genug fühlen.

Wenn uns Bindungen fehlen, die sich ausreichend sicher für uns anfühlen, dann hat das eine Wirkung auf unser Nervensystem. Immer dann, wenn es in unseren wichtigen Bindungsbeziehungen zu Konflikten kommt, wenn wir Angst haben müssen oder uns nicht angenommen fühlen, reagiert unser Nervensystem, indem es unseren Sympathikus oder unseren dorsalen Vagus aktiviert. So können wir für unser Bindungsbedürfnis kämpfen oder vor der Gefahr flüchten oder uns von unseren intensiven unangenehmen Empfindungen abschotten.

Bindung bezieht sich dabei auf verschiedene Arten zwischenmenschlicher Beziehungen. Wichtig sind beispielsweise unsere Partnerschaft, unsere Beziehungen zu unseren Kindern, unseren Eltern, aber auch zu Freunden oder Kollegen. Jede dieser verschiedenen Beziehungen kann zu unserem Gefühl von Sicherheit beitragen. Jede kann aber auch Auslöser von Unsicherheit und Dysregulation unseres Nervensystems sein und das Wiedererleben unserer Erinnerungen an unsere nicht so guten Bindungserfahrungen auslösen.

Wir alle brauchen Orientierung und Kontrolle

Unser zweites wichtiges Bedürfnis ist es, unsere Lebenssituation zu verstehen, sie vorherzusehen und beeinflussen zu können. Wir müssen wissen beziehungsweise in Erfahrung bringen können, was für uns wichtig ist. Und wir müssen etwas dafür tun können, dass die Dinge, die für uns wichtig sind, sich so entwickeln, dass wir uns mit ihnen sicher fühlen können.

Stell dir als Beispiel vor, dass es größere Veränderungen in der Firma gibt, in der du arbeitest. Wenn du Vorgesetzte hast, denen du vertraust, die dich auf dem Laufenden halten über die aktuellen Entwicklungen und mit denen du darüber sprechen kannst, wie deine zukünftige Position aussehen könnte, dann fühlst du dich wahrscheinlich nicht vollständig, aber doch schon einigermaßen sicher und unterstützt. Wenn du dann noch die Möglichkeit bekommst, diese Veränderung aktiv mitzugestalten und jederzeit nachzufragen, wenn du verunsichernde Informationen hörst, dann steigt dein Sicherheitsempfinden wahrscheinlich noch.

Das ist es, was wir in all unseren Lebenskontexten brauchen.

Wir alle haben in unserem bisherigen Leben Erfahrungen gemacht. Wir haben entweder viele Situationen erlebt, in denen wir vorhersehen konnten, was passieren wird, und verstehen konnten, was relevant für uns war, oder aber viele Momente, in denen wir nicht die Chance hatten, zu verstehen, sondern den Geschehnissen hilflos ausgeliefert waren. Wir haben als Kinder Eltern und als Erwachsene andere Bezugspersonen erlebt, die offen dafür waren, mit uns gemeinsam Wege zu finden, wie wir uns sicher fühlen können, oder die uns mit unserem Bedürfnis, Einfluss zu nehmen, alleingelassen haben. Je früher im Leben und je öfter wir fühlen konnten, dass wir die Dinge, die wichtig für uns waren, unter Kontrolle hatten, desto eher können wir daran glauben, dass uns das auch heute gelingt.

Abhängig von diesen Erfahrungen haben wir gelernt, dass wir uns und unseren Mitmenschen vertrauen können, dass wir unsere Fragen stellen dürfen und dass wir Einfluss nehmen können – oder eben auch nicht. Wir glauben daran, dass wir selbst in der Lage sind, dafür zu sorgen, dass unser Leben unseren Bedürfnissen entspricht. Oder eben auch nicht. Wir haben Erfahrungen der Selbstwirksamkeit machen dürfen oder eben auch nicht.

Diese Erfahrungen prägen die Art und Weise, wie wir heute durch unser Leben gehen. Wenn wir keine guten Erfahrungen mit Orientierung und Kontrolle gemacht haben und uns demzufolge oft nicht sicher gefühlt haben, dann spielt das vielleicht auch eine Rolle dabei, woher unser Nervensystem heute Signale von Bedrohung und Gefahr bekommt. Denn unsere Wahrnehmung, dass wir die Dinge, die in unserem Leben passieren, nicht vorhersehen können und sie nicht unter Kontrolle haben, bedeutet Unsicherheit für unser Nervensystem.

Wir alle wollen uns wertvoll fühlen

Wir alle wollen uns wertvoll fühlen. Eigentlich kann dieser Satz genau so stehen bleiben und sagt schon alles Wichtige aus. Wir schauen ihn trotzdem an einem Beispiel genauer an.

Stell dir vor, du bist Teil einer Familie und ihr habt euch dafür entschieden, dass du die ersten Lebensjahre eures ersten Kindes zu Hause bleibst, damit du ganz für es da sein kannst. Du warst vorher beruflich sehr eingebunden und hattest große Freude an deiner Arbeit. Du warst Teil eines großartigen Teams, du warst wirklich gut in dem, was du gemacht hast, hattest die volle Unterstützung deiner Vorgesetzten. Auch dein Freundeskreis hat dich bewundert für alles, was du erreicht hast. Du hast dich geschätzt und wertvoll gefühlt.

Nun bist du zu Hause, dein Kind ist noch ganz klein und natürlich hast du große Freude daran, ihm bei seinen Entwicklungsschritten zuzusehen. Du findest, du machst auch hier eigentlich einen richtig guten Job, aber hast natürlich wenig Vergleich. Es ist schließlich dein erstes Kind. Dein Mann ist ständig am Arbeiten und du bekommst kaum Rückmeldung von ihm zu den Dingen, die du jetzt tagein und tagaus zu Hause leistest. Deine Mutter hat viele Vorschläge, was du anders und besser machen solltest in der Kindererziehung. Deine ehemaligen Kolleginnen siehst du im Moment kaum noch und außer der Krabbelgruppe, in der die meisten Mütter damit prahlen, was ihre Kleinen schon alles können, hast du wenig Zeit für soziale Kontakte. Nach und nach merkst du, dass dir etwas fehlt. Du kannst noch nicht benennen, was das genau ist. Aber du fühlst dich nicht mehr so gut wie vorher.

Damit unser Bedürfnis danach, uns wertvoll zu fühlen, erfüllt sein kann, braucht es diese Voraussetzungen: Wir müssen uns selbst in Relation zu anderen Menschen erleben, um unseren eigenen Wert einschätzen zu können. Wir brauchen in ausreichender Menge positive, wertschätzende Rückmeldung anderer Menschen. Wir müssen hören, sehen oder spüren, dass wir einen Wert für andere Menschen haben. Wir tragen zu etwas bei, das größer ist als wir selbst. Solange eines oder mehrere dieser Kriterien erfüllt sind, können wir unseren Wert wahrnehmen und ihn uns selbst so immer wieder bestätigen.

Wenn diese Kriterien gar nicht erfüllt sind, dann ist es viel schwieriger, unseren eigenen Wert zu sehen. Stell dir den Langzeitkranken vor, der seit längerer Zeit mit den Symptomen seiner Krankheit kämpft und kaum noch vor die Tür kommt. Stell dir deine ältere Nachbarin vor, die Rentnerin ist, gerade ihren Mann verloren hat und kaum andere Bezugspersonen hat. Stell dir ein kleines Kind vor, dessen Eltern immer arbeiten müssen und das sich zu oft selbst beschäftigen muss.

Das Gefühl, wertvoll zu sein, macht uns zufrieden und lässt uns sicher fühlen. Unser ventraler Vagus wird so aktiv und wir haben das Selbstbewusstsein, das Gleichgewicht und den inneren Antrieb, um voranzugehen und etwas Positives mit unserem Leben zu machen.

Wenn du momentan deinen eigenen Wert zu wenig erkennen kannst, dann hast du auch hier ganz viel Möglichkeit, Einfluss zu nehmen. Allein durch Selbstfürsorge – dadurch, dass du etwas nur für dich tust und dir die Zeit dafür nimmst – bewirkst du schon viel. Du kannst das ergänzen, indem du bewusst immer wieder darauf achtest oder sogar nachfragst, was die Menschen in deinem Leben an dir schätzen. Du kannst einer Nachbarin helfen. Oder einfach einen anderen Menschen anlächeln und beobachten, was das bei ihm auslöst. Es gibt viele Wege, dir deines eigenen Wertes wieder bewusster zu werden und dich wertvoll zu fühlen. Wenn du deine Wege findest, wirst du spüren, wie dein Nervensystem ruhiger wird. Dich wertvoll zu fühlen, gibt dir Sicherheit.

Wir alle wollen positive Emotionen fühlen

Wir Menschen bewerten alles, was uns passiert, als gut oder schlecht. Was für uns gut oder schlecht ist, hängt stark ab von den Erfahrungen, die wir bisher in unserem Leben gemacht haben. Wir streben nach dem Guten: nach dem, was in uns positive Emotionen erzeugt, nach angenehmen Erfahrungen und nach einem Gefühl von Belohnung. Gleichzeitig versuchen wir, unangenehme Erfahrungen zu vermeiden. Wenn uns beides gelingt, dann können wir uns in unserem Leben wohl- und sicher fühlen.

Stell dir vor, du befindest dich momentan in einer beruflichen Situation, in der du gesehen und gefördert wirst. Deine Fähigkeiten werden geschätzt und du erlebst jeden Tag, wie wertvoll du für das Unternehmen bist, für das du arbeitest. Versuche, dir vorzustellen, wie du dich in einer solchen Situation fühlst.

Nun stell dir vor, du befindest dich in einer beruflichen Situation, die von hoher Konkurrenz geprägt ist. Die oberste Priorität der Mitarbeitenden ist es, die eigene Position zu sichern und sich so gut wie möglich zu verkaufen. Einige deiner direkten Kollegen schrecken nicht davor zurück, die Fehler anderer öffentlich zu machen und Kollegen beim Chef anzuschwärzen. Jeden Tag kommst du zur Arbeit und weißt nicht, welche unangenehmen Situationen dich heute wieder erwarten. Wie würdest du dich in einem solchen Arbeitsumfeld fühlen?

Die erste Situation weckt wahrscheinlich starke positive Emotionen. Sie motiviert dich, sie bewirkt, dass du dich mit deinem Unternehmen und deinen Kollegen verbunden fühlst, du freust dich darauf, zur Arbeit zu gehen. Die zweite Situation dagegen weckt wahrscheinlich mit der Zeit eher Vermeidungstendenzen. Deine Freude darauf, zur Arbeit zu gehen, wird immer kleiner und weicht einem Gefühl von Unwohlsein oder sogar Angst. Vielleicht bekommst du schon am Sonntag Bauchschmerzen, wenn du nur daran denkst, dass du am Montag dort wieder hingehen sollst. Von Verbundenheit zu Kollegen brauchen wir in einer solchen Situation kaum mehr zu sprechen, eher bist du in ständiger Habachtstellung, um Attacken rechtzeitig erkennen zu können.

Dein Nervensystem wird sich in der zweiten Situation tendenziell bedroht fühlen, während du dich in der ersten Situation wahrscheinlich ziemlich sicher fühlen kannst.

Lebenskontexten, in denen wir angenehme, positive Erfahrungen machen, möchten wir uns annähern. Wir wollen mehr davon. Hier aktiviert unser Nervensystem unseren ventralen Vagus: Das bewirkt, dass wir im Gleichgewicht und reguliert sind. Lebensbereiche dagegen, in denen wir immer wieder negative Emotionen erleben, versuchen wir zu vermeiden. Immer dann, wenn unsere Vermeidungstendenzen aktiv werden, braucht es unseren Sympathikus oder unseren dorsalen Vagus. Wir müssen für die Vermeidung meist viel mehr Energie aufwenden als für die Annäherung.

Wenn Vermeidung zu unserem Hauptmodus im Leben wird oder wir in einem wesentlichen Bereich starke Vermeidungstendenzen entwickeln, dann empfängt unser Nervensystem ständig Gefahrensignale. Bleiben wir zu lange in Situationen, die unser Vermeidungsverhalten aktivieren, fordert das unseren Körper enorm. Unser Nervensystem dysreguliert und die körperlichen Reserven für die ständige Aufrechterhaltung unseres Überlebensmodus gehen uns aus.

Wenn du ein starkes Vermeidungsverhalten oder -denken in einem deiner Lebensbereiche feststellst, dann prüfe einmal, inwiefern es hier Veränderung braucht. Denke auch daran, wie essenziell wichtig positive Emotionen zum Ausgleich für dich sind, und gestalte andere Lebensbereiche ganz bewusst so, dass du sie sehr regelmäßig erlebst. Dazu können schon kleine Momente der Selbstfürsorge hilfreich sein: ein Strauß frischer Blumen in deiner Wohnung, ein Spaziergang in der Natur, ein Treffen mit einem lieben Menschen. Sorge für dich und bringe Positives in dein Leben.

TOOL NR. 4: SORGE FÜR DEINE BEDÜRFNISSE, SODASS DU DICH SICHER FÜHLEN KANNST!

Zielsetzung: Prüfe einmal für deine wichtigen Lebenskontexte – zum Beispiel Partnerschaft, Kinder, Familie, berufliches Umfeld, Freundeskreis, Hobbys und weitere, die für dich relevant sind: Wie steht es aktuell um die Erfüllung deiner Bedürfnisse?

Ausführung: Nimm dir ein paar ruhige Minuten und verankere dich erst einmal in einem Gefühl von Sicherheit. Spüre deine Füße auf dem Boden. Nimm genau wahr, wo sie den Boden unter dir berühren. Wie fühlt sich dieser an? Ist er eher warm oder eher kühl? Ist er glatt oder rau? Bewege deine Füße auf diesem Boden. Erspüre ihn. Dann lass die Füße ganz schwer werden und fühle die Verbindung zwischen deinen Füßen und der Fläche unter ihnen. Wenn du ganz bei dir angekommen bist, rufe dir noch einmal die vier Bedürfnisse ins Gedächtnis: das Bedürfnis nach Bindung, das Bedürfnis nach Orientierung und Kontrolle, das Bedürfnis, dich wertvoll zu fühlen, und das Bedürfnis nach positiven Emotionen. Welches davon löst die größte Resonanz bei dir aus? Mache dir Notizen dazu, was dir konkret in Bezug auf dieses Bedürfnis fehlt und was du dir für die Zukunft wünschst. Lass auch hier deine Gedanken frei fließen, ohne sie zu bewerten. Bist du neugierig auf deine Erkenntnisse?

Danach überlege, welche kleine Sache du einfach umsetzen kannst, um der Erfüllung deines Bedürfnisses näher zu kommen. So klein diese Sache auch ist, am besten ist es etwas, das du direkt und aus eigener Kraft tun kannst. So kannst du aktiv dafür sorgen, dass du sich selbstwirksam und sicherer fühlst.

Dein Bedürfnis nach Bindung

- *Reflektiere, wo du stehst:* In welchen deiner Bindungsbeziehungen fühlst du dich gesehen, voller Vertrauen und sicher? Denke dabei nicht nur an deine Partnerschaft, sondern auch an deine Beziehungen zu deinen Kindern, Eltern, Freunden, Kollegen und weiteren für dich wichtigen Bindungspersonen. Gibt es Beziehungen, die dich immer wieder verunsichern? In welchen Bindungsbeziehungen erlebst du häufig Konflikte, fühlst dich nicht gesehen oder emotional nicht ausreichend verbunden? Was löst das in deinem Körper, emotional und in deinen Gedanken aus? Wie gehst du heute damit um, wenn du dich in einer Bindungsbeziehung nicht sicher fühlst?
- *Kleine Erfolge umsetzen – fühle dich sicherer in deinen Bindungen:* Nimm zwei deiner Bindungsbeziehungen heraus: eine, in der du dich oft sehr sicher fühlst, und eine, in der du häufig Unsicherheit spürst. Für die sichere Beziehung beschreibe für dich, was genau in dieser Bindung dazu führt, dass du dich so sicher fühlen kannst. Geh dann mit deinem Bindungspartner ins Gespräch und sage ihm, was dich sicher fühlen lässt und wofür du dankbar bist. Für die Bindung, in der du dich eher unsicher fühlst, versuche, für dich konkreter zu machen, welches beobachtbare Verhalten deines Bindungspartners deine Unsicherheit auslöst. Versuche dann zu formulieren, was du dir in dieser Beziehung wünschst, um dich sicherer

zu fühlen. Du kannst für dich entscheiden, ob du auch hier schon bereit bist, ins Gespräch zu deinen Wahrnehmungen und Wünschen zu gehen. Reflektiere hinterher, welche Wirkungen das erste und möglicherweise auch das zweite Gespräch auf dein Gefühl von Verbundenheit und Sicherheit haben.

Dein Bedürfnis nach Orientierung und Kontrolle

- *Reflektiere, wo du stehst:* In welchen deiner Lebensbereiche fällt es dir leicht zu beschreiben, wie es sich dort gerade für dich anfühlt, woran du mit der Situation und den Menschen dort bist, was sich eventuell verändert und welche Auswirkungen das auf dich hat? Kannst du mit einem guten Gefühl die Informationen erfragen, die du brauchst, um dich sicher zu fühlen? Vertraust du den Menschen im jeweiligen Lebenskontext? Kannst du Einfluss nehmen auf deren Verhalten und eure Beziehung zueinander, sodass du dich sicher fühlen kannst? Werden deine Rückmeldungen – auch wenn sie sehr ehrlich sind – wertgeschätzt und wohlwollend angenommen?
- *Kleine Erfolge umsetzen – erhöhe dein Gefühl von Orientierung und Kontrolle:* Suche eine Situation – das kann eine aktuelle Situation sein oder etwas Vergangenes –, in der dein Bedürfnis nach Orientierung und Kontrolle wirklich erfüllt war. In dieser Situation konntest du so sehr verstehen, vertrauen und Einfluss nehmen, dass du dich sehr sicher fühlen und sogar loslassen konntest. Was darf sich in deiner aktuellen Lebenssituation verändern, damit sie sich mehr wie diese sichere Situation für dich anfühlen kann? Was kann ein erster Schritt sein, den du jetzt umsetzen kannst, um das zu erreichen? Setze ihn um.

Dein Bedürfnis, dich wertvoll zu fühlen

- *Reflektiere, wo du stehst:* In welchen deiner Lebensbereiche fühlst du dich momentan wertvoll? In welchen weniger? Wo und von wem bekommst du wertschätzende Rückmeldung dafür, wie du bist, oder für das, was du tust? Achte auf ausgesprochene und gefühlte Wertschätzung! In Relation zu anderen Menschen – wenn du dich mit anderen vergleichst –, wo erkennst du, dass du wertvoll bist?

- *Kleine Erfolge umsetzen – erhöhe dein Gefühl für deinen eigenen Wert jetzt sofort:* Suche bewusst nach Dingen an dir selbst, auf die du stolz bist. Worin bist du richtig gut? Welche Eigenschaften magst du richtig gerne an dir selbst? Wo merkst du immer wieder, dass das, was du tust, oder die Art, wie du bist, richtig wertvoll ist für deine Mitmenschen? Wo tust du dir selbst gut? Wofür möchtest du dir heute selbst einmal Danke sagen?

Positive Emotionen

- *Reflektiere, wo du stehst:* In welchen deiner Lebensbereiche nimmst du Annäherungs- und Vermeidungstendenzen in deinem Verhalten wahr? Wo fühlst du viele positive Emotionen? Gibt es Bereiche, die sehr regelmäßige und/oder starke negative Emotionen hervorrufen? Wo und mit welchen Menschen fühlst du dich so richtig wohl und sicher, wo entsteht das Gegenteil davon?
- *Kleine Erfolge umsetzen – erhöhe die Menge der positiven Emotionen in deinem Leben:* Wie könntest du noch mehr Momente in dein Leben integrieren, in denen du positive Emotionen fühlst? Denke hier bewusst an die kleinen, schönen Momente, die du selbst bewusst herbeiführen kannst!

Auslöser 2: Leidest du unter Dauerstress oder chronischer Belastung?

Wir Menschen brauchen ein Gleichgewicht zwischen Anspannung und Entspannung. Wir brauchen Zeiten, in denen wir produktiv sind, unsere Ziele verfolgen und unseren Verpflichtungen nachgehen. Ebenso brauchen wir Zeiten, in denen wir zur Ruhe kommen, uns erholen und regenerieren. Es gibt Phasen im Leben, in denen wir schwierigen Dingen oder Herausforderungen begegnen, und ebenso Phasen, in denen unser Leben einfach, leicht und schön ist.

Unser Nervensystem ist dazu da, diese Gegensätze auszubalancieren. Ein gesundes Nervensystem lässt uns – je nach Anforderung, die das Leben jetzt gerade an uns stellt – schwingen zwischen Verbundenheit, Aktivierung und Ruhe.

Vielleicht bist du an dem Punkt angekommen, an dem dein Nervensystem nicht mehr so flexibel schwingt? Manche von uns haben ein Nervensystem entwickelt, das ständig Aktivierung erzeugt, sodass wir chronisch unter Strom stehen. Wenn wir zu diesen Menschen gehören, dann fällt es uns schwer, uns zu entspannen, zur Ruhe zu kommen und uns zu erholen. Wir können dann Momente der Stille schwer ertragen und unser Körper hat nicht mehr ausreichend Gelegenheit zur Regeneration.

Zwei wesentliche Gründe können dazu führen, dass unser Nervensystem in diesen Zustand gekommen ist. Ich versuche, diese jeweils anhand von Beispielen zu illustrieren.

Deine Belastung ist einfach zu hoch. Du hast zu viel Stress.

- Stell dir vor, du führst ein Leben, in dem ständig etwas zu tun ist. Du arbeitest viel, hast eine Familie mit Kindern und Eltern, für die du immer da bist, einen großen Freundeskreis. Nebenbei gehst du regelmäßig zum Sport und hast vielleicht noch die eine oder andere ehrenamtliche Verpflichtung übernommen. Dein Leben ist sehr voll und natürlich macht ganz vieles davon dir Freude. Und trotzdem fehlt etwas. Denn du bist meist bis in den späten Abend hinein beschäftigt und hast kaum mal einen ruhigen Moment, in dem du einfach nur mit dir sein kannst. Wenn dann mal Ruhe einkehrt, greifst du zum Handy und schaust, was gerade auf Social Media passiert. Oder du stellst den Fernseher an, weil du für anderes sowieso keine Energie mehr hast. Am nächsten Morgen wirst du sehr früh wach, denn es gibt viel zu tun.
- Stell dir ein anderes Beispiel vor: Schon früh im Leben hast du immer wieder erfahren, dass es nicht okay ist, auf der faulen Haut zu liegen. Sätze wie »Nur wer sich anstrengt, wird etwas erreichen im Leben.« waren das Motto deiner Eltern. Das hat sich eingebrannt. Heute ertappst du dich immer wieder dabei, dass du mitten am Tag plötzlich

> unendlich müde wirst. Aber sobald du dir nur für einen Moment Ruhe nimmst, fängt eine Stimme in dir an zu sprechen. Sie sagt: »Du musst jetzt endlich aktiv werden. Liegst hier auf der faulen Haut herum. Das ist verschwendete Zeit. Du könntest so viel erreichen, wenn du jetzt endlich das oder das tun würdest.« Diese Stimme ist so penetrant, dass du irgendwann an den Punkt kommst, wieder aufzustehen und weiterzumachen. Du sagst dir: »Es hilft ja nichts, es muss ja getan werden.«

Wenn du dich in einem dieser Beispiele wiedererkennst oder deine aktuelle Lebenssituation ganz ähnlich aussieht, dann kann es sein, dass der Auslöser für dein dysreguliertes Nervensystem ganz simpel ein Zuviel an Stress in deinem Leben ist. In diesem Fall ist den Sympathikus zu häufig aktiv, denn du hast ja jede Menge Herausforderungen zu bewältigen. Das führt dazu, dass dein Körper ständig voller Stresshormone ist und du deshalb kaum noch zur Ruhe kommen kannst. Wenn dein Cortisolspiegel hoch ist, ist das einfach gar nicht mehr möglich. Du kannst im ersten Schritt einmal überlegen, ob du die Menge der Dinge, die du zu tun hast, reduzieren und bewusst mehr Ruhe- und Erholungszeiten in dein Leben integrieren kannst.

Oft ist das aber gar nicht so einfach, denn wir tun meist nicht ohne Grund zu viel. Oft stecken dahinter unsere erlernten Überzeugungen und Glaubenssätze, die besagen, dass wir nur dann wertvoll für andere Menschen sind, wenn wir etwas (für sie) tun. Dass wir nur okay sind, solange wir produktiv sind und etwas erreichen. Dass wir uns anstrengen müssen, damit wir uns irgendwann endlich sicher fühlen können.

Du hast eine chronische Belastung in deinem Leben

Nicht immer verläuft unser Leben einfach und manchmal haben wir sogar längere Phasen in unserem Leben, in denen wir mit einer chronischen Belastung umgehen müssen. Chronische Belastung meint hier nicht nur, dass es einfach zu viel zu tun gibt, sondern auch starke emotionale Belastungen, die wir tragen.

Um das deutlicher zu machen, auch hier einige Beispiele:

- Du hast Eltern, die pflegebedürftig sind. Du wohnst in der Nähe, während deine Geschwister viel weiter entfernt sind. Deshalb fällt der Großteil dieser Pflegeaufgabe dir zu. Du kümmerst dich jeden Tag um die körperlichen Bedürfnisse deiner Eltern, bist der Mensch, der die Dinge regelt, die zu organisieren sind, und du schenkst ihnen den emotionalen Beistand, den sie in ihrer Situation so dringend brauchen. Du liebst deine Eltern und du machst dir natürlich auch Sorgen um ihren Gesundheitszustand und um die Frage, wie lange du das noch stemmen kannst, ohne selbst Folgen zu spüren. Denn eigentlich sind diese Folgen schon da. Du merkst, dass der zeitliche Aufwand (denn du bist ja auch noch berufstätig und hast eine eigene Familie) und auch die emotionale Sorge inzwischen deutliche Spuren bei dir hinterlassen. Du bist ständig übermüdet, oft gereizt und manchmal richtig wütend auf deine Geschwister. Du fühlst dich allein gelassen und kannst nachts oft nicht mehr gut schlafen. Außerdem hast du ständig starke Rückenverspannungen. Inzwischen gibt es Tage, an denen du einfach nicht mehr kannst.
- Du und dein Expartner seid getrennt und ihr habt gemeinsame Kinder. Diese wohnen nun bei dir und verbringen tageweise Zeit mit dem anderen Elternteil. Eure Beziehung allerdings ist angespannt und es kommt immer wieder zu Konfliktsituationen. Dein Expartner redet den Kindern gegenüber manchmal schlecht über dich und zum Glück erzählen sie dir das, sodass du ihre Verwirrung auffangen kannst. Sie sprechen auch immer wieder darüber, dass dein Ex sie anschreit und seine Emotionen nicht unter Kontrolle hat. Das macht dir gewaltige Sorgen und du grübelst immer wieder, was du tun kannst, um die Situation für deine Kinder zu verbessern. Aber egal, was du tust, es scheint sich einfach nichts zu ändern. Du versuchst, das Verhalten des anderen Elternteils zu kompensieren, und merkst, wie die Belastung, die Konflikte und auch die ständigen Sorgen anfangen, dich zu häufig aus dem Gleichgewicht zu bringen.
- Du gehörst zu den vielen Long-Covid-Betroffenen. Deine Symptome sind schon eine Weile da, sie sind mal richtig schlimm und dann

wieder besser. So richtig berechenbar ist das noch nicht für dich. Du weißt grundsätzlich viele Dinge, die du tun kannst, um wieder gesund zu werden, aber natürlich ist vieles auch noch nicht bekannt. Auf jeden Fall ist dein Leben im Moment nicht mehr das, was es einmal war, und die Ungewissheit, ob und wann du wieder in so etwas wie Normalität zurückkommst, macht dir immer wieder Angst und lässt dich zeitweise hoffnungslos werden. Du hast das Gefühl, dass dein Nervensystem inzwischen überhaupt nicht mehr in sein Gleichgewicht zurückkommt.

Situationen dieser Art sind schwierig für uns, denn dort, wo sonst ein Ende einer belastenden oder stressigen Situation abzusehen ist, fehlen unserem Nervensystem die Signale dafür, dass es unsere Aktivierung nun wieder beenden darf. Leider sind solche chronischen Belastungen oft auch Zustände, die sich nicht einfach beenden lassen, sondern mit denen wir lernen müssen, temporär zu leben.

In solchen Fällen sind einige Dinge sehr wichtig:

- Sei dir selbst gegenüber verbindlich, was Zeiten für deine Selbstfürsorge angeht. Plane dafür feste Zeiten in deinen belasteten Alltag ein. Mache dann all das, was dir so richtig guttut. Schaffe Momente der Freude.
- Reguliere dein Nervensystem sehr regelmäßig. Wähle die Lieblingsübungen aus, die dir helfen, Spannung im Körper abzubauen, deine Emotionen zu regulieren und wieder zu dir und deinem Körper zurückzufinden, wenn im Außen mal wieder alles drunter und drüber geht.
- Lerne, gesunde Grenzen zu setzen. Du kannst und wirst nicht alle Probleme dieser Welt lösen. Gehe nur so weit für andere, wie es dir möglich ist, ohne selbst dabei unterzugehen.
- Nimm Einfluss dort, wo du bisher noch keine Einflussmöglichkeiten sehen kannst. Die meisten Situationen, denen wir uns hilflos ausgeliefert fühlen, bieten mehr Handlungsmöglichkeiten für uns, als wir glauben.

Oft hindern uns unsere erlernten Glaubenssätze daran, Veränderungspotenzial sehen und umsetzen zu können. Hole dir Sichtweisen von anderen Menschen ein, denn mit etwas Abstand und einem frischen Blick ist es oft leichter zu sehen, was alles noch möglich ist.

- Hole dir Unterstützung, bitte um Hilfe und lasse dich koregulieren – so viel du davon bekommen kannst. Du darfst das!

TOOL NR. 5: KOMME WIEDER ZU DIR ZURÜCK UND BAUE SPANNUNG IM KÖRPER AB (SP)

Zielsetzung: Wann immer du merkst, dass der Stress und und die alltägliche Belastung wieder einmal zu viel geworden sind und die Spannung in deinem Körper einfach zu groß wird, nutze diese ganz einfache Übung. Sie hilft dir, wieder in Kontakt mit deinem Körper zu kommen und Anspannung zu reduzieren.

Ausführung: Setze dich auf den Boden – gerne mit einer weichen Unterlage –, winkle deine Beine an und lege deine Fußsohlen aneinander. Deine Beine bilden jetzt eine Raute. Dann beginne, auf deinen Sitzknochen (also von einer Pobacke auf die andere) hin- und herzuschaukeln. Variiere die Größe deiner Schaukelbewegungen von ganz kleinen Schauklern bis hin zu Bewegungen, die dich genau bis an die Grenze bringen, an der du das Gleichgewicht verlieren würdest. Wähle dein Schaukeltempo genau so, wie es dein Körper gerade richtig findet.

Du kannst diese Bewegung ergänzen, indem du mit der Bewegung jeweils eine Handfläche leicht auf den Boden klopfst. Wenn du nach links schaukelst, berührt die linke Handfläche kurz den Boden, wenn du nach rechts schaukelst, die rechte Handfläche. Du kannst dir dabei sagen: »Es ist okay, dass ich jetzt kurz aus meinem Hamsterrad aussteige. Ich darf mir eine Pause nehmen. Ich komme jetzt zurück zu mir und nehme Verbindung mit meinem Körper auf.«

Mache das für 1–3 Minuten oder auch länger, wenn dein Körper mehr davon möchte. Du erzielst mit dieser kleinen Übung mehrere Effekte:

- Sie hilft, die Spannung, die du im Körper aufgebaut hast, loszulassen. Dadurch bekommt dein Nervensystem das Signal, dass es jetzt den Parasympathikus aktivieren darf. So wird es wieder möglich, Ruhe und Erholung zuzulassen.
- Wenn du diese Bewegung zu einer fließenden Schaukelbewegung werden lässt, bringst du deine komplette Wirbelsäule vom Steißbein bis zur Halswirbelsäule in Bewegung. Zusätzlich integrierst du verschiedene Körperteile, sodass dein Körper wieder als Ganzes zusammenwirkt. All das schickt die richtigen Signale an dein Nervensystem – nämlich dass du jetzt sicher bist.
- Für diese Übung musst du deinen Gleichgewichtssinn benutzen. So schulst du deine Propriozeption – deine Fähigkeit in jedem Moment, deine Lage im Raum zu bestimmen und damit Stabilität zu fühlen. Wenn diese gut funktioniert, dann kannst du dich sicher fühlen
- Diese Übung bringt sanfte Bewegung in die Körperpartien, mit denen wir unsere Emotionen unter Kontrolle halten. Oft stecken Emotionen hinter unserem Drang, immer weiter zu funktionieren und nie zur Ruhe zu kommen. Es kann also sein, dass sich durch das Schaukeln Emotionen lösen und in dein Bewusstsein kommen. Diese darfst du dann einfach fühlen und sie zulassen. Fange nicht an, sie mit dem Kopf verstehen zu wollen, sondern lasse sie kommen und wieder gehen. Sie lösen sich dann einfach auf.
- Das Klopfen mit den Handflächen ist eine Form der bilateralen Stimulation. Das hilft dir dabei, Emotionen zu verarbeiten und aus deinem Aktivierungskreislauf auszusteigen. Du kannst damit sogar neue, hilfreichere Glaubenssätze verankern.

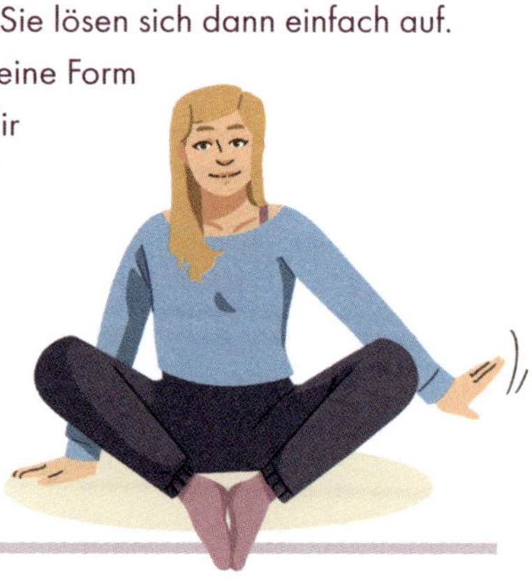

Auslöser 3: Was sagen deine inneren Überzeugungen und Gedanken über dich?

Ein massiv unterschätzter Faktor, der unserem Nervensystem die Information sendet, dass es hier gerade gefährlich ist, sind unsere Gedanken. Unser Kopf produziert ständig Gedanken, so funktionieren wir Menschen einfach. Die spannende Frage ist aber, wie bewusst uns diese Gedanken und ihre Aussagen sind, ob wir ihnen glauben und ob wir mit einsteigen.

Ein Beispiel, das ich von Menschen mit Angststörungen immer wieder höre, ist folgendes:

Etwas passiert in deinem Körper. Das kann ein kleines Stolpern deines Herzens sein, ein Schmerz in deinem Nacken oder ein Schwindelgefühl. Du nimmst diese Körperempfindung zwar unterschwellig wahr, schaust aber gar nicht bewusst hin. Dein Körper nimmt sie aber sehr wohl wahr und schickt ein Signal an dein Gehirn. Das sucht nach ähnlichen Erfahrungen aus der Vergangenheit, um damit zu vergleichen. Es will bewerten: Ist das hier gerade sicher oder gefährlich? Wenn du nun eine Angsthistorie hast, dann hast du solche oder ähnliche Symptome vielleicht schon einmal erlebt. Deine Gedanken fangen an zu sprudeln: Das könnte genauso sein wie damals, als es so schlimm war. Ich bekomme bestimmt gleich eine Panikattacke. Vielleicht habe ich eine schlimme Krankheit – ein Herzproblem oder einen Gehirntumor. Diese Gedanken sind so deutlich, dass du sie hörst. Du fragst dich dann sehr bewusst: »Was, wenn dieser Gedanke recht hat?«

Von hier aus gibt es drei Möglichkeiten:

- Du bleibst ruhig und bestimmt und sagst dir, dass du das alles körperlich untersuchen lassen hast, dass du diese Art von Gedanken kennst und dass sie deiner Angst entspringen. Du überlegst bewusst, woher deine Symptome von gerade eben noch stammen könnten. Du weißt, dass jedes Herz einmal stolpert und das nichts Gefährliches ist. Du vermutest, dass deine Nackenverspannungen daher kommen, dass du wieder zu viel Bildschirmzeit und zu wenig Bewegung hattest. Und du hast schon einmal festgestellt, dass dein Schwindel nichts weiter als ein Angstsymptom ist.

- Du nimmst diese Gedanken gar nicht wahr, spürst aber, wie dein Körper plötzlich starke Angstsymptome zeigt. Du wirst unruhig, deine Atmung wird schwerer, du merkst, dass etwas nicht stimmt, ohne zu wissen, woher genau das gerade kommt. Du fühlst dich, als würde dein Körper wieder einmal einfach Symptome produzieren, denen du hilflos ausgeliefert bist.
- Du hörst die Gedanken und steigst voll ein, indem du einen inneren Dialog beginnst. Du sagst dir, dass das bestimmt so ist, googelst mal schnell deine Symptome und findest heraus, welche schlimmen Krankheiten dahinterstecken könnten. Je mehr du liest, desto mehr Katastrophengedanken entstehen. Dein Nervensystem empfängt nun sehr klare Gefahrensignale, denn es kann nicht unterscheiden zwischen Realität und Vorstellung. Wenn es auf deine Gedanken hört, dann scheint es gerade wirklich lebensbedrohlich zu sein. Es reagiert, aktiviert die nötigen Körperfunktionen, mit denen du dich schützen kannst. Dein Herz schlägt schneller, dir wird warm, deine Muskeln werden mit Sauerstoff vollgepumpt und spannen an. Du bist bereit. Deine Wahrnehmung merkt aber nur eines: Deine Symptome werden noch schlimmer. Deine Gedanken sagen: »Siehst du, ich hatte doch recht.« Ein Kreislauf entsteht, in dem sich deine Gedanken und deine körperlichen Symptome immer mehr gegenseitig verstärken.

Was davon hast du schon erlebt? Viele von uns sind sich ihrer Gedanken und deren Wirkung nicht wirklich bewusst. Wollen wir aber unser Nervensystem regulieren, spielen sie meist eine große Rolle. Deshalb darfst du lernen, deine Gedanken im ersten Schritt bewusster wahrzunehmen. So lernst du, was du dir über dich selbst, deine Symptome und dein Leben erzählst. Sobald das gelingt, wirst du feststellen, wie oft deine Gedanken körperliche, oft unangenehme Symptome erzeugen, die du bisher nie mit deinem inneren Dialog in Verbindung gebracht hast.

Im zweiten Schritt darfst du dann lernen, nicht mehr in deine Gedanken einzusteigen. Dazu gehört das Wissen, dass Gedanken genau das sind: Gedanken. Theoretische Konstrukte, die auf Erfahrungen deiner Vergangenheit, Themen, die du irgendwann einmal gelesen hast, und Dingen, die du irgendwo aufgeschnappt hast, basieren. Befürchtungen, die aus Ängsten resultieren. Aussagen, die von deinen inneren Glaubenssätzen gespeist werden. Nichts davon muss der Wahrheit entsprechen. Deshalb solltest du alle Gedanken, die dein Nervensystem aktivieren, immer kritisch hinterfragen. Wie könnte es noch sein? Was könnten positive Deutungen sein?

Apropos innere Glaubenssätze: Wir alle haben sie. Im Laufe unserer Kindheit und unseres Lebens haben wir uns Überzeugungen darüber angeeignet, wie wir sind und wie uns die Welt und unsere Mitmenschen begegnen. Das ist ein ganz normaler Prozess und unsere inneren Überzeugungen können mehr oder weniger hilfreich für unser tägliches Leben sein. Die meisten Menschen haben neben hilfreichen Überzeugungen auch solche, die mit der Wahrheit nicht viel zu tun haben.

Zwei ganz einfache Beispiele sind der kleine Junge, der immer wieder gehört hat: Jungs weinen nicht. Oder das kleine Mädchen, das immer wieder hören musste: Zieh dich nett an, sei lieb und störe nicht. Welche inneren Überzeugungen tragen diese beiden Kinder wohl als Erwachsene in sich und wie beeinflusst das ihr Verhalten? Wie hilfreich sind diese Überzeugungen für die heute erwachsenen Kinder?

Unsere inneren Überzeugungen sagen uns, wer wir sein sollen, wie wir uns verhalten müssen und was wir fühlen dürfen. Sie sagen uns, was richtig ist und was nicht. Sie pressen uns in einen Verhaltensrahmen, der oft wenig zu tun hat mit unseren wirklichen Bedürfnissen. Das Mädchen ist vielleicht neugierig und möchte ganz viel über das Leben erfahren. Vielleicht hat es viel Energie, möchte toben und tanzen, statt still sein Bild zu malen. Statt diese Impulse zu leben, lernt es, dass es sich den Bedürfnissen anderer Menschen unterordnen muss. Es verlernt, sein wahres Naturell zu leben.

Das mag eine ganze Weile gut gehen. Wir lernen, unsere Bedürfnisse zu unterdrücken, uns Glücksgefühle durch Ersatzbefriedigungen zu holen, uns davon abzulenken, dass unser Körper uns zeigt, dass er eigentlich noch anderes braucht. Mit der Zeit staut sich so aber einiges auf: All die unterdrückten Emotionen, Bewegungsimpulse und Bedürfnisse führen dazu, dass unser Körper immer deutlicher zeigt, dass wir etwas verändern sollen. Unsere Muskeln sind immer verspannter in dem Versuch, unter Kontrolle zu halten, was wir unterdrücken müssen. Unser Nervensystem ist dadurch chronisch dysreguliert, denn es kann all die unterdrückten Emotionen und Handlungsimpulse nicht als sicher bewerten.

TOOL NR. 6: DEUTE POSITIV

Zielsetzung: Wir alle haben Gedanken. Unser Kopf produziert sie – jederzeit und überall. Das heißt aber nicht, dass diese Gedanken wahr sind, denn sie sind eine bunte Zusammenmischung aus Lebenserfahrungen, aufgeschnappten Informationen, Eindrücken und Stimmungen. Mit diesem Tool kannst du die Deutung deiner Gedanken hinterfragen und neue Sichtweisen finden auf das, was gerade passiert.

Ausführung: Nimm dir einen Tag für ein Experiment: Deute einen Tag lang alle Gedanken, die dein Kopf produziert und die Unangenehmes wie Dysregulationssymptome oder Emotionen auslösen, um. Sage dir: Es könnte so sein, wie du sagst, lieber Gedanke. Es könnte aber auch so oder so oder so sein.

Dein Gedanke sagt beispielsweise: Du hast viel zu oft Kopfschmerzen. Wahrscheinlich werden sie durch eine schlimme Krankheit ausgelöst.

Dann sagst du dir: Ja, das könnte so sein, lieber Gedanke. Da solche Krankheiten aber sehr selten sind, ist es wahrscheinlicher, dass meine Kopfschmerzen eine andere Ursache haben. Es könnte sein, dass ich zu viel grübele und mir zu viele Sorgen mache. Es könnte auch sein, dass ich im Moment zu wenig an die frische Luft komme. Es könnte sein, dass ich zu viel sitze und mein Nacken verspannt ist. Das könnte die Kopfschmerzen auslösen. Es könnte sogar sein, dass mir meine Kopfschmerzen viel häufiger vorkommen, als sie wirklich auftreten. Oder dass sie erst durch mein ständiges Gedankenkreisen um die Kopfschmerzen ausgelöst werden.

Wenn dein Gedanke sagt: Morgen musst du wieder zur Arbeit und ich sage dir jetzt schon: Es wird furchtbar. Dein Chef wird wieder schlechte Laune haben und du wirst wieder den ganzen Tag so viel zu tun haben, dass du völlig gestresst bist.

Dann sage dir: Ja, das könnte so sein, lieber Gedanke. Es könnte aber auch sein, dass mein Chef morgen richtig gute Laune hat. Es könnte auch sein, dass ich richtig gute Laune habe und mir seine Laune gar nichts ausmacht. Es könnte sein, dass ich mir gerade erzähle, wie schlimm alles wieder wird, und dadurch meine Wahrnehmung genau auf die schlimmen Dinge fokussiere. Es könnte auch sein, dass ich morgen einmal genau hinschaue, ob ich auch schöne Momente auf der Arbeit erlebe. Vielleicht könnte ich mich mit XY zum Kaffeetrinken treffen. Das könnte ein schönes Erlebnis werden.

Das Prinzip dieser Übung wird durch die Beispiele bestimmt klar. Für alle, die jetzt noch skeptisch sind: Es geht hier nicht darum, unschöne Wahrheiten zu verdrängen. Stattdessen stellst du über dieses Tool einfach andere Möglichkeiten in den Raum. Möglichkeiten, die du aus einem dysregulierten Zustand heraus gar nicht mehr sehen kannst. Eine geänderte Wahrnehmung verändert viel an unserem Filter, mit dem wir auf das Geschehen in uns und um uns schauen. Oft verändert das die Stärke unserer Dysregulation. Je regulierter wir sind, desto besser können wir die Entscheidungen treffen, die es vielleicht braucht.

Wenn dir das Tool guttut, dann mache eine Gewohnheit daraus.

TOOL NR. 7: STOPPE DEINE GEDANKEN

Zielsetzung: Eine gute Möglichkeit, wie du mit Gedanken und inneren Überzeugungen umgehen kannst, die dein Nervensystem immer wieder dysregulieren, ist auch der Gedankenstopp. Er ist hilfreich, um zu lernen, nicht in deine unproduktiven Gedanken einzusteigen, sondern sie einfach nur wahrzunehmen und sie liebevoll stehen zu lassen, statt sie mit dem Kopf weiterzuentwickeln und auszubauen. Wir setzen uns damit selbst gesunde Grenzen.

Ausführung: Wann immer ein unproduktiver Gedanke auftaucht, sage dir: Lieber Gedanke, ich höre dich. Ich weiß, dass du meinen bisherigen Erfahrungen und Überzeugungen entspringst. Ich entscheide mich jetzt dafür, dich nicht weiterzuverfolgen. Ich werde dich nicht weiterentwickeln. Ich werde keine Katastrophenszenarien aus dir spinnen. Ich lasse dich kommen und du darfst auch wieder gehen.

Am Anfang mag es sich eigenartig anfühlen, diesen Satz auszusprechen. Mit der Zeit wird er zu einer inneren Haltung werden, mit der du es schaffst, Gedanken und Überzeugungen, die nicht hilfreich sind, weniger ernst zu nehmen. Je besser du es schaffst, ihnen Grenzen zu setzen, desto weniger werden sie dich dysregulieren. Diese Grenzen kannst du auf sehr liebevolle und humorvolle Art setzen.

Auslöser 4: Hast du chronische Schmerzen oder eine Krankheit?

Chronische Schmerzen und Krankheiten gehören eigentlich zu den chronischen Belastungen, die ich zuvor schon beschrieben habe. Da sie aber so wichtig sind, führe ich sie hier noch einmal explizit auf.

Wichtig ist im ersten Schritt, zuerst einmal zu wissen, dass chronische Schmerzen oder Krankheiten sowohl Ursache als auch Folge unserer Dysregulation sein können.

Schmerzen und Krankheit als Folge unserer Dysregulation

Wenn wir beispielsweise chronisch angespannt sind, ist unser Sympathikus ständig in Aktion. Unser Sympathikus sorgt unter anderem dafür, dass unsere Muskeln mit ausreichend Sauerstoff versorgt sind, sodass sie aktiviert werden können. Denn wir brauchen Muskelkraft, um kämpfen oder flüchten zu können. Wenn diese Muskelkraft aber gar nicht mehr nachlässt, sondern wir stattdessen mit daueraktivierten Muskeln durch unser Leben gehen, dann wird das irgendwann schmerzhaft. Bestimmte Muskelpartien – zum Beispiel unsere Beine, wenn wir Fluchttypen sind, unsere Schultern und Arme, wenn wir Kämpfer sind, oder unser Nacken, wenn wir zu Angst neigen – sind ständig angespannt und wir spüren das an unseren steifen Schultern, unbeweglichen Hüften, müden Beinen oder angespanntem Nacken. Die dauerhafte Aktivierung unseres Nervensystems führt so über kurz oder lang zu chronischen Schmerzen. Gleichzeitig bedeutet ein chronisch dysreguliertes Nervensystem aber auch, dass wir eine große Menge Stresshormone in unserem Körper haben, dass unser Gehirn im Überlebensmodus arbeitet und dass die Funktion vieler wichtiger Organe an unseren Überlebensmodus angepasst ist. So entsteht ein Ungleichgewicht in unserem Körper, was für kurze Zeiträume völlig in Ordnung ist, wofür unser Körper aber über lange Zeiträume nicht ausgestattet ist. Dauerhaft leidet unser Immunsystem unter unserem chronisch dysregulierten Nervensystem, was wiederum unsere Infektanfälligkeit und unser Krankheitsrisiko erhöht.

Schmerzen und Krankheit als Ursache unserer Dysregulation

Andersherum kann ein dysreguliertes Nervensystem aber auch die Folge von chronischen Schmerzen oder Krankheiten sein. Denn diese bedeuten Unsicherheit. Wenn wir chronisch krank sind oder ständig Schmerzen haben, dann empfängt unser Nervensystem sehr regelmäßig Gefahrensignale aus unserem Körper. Sie lösen eine Aktivierung unseres Sympathikus aus, denn gegen Gefahren müssen wir kämpfen oder vor ihnen flüchten. Das geht einher mit den körperlichen Symptomen einer Sympathikus-Aktivierung wie schneller Herzfrequenz, erhöhtem Blutdruck, Schwitzen, veränderter Atmung und Muskelaktivierung. Wir erleben unter Umständen starke Emotionen wie Angst um unsere Gesundheit oder Ärger darüber, dass wir dem ausgesetzt sind. Je länger wir uns in dieser Daueraktivierung befinden, desto schwieriger wird es für uns, sie immer wieder zu regulieren. Mit der Zeit wird unser Toleranzfenster kleiner und immer geringere Anlässe lassen uns die Grenze zur Dysregulation überschreiten. Die chronische Aktivierung unseres Sympathikus kann unser Körper nur für einen gewissen Zeitraum aushalten, bevor ihm die Kräfte ausgehen. Der nächste Schritt ist, den dorsalen Vagus dazuzuschalten, der uns in die Ruhe zurückzwingt, indem er unseren Körper mindestens teilweise immobilisiert. Wir verlieren nun unseren Antrieb, leben vor uns hin und haben keine Energie mehr, etwas mit unserem Leben anzufangen. Hier kann es sein, dass wir viel weniger emotional sind, wir fühlen uns abgespalten vom Fühlen. Es kann sogar passieren, dass wir uns in so etwas wie depressiven Episoden erleben. Von hier aus kommen wir dann in einen ständigen Wechsel aus zu viel Aktivierung und großer Antriebslosigkeit. Unser Nervensystem wechselt zwischen verschiedenen Zuständen, bleibt aber außerhalb unseres Toleranzfensters in der Dysregulation.

Bestimmt klingt die Beschreibung, die du gerade gelesen hast, ziemlich hoffnungslos. Deshalb ist es wichtig, zu verstehen, dass Schmerz, Krankheit und Dysregulation einander nicht zwingend bedingen. Wenn du unter chronischen Schmerzen leidest, empfehle ich dir, zum Beispiel mithilfe dieses Buches an der Regulation deines Nervensystems zu arbeiten. Das kann ein wichtiger Einflussfaktor sein, der zu einer Verbesserung deiner körperlichen und psychischen Symptome führen kann.

Solltest du eine chronische Krankheit und keine Symptome eines dysregulierten Nervensystems haben, dann darfst du dafür sorgen, dass das auch so bleibt. Dazu tragen ein sicheres koregulierendes menschliches Umfeld, gesunde Ernährung, ausreichend Schlaf und ein liebevoller, achtsamer Umgang mit dir selbst erheblich bei. Auch hier kann die regelmäßige Regulation deines Nervensystems vorbeugend und unterstützend wirken.

Wenn du eine chronische Krankheit hast und gleichzeitig Angst und andere Emotionen sowie Dysregulationssymptome an dir beobachtest, dann kann dein Nervensystem als Ansatzpunkt hilfreich sein, um diese Symptome deutlich zu reduzieren.

Auslöser 5: Bist du traumatisiert?

Einer der wesentlichen Auslöser für ein dysreguliertes Nervensystem sind Traumata, die wir im Laufe unseres Lebens erworben haben. Viele von uns erleben traumatische Situationen. Damit sind erst einmal Ereignisse gemeint, die zum Zeitpunkt ihres Stattfindens die vorhandene Regulationsfähigkeit unseres Nervensystems übersteigen. Einige Beispiele:

- Ein Baby, das nachts nach der Mutter ruft und erlebt, dass diese auf sein verzweifeltes Weinen hin nicht kommt, wird sehr starke Angst erleben, die es nicht allein regulieren kann.
- Ein größeres Kind, das wiederholt erlebt, wie ein Elternteil das andere schlägt, wird starke Emotionen von Angst und Wut fühlen und sich selbst gleichzeitig sehr machtlos fühlen, weil es dem misshandelten Elternteil nicht helfen kann.
- Ein Erwachsener, der einen schrecklichen Unfall hautnah miterlebt, den er selbst überlebt, sein Beifahrer aber nicht, wird im Moment des Unfalls lebensbedrohliche Gefahr empfinden und kann nach dem Unfall eventuell starke Schuldgefühle aufgrund des eigenen Überlebens entwickeln. Zusätzlich wird er Trauer um den Verlust des Beifahrers empfinden.

In allen drei Beispielen erleben die betroffenen Menschen innere Empfindungen, die größer sind als die eigenen Verarbeitungskapazitäten. Im ersten Beispiel ist es nicht bewältigbare Angst, im zweiten Beispiel das Erleben der eigenen Machtlosigkeit und im dritten Beispiel die lebensbedrohliche Gefahr. Das Toleranzfenster dieser drei Menschen wird durch das jeweilige Ereignis überschritten, das Nervensystem dysreguliert. Stehen nun in der Folge ausreichend Selbstregulationsfähigkeit und Koregulation zur Verfügung, dann sind wir in der Lage, solche Ereignisse zu bewältigen. Wir erleben, dass wir nicht allein sind. Wir fühlen uns in unseren Emotionen gesehen und angenommen. Wir können mit Unterstützung verarbeiten, was wir als traumatisch erlebt haben.

Kritisch wird es dann, wenn dieser Prozess der Verarbeitung nicht gelingt. Dann nämlich kann eine Traumafolgestörung entstehen. Hier unterscheiden wir zwei Arten:

- **Die posttraumatische Belastungsstörung (PTBS):** Diese Form der Traumafolgestörung tritt auf, wenn wir ein einzelnes Ereignis erlebt haben, das die Verarbeitungskapazität unseres Nervensystems überstiegen hat. Wenn wir dieses Erlebnis nicht verarbeiten können, entwickeln wir chronische Symptome, die immer wieder Wirkung auf unser Nervensystem nehmen: Wir erleben sogenannte Flashbacks, in denen Bilder oder Emotionen aus der erlebten Situation auftauchen, die uns in unserer Wahrnehmung wieder in die traumatische Situation zurückversetzen. Wir entwickeln Vermeidungsverhalten für die Dinge, die uns an die traumatische Situation erinnern. Und wir fühlen uns ständig angespannt, denn unser Nervensystem ist im Gefahrenmodus stecken geblieben und wir sind ganz unbewusst ständig auf der Hut vor der nächsten Gefahr.

- **Die komplexe posttraumatische Belastungsstörung (KPTBS):** Die KPTBS als zweite Form der Traumafolgestörung entsteht, wenn wir belastenden Ereignissen wieder und wieder über einen längeren Zeitraum ausgesetzt sind. Das Kind aus dem obigen Beispiel, das wiederholt Gewalt zwischen seinen Bezugspersonen erlebt, hat ein Risiko, eine KPTBS zu entwickeln. Ebenso kann eine KPTBS zum Beispiel durch wiederkehrende Verlusterlebnisse oder auch durch immer wieder als überfordernd erlebte Bedrohung durch einen cholerischen Elternteil ausgelöst werden. Wenn wir in unserem

Leben wiederholt Situationen erleben, die unsere Regulationsfähigkeiten übersteigen, und wir keine sichere, koregulierende Person an unserer Seite haben, dann steigt unser Risiko, eine komplexe posttraumatische Entwicklungsstörung (oder kurz: ein Entwicklungstrauma) zu erwerben. Dieses führt neben den genannten Symptomen der PTBS zu Schwierigkeiten mit der Selbstregulation, die sich wiederum in wiederkehrenden Beziehungsproblemen, Ängsten und Problemen im Umgang mit eigenen und fremden Emotionen äußern kann. Ein Entwicklungstrauma und seine Folgen sind für uns selbst oft schwer zu erkennen, weil die dazugehörigen Denk-, Fühl- und Verhaltensmuster oft in einer so frühen Phase des eigenen Lebens entstanden sind, dass wir sie als normal und zu unserer Persönlichkeit gehörig empfinden. Hinter einem Satz wie »Ich war eben schon immer ein sehr emotionaler/hibbeliger/ängstlicher Mensch.« kann ebenso ein Symptom einer komplexen posttraumatischen Belastungsstörung stecken. Sobald dir bewusst wird, dass du dich nicht grundsätzlich sicher fühlst im Leben, gilt es, einmal genauer hinzuschauen und das eigene Nervensystem in den Blick zu nehmen.

Im Kontext der Traumatisierung ist noch wichtig zu wissen, dass das Entstehen einer Traumafolgestörung nicht von der realen Schwere des Erlebten abhängt, sondern von der völlig subjektiv wahrgenommenen Stärke der Bedrohung, die der betroffene Mensch ganz individuell erlebt hat.

Traumafolgestörungen führen zu einem dysregulierten Nervensystem. Wenn du also weißt oder zumindest ahnst, dass du ein Trauma oder mehrere Traumata in dir trägst, das noch nicht vollständig bewältigt ist oder die noch nicht vollständig bewältigt sind, darfst du beginnen, an dessen oder deren Integration zu arbeiten. Im Fall einer Traumatisierung empfehle ich dazu die Zusammenarbeit mit einer Traumatherapeutin. In Ergänzung dazu kannst du mithilfe dieses Buches selbst viel dafür tun, dein Nervensystem wieder zur Ruhe zu bringen.

Wie unser Nervensystem uns schützt

Unser Nervensystem hat verschiedene Möglichkeiten, mit denen es für unsere Sicherheit sorgt. Diese heißen Überlebensstrategien, und jeder von uns verfügt darüber. Welche davon wir besonders häufig nutzen, hat allerdings viel mit unseren bisherigen Lebenserfahrungen zu tun.

UNSERE ÜBERLEBENSSTRATEGIEN: WIE UNSER NERVENSYSTEM FÜR UNSERE SICHERHEIT SORGT

Im Folgenden lernst du die fünf Überlebensstrategien des Nervensystems kennen und wirst reflektieren, wie sich diese bei dir zeigen:

- Kämpfen (Fight),
- Flüchten (Flight),
- Einfrieren (Freeze),
- Anpassen (Fawn),
- Totstellen (Shutdown).

Unser Nervensystem verfügt über alle diese Strategien. Im Laufe unseres Lebens haben wir sie aber als unterschiedlich erfolgreich für die Bewältigung unserer ganz individuellen Lebenserfahrungen erlebt. Aus diesem Grund hat jeder von uns »Lieblingsstrategien« entwickelt, auf die unser Nervensystem ganz automatisch und bevorzugt zugreift, wenn unsere Sicherheit bedroht ist.

Bist du gespannt darauf, in welchen der fünf Strategien du dich wiederfindest?

Kämpfen (Fight)

Bestimmt hast du schon einmal eine Situation erlebt, in der dir Ungerechtigkeit widerfahren ist. Jemand hat dich zu Unrecht kritisiert, dir die Vorfahrt genommen oder du hast nicht bekommen, was dir zugestanden hätte. Unsere natürlichste Reaktion darauf ist es, uns zu ärgern und unseren Unmut deutlich auszusprechen. Wir setzen uns dann für unsere Rechte ein und sorgen dafür, dass unser Gegenüber weiß, dass sein Handeln für uns nicht in Ordnung war.

Hier sehen wir unsere Überlebensstrategie »Fight« in einer gesunden Ausprägung in Aktion. Im Fight-Modus erkennt unser Nervensystem eine kleinere oder auch eine große Bedrohung für unsere Sicherheit und aktiviert unseren Sympathikus. Der sorgt dafür, dass unser Körper in einen Zustand versetzt wird, in dem er für unsere Sicherheit kämpfen kann. Wir können uns dann für unsere Bedürfnisse einsetzen – für das, was aus unserer Sicht richtig ist für uns und auch für andere. Dazu erhöht unser Nervensystem unseren Herzschlag und mit ihm den Blutdruck. Unsere Atmung verändert sich: Wir atmen tiefer und hörbarer. So bringen wir mehr Sauerstoff in unseren Körper, der direkt in unsere Muskeln geleitet wird. Diese Energie wird genutzt, um Spannung in unseren Extremitäten aufzubauen, denn unsere Arme und Beine brauchen wir zum Kämpfen und zum Flüchten. Unsere Nackenmuskeln spannen sich an, unsere Schultern ziehen sich nach oben, wir beugen uns kämpferisch mindestens für einen imaginären Angriff nach vorn. Im Fight-Modus ist ein Schwerpunkt der Aktvierung unsere Schulter- und Armmuskulatur, denn diese brauchen wir, um uns verteidigen zu können.

Auf der emotionalen Ebene spüren wir Ärger und manchmal sogar Wut. Uns wird warm. Wir fühlen eine große Entschlossenheit in uns, jetzt etwas zu tun. Unsere Handlungsenergie ist hoch im Fight-Modus. Wir wollen etwas verändern und es fühlt sich an, als könnten wir das auch. In diesem Überlebensmodus schränken wir unsere Wahrnehmung ein, und zwar auf die Bedrohung, der wir uns gerade gegenübersehen. Wir sind fokussiert darauf, wieder für Sicherheit zu sorgen.

Nahezu jeder von uns kennt diese Überlebensstrategie. Wir alle haben Situationen in unserem Leben, in denen unser Fight-Modus aktiviert wird. Und er ist hilfreich, denn er hilft uns dabei, uns für uns und unsere Bedürfnisse einzusetzen. Er ermöglicht es uns, Grenzen zu setzen und damit unsere Sicherheit zu wahren. Er macht es möglich, dort schnell zu handeln, wo das notwendig ist. Ist die Bedrohung dann gebannt, der Feind bekämpft, unsere Sicherheit wiederhergestellt, dann aktiviert unser Nervensystem unseren Parasympathikus und es wird wieder ruhig in uns. Unser Herzschlag beruhigt sich, unser Blutdruck sinkt, unsere Atmung verlangsamt sich wieder und unsere Muskeln können sich entspannen. Unser Körper kann sich erholen von der Kraftanstrengung, die er gerade in seine Verteidigung investiert hat.

Schwierig wird es dann, wenn der Fight-Modus zu einem chronischen Zustand wird. Gerade Menschen mit einer Traumafolgestörung, einem Entwicklungstrauma oder Menschen, die sich unter Dauerstress befinden, tragen das Risiko einer chronischen Sympathikus-Aktivierung. Das bedeutet, dass wir uns ständig in echter oder gefühlter Gefahr befinden, sodass unser Sympathikus immer wieder aktiviert wird, ohne aber das Signal zur Entspannung zu erhalten. Wenn wir in einem solchen Zustand sind, dann ist der Stresshormonspiegel in unserem Körper chronisch zu hoch. Unsere Muskeln sind dauerangespannt und können sich nicht mehr entspannen. Unser Herz schlägt schnell und vielleicht haben wir auch einen erhöhten Blutdruck. Auf die Dauer ist das nicht gesund für unseren Körper und wir können mindestens davon ausgehen, dass unsere chronisch angespannten Muskeln mit der Zeit zu schmerzhaften Verspannungen führen.

Vielleicht kennst du auch einen dieser Menschen, die ständig aus heiterem Himmel wütend werden und ihre Frustration dann deutlich zeigen. Menschen mit cholerischen Wutausbrüchen sind ein sprechendes Beispiel für eine chronische Fight-Aktivierung. Hier wird die innere Spannung immer wieder so stark, dass der Körper sie über diese sichtbaren Ausbrüche abzubauen versucht.

Wenn du feststellst, dass du häufig im Fight-Modus bist, dann braucht es zuerst einmal Spannungsabbau. Dein Körper steht unter einer hohen Anspannung, und das vielleicht sogar chronisch. Mit geeigneten Bewegungen und Übungen (siehe Kapitel 7, *Regulationsziel 2: Baue Spannung ab*) gelingt es, diese Spannung im Körper zu reduzieren und dem Nervensystem zu signalisieren, dass es jetzt wieder sicher ist. Der zweite Schritt – gerade wenn du chronisch Fight-aktiviert bist – sollte immer eine Überprüfung deiner Lebenssituation sein. Wo ist echte Gefahr in deinem Leben vorhanden und wo fühlen sich die Dinge nur bedrohlich an, ohne es wirklich zu sein? Schaue dazu doch einmal in Kapitel 2, *Was dysreguliert heute dein Nervensystem?* Dort findest du mögliche Ursachen deiner Dysregulation.

Wie du den Fight-Modus regulieren kannst, lernst du in Kapitel 6, *Baue Spannung ab: Reguliere die Sympathikus-Aktivierung.*

TOOL NR. 8: CHECKLISTE FÜR DEN FIGHT-MODUS

- Dein Herz schlägt schnell.
- Deine Atmung hat sich verändert. Sie ist tiefer, schneller, geräuschvoller.
- Deine Muskeln sind angespannt. Insbesondere sind deine Schultern nach vorne oben gezogen, deine Armmuskeln angespannt, deine Hände vielleicht zu Fäusten geballt.
- Deine Körperhaltung ist kämpferisch. Du bist in die Höhe gewachsen und der Bedrohung kampfbereit zugewandt. Du baust dich vor ihr auf.
- Du spürst richtiggehend, wie dein Körper Adrenalin ausschüttet. Alles wird aktiv, es vibriert in deinem Körper, du fühlst dich kraftvoll und stark.
- Du fühlst dich voller Energie. Du weißt genau, was jetzt zu tun ist.
- Du hast einen starken Drang, jetzt ins Handeln zu kommen.
- Du bist sehr fokussiert auf das, was jetzt zu tun ist. Alles andere blendest du aus.
- Du fühlst dich sehr entschlossen.
- Vielleicht spürst du aber auch starken Ärger oder sogar Wut. Diese sind so intensiv, dass sie fast aus dir herausplatzen. Du kannst sie kaum kontrollieren.

- Emotional kann sich der Fight auch subtiler zeigen: Du merkst, dass du gerade unglaublich genervt von etwas bist. Du hast schlechte Laune. Du braust bei jeder Gelegenheit auf und weißt gar nicht so genau, warum überhaupt.
- Du bist gerade ziemlich pessimistisch, misstrauisch oder sogar richtiggehend negativ.
- Deine Mitmenschen ärgern oder nerven dich und du kannst nicht anders, als sie zu verurteilen und zu kritisieren.
- Du bist ungeduldig.
- Es fällt dir schwer, zur Ruhe zu kommen, abends einzuschlafen. Morgens fühlst du dich schon beim Aufwachen aktiviert.

Im chronischen Fight:

- Deine Muskeln sind dauerangespannt, was dazu führen kann, dass dich Rücken-, Nacken- und Schulterschmerzen plagen.
- Du explodierst immer wieder. Du kannst deinen Ärger kaum noch im Zaum halten. Ständig begegnen dir Menschen und Situationen, die dich wütend machen.
- Dein Blutdruck ist chronisch erhöht.
- Es fällt dir schwer, überhaupt noch zur Ruhe zu kommen. Du hast Schwierigkeiten, einzuschlafen, wachst nachts auf oder bist morgens zu früh wach. Du fühlst dich nach der Nacht nicht erholt.
- Du bist ständig wachsam. Du beobachtest, was als Nächstes kommt. Du gehst schon morgens davon aus, dass heute wieder unangenehme und nervige Dinge passieren. Es fällt dir schwer, optimistisch auf den Tag zu schauen.
- Du fühlst dich ständig innerlich aufgewühlt und aktiviert und gleichzeitig erschöpft.
- Du ziehst dich von Menschen zurück. Du hast das Gefühl, dass von ihnen doch sowieso nichts Gutes kommt, und deshalb meidest du sie lieber gleich.

Flüchten (Flight)

Die zweite Überlebensstrategie, die ebenfalls auf einer Sympathikus-Aktivierung basiert, ist die Flight-Aktivierung, das Flüchten. Die körperliche Aktivierung ist der des Fight-Modus sehr ähnlich. Auch hier ist unser Puls erhöht, wir atmen hektischer, unsere Muskeln werden mit Sauerstoff versorgt, damit wir flüchten können.

Im Flight-Modus werden die Muskeln in unseren Beinen und Füßen noch stärker aktiviert, denn bildlich dargestellt setzen wir hier zum Sprint an, um so schnell wie möglich vor der Gefahr weglaufen zu können. In einer gesunden Ausprägung des Flight-Modus haben wir in einer Situation, die unser Nervensystem für bedrohlich hält, den Impuls, aus der Situation herauszugehen.

Für ein sprechendes Beispiel stelle dir eine dunkle Gasse vor, durch die du nachts gehen musst. Es ist weit und breit kein Mensch zu sehen. Du kommst an einem dunklen Hauseingang vorbei, plötzlich geht die Tür auf. Du nimmst das nur aus dem Augenwinkel wahr, aber dein Nervensystem sagt sofort: Gefahr, schnell weg hier! Du beschleunigst automatisch dein Lauftempo, um möglichst schnell die helle Straße an der nächsten Ecke zu erreichen.

In diesem Beispiel erleben wir unsere Überlebensreaktion Flight in Aktion. Es ist völlig normal, in Situationen, die wir für gefährlich halten, flüchten zu wollen. Gleiches sollte passieren, wenn unser Lebensraum durch Naturgewalten bedroht ist, wenn wir durch einen anderen Menschen missbraucht werden oder wenn wir plötzlich einem gefährlichen Tier gegenüberstehen. Das sind Beispiele dafür, wann eine Flight-Überlebensreaktion angebracht sein kann.

Im Flight-Modus spielt Angst eine große Rolle. Wir haben Angst vor dem, was in uns passiert, oder Angst vor dem, was uns im Außen bedroht.

In den meisten bedrohlichen Situationen können wir entweder kämpfen oder flüchten. Welche Reaktion durch unser Nervensystem aktiviert wird, ist zum einen abhängig von unseren bisherigen Erfahrungen. Unser Gehirn scannt in Sekundenbruchteilen ähnliche Situationen aus unserer Vergangenheit und checkt, welche Überlebensreaktionen dort erfolgreich waren. Die erfolgversprechendste Reaktion wird aktiviert. So kann es sein, dass die eine von uns gegen einen Angreifer kämpft, während der andere lieber direkt flüchtet.

Auch der Flight-Modus kann in Situationen aktiviert werden, die tatsächlich eine Gefahr darstellen, aber auch in Situationen, die uns an etwas aus der Vergangenheit erinnern, das wir nicht vollständig hinter uns lassen konnten. Wir sprechen dann von einer triggernden Situation. Ein Erlebnis heute triggert die Aktivierung einer Erinnerung an eine vergangene Erfahrung und aktiviert unser Nervensystem – unter Umständen ohne dass gerade eine wirkliche Bedrohung vorliegt. Wir haben dann zum Beispiel plötzlich einen starken Drang, uns jetzt sofort aus der Situation, in der wir uns befinden, entfernen zu müssen. Immer dann, wenn ein solcher Fluchtimpuls so intensiv ist, dass wir kaum anders können, als ihm nachzugeben, dürfen wir hinterher, wenn wir wieder ruhiger sind, überprüfen, wie bedrohlich unsere Situation tatsächlich war.

Auch der Flight-Modus kann ein chronisch aktivierter Überlebensmodus sein. Wir fühlen uns ständig getrieben und gehetzt und können so gar nicht mehr zur Ruhe kommen. Chronisch aktivierte Flight-Menschen sind oft diejenigen von uns, die immer beschäftigt sind. Workaholics, Sportbesessene und diejenigen von uns mit einem besonders regen, nie enden wollenden Leben voller sozialer Verpflichtungen und Verabredungen dürfen einmal überprüfen, ob ihnen ihre permanente Aktivität wirklich auch guttut oder ob sie einem (eventuell unbewussten) Ziel dient. Chronische Flüchter sind oft nicht gut in der Lage, ihre inneren Zustände wie Körperempfindungen, Emotionen und Gedanken auszuhalten und sie zu regulieren. Sie haben unbewusst Angst davor, dass sie das, was sie dort fühlen, überfordern wird, und stürzen sich deshalb lieber in die Aktivität. Sie flüchten also mithilfe ständiger Aktivität davor, diese inneren Bewegungen auch nur wahrzunehmen.

Ob das bei dir so ist, kannst du sehr leicht feststellen, indem du einmal ausprobierst, für zehn Minuten still zu sitzen, ganz ohne etwas zu tun. Nutze diese zehn Minuten, um in deinen Körper zu spüren: Wie fühlst du dich gerade? An welchen Körperempfindungen konkret machst du das fest? Gelingt es dir leicht, in die Stille und körperliche Ruhe zu kommen? Oder gehörst du zu den vielen Menschen, für die sich das eher unangenehm und bedrohlich anfühlt?

Solltest du dieses kleine Experiment gerade als unangenehm empfunden haben, brauchst du keine Angst zu haben. Wir alle können lernen, unseren Körper und das, was darin passiert, wieder auszuhalten und sogar zu genießen. Gehe diesen Weg in kleinen, für dich machbaren Schritten, ohne dich zu überfordern. Wie das geht, das kannst du lernen, wenn du mit diesem Buch weitermachst. Die Belohnung sind eine liebevolle Beziehung zu dir selbst und innere Ruhe.

Der Flight-Modus zeigt sich auch sehr deutlich bei all denjenigen von uns, die ein reges Gedankenkarussell haben. Wenn immer dann, wenn du dich bedroht fühlst, deine Gedanken zu kreisen beginnen, kann auch das eine erlernte Strategie sein, um dem Fühlen deiner inneren Empfindungen zu entkommen.

Wenn du dich chronisch im Flight-Modus befindest, denke immer daran, dass dies gute Gründe hat, die sehr wahrscheinlich in deiner Vergangenheit liegen. In einer früheren Zeit deines Lebens haben dich immer wieder deine Körperempfindungen, Emotionen und Gedanken so stark überfordert, dass du einen Weg finden musstest, ihnen nicht mehr hilflos ausgeliefert zu sein. In dieser Zeit deines Lebens hattest du die nötigen Fähigkeiten zur Selbstregulation noch nicht vollständig entwickelt, es stand aber auch nicht ausreichend gute Koregulation zur Verfügung. Heute kannst du das eine lernen und das andere in dein Leben integrieren. Du hast heute im Erwachsenenleben andere Möglichkeiten als damals als Kind. Dadurch kannst du lernen, dich zu regulieren und so nach und nach den chronischen Flight-Modus zu verlassen.

Wie du den Flight-Modus regulieren kannst, lernst du in Kapitel 6, *Baue Spannung ab: Reguliere die Sympathikus-Aktivierung.*

TOOL NR. 9: CHECKLISTE FÜR DEN FLIGHT-MODUS

- Dein Herz schlägt schnell.
- Deine Atmung hat sich verändert. Sie geht schneller und hektischer.
- Vielleicht atmest du so schnell, dass dein Körper sehr viel Sauerstoff aufnimmt und du das Gefühl hast, nicht mehr gut durchatmen zu können. Du hast paradoxerweise das Gefühl, zu wenig Luft zu bekommen.
- Dein ganzer Körper steht unter hoher Anspannung. Besonders in den Beinen merkst du, wie sie in Bewegung kommen wollen.
- Du hast einen starken Drang, weg von etwas zu kommen. Da ist eine starke Fluchtenergie in deinem Körper. Du willst weg von einem Menschen, heraus aus einer Situation – und das sofort.
- Dein Körper ist eher abgewandt von dem, was den Flight-Modus ausgelöst hat. Wenn das ein Mensch ist, kannst du ihm kaum noch in die Augen schauen.
- Du spürst richtiggehend, wie dein Körper Adrenalin ausschüttet. Alles in dir will flüchten.
- Du fühlst dich voller Energie dafür. Du weißt genau, was du jetzt tun musst. In Bezug darauf erlebst du eine hohe innere Klarheit. Du fühlst dich entschlossen.
- Du bist fokussiert auf das, was es jetzt zu meiden gilt. Alles andere blendest du aus.
- Du fühlst dich subtil nervös und unruhig. Etwas fühlt sich gerade nicht sicher an.
- Alternativ spürst du, wie Angst oder Panik in dir aufsteigen. Du kannst nicht mehr still sitzen bleiben, willst sofort aufspringen. Du *musst* hier weg, denn hier ist es gefährlich.
- Du schaust misstrauisch und negativ auf dein Gegenüber. Du traust ihm kein Stück über den Weg.

- Es kann aber auch sein, dass du im Moment der Flight-Aktivierung ein starkes Bedürfnis hast, den Kontakt zu Menschen zu meiden.
- Es fällt dir schwer, wieder zur Ruhe zu kommen, solange der Flight-Modus aktiv ist.

Im chronischen Flight:

- Nervosität, innere Anspannung und Unruhe begleiten dich dauerhaft. Du hast ständig Angst vor etwas, das du nicht konkret benennen kannst. Du musst immer wachsam sein.
- Alternativ: Du hast immer wieder Panikattacken.
- Du bist ständig beschäftigt, um dem, was in deinem Körper so unangenehm ist, zu entkommen. Du versinkst in Arbeit, hast extrem viele Verabredungen oder kannst nicht mehr ohne Sport und körperliche Aktivität auskommen.
- Es fällt dir schwer, überhaupt noch zur Ruhe zu kommen. Du hast Schwierigkeiten, einzuschlafen, wachst nachts auf oder bist morgens zu früh wach. Du fühlst dich nach der Nacht nicht erholt.
- Du fühlst dich ständig erschöpft.

Einfrieren (Freeze)

Eine dritte Überlebensstrategie ist der sogenannte Freeze-Modus. Wenn du diesen schon einmal erlebt hast, dann weißt du, wie es sich anfühlt, wenn dein Körper ganz plötzlich nach etwas, das dir passiert ist, einfriert.

Stell dir vor, du sitzt in einem Vorstellungsgespräch, das wirklich wichtig für dich ist. Du stehst sehr unter Druck, die Stelle zu bekommen. Du bist angespannt. Dein Gesprächspartner stellt dir eine Frage, auf die du keine Antwort weißt. Du bekommst kurz Panik und im nächsten Moment merkst du, wie dein Körper völlig erstarrt. Deine Arme liegen eng am Körper und fühlen sich an, als könntest du sie nicht mehr davon wegbewegen, selbst wenn du wolltest. Deine Schultern sind hochgezogen und ganz steif. Du spürst deine Füße kaum noch da unten auf dem Boden. In deinem Kopf wirbelt es, du weißt, dass du jetzt eine Antwort geben musst, und du suchst verzweifelt danach. Aber da ist alles blank in deinem Kopf, wie leer gefegt. Gleichzeitig wirbeln wirre Gedanken und Selbstzweifel durch deinen Kopf und du spürst das im ganzen Körper. Eventuell versagt dir sogar die Stimme. Du schämst dich dafür, dass du in einem solchen Zustand bist. Was soll nur dein Gegenüber von dir denken?

So fühlt sich ein akuter Freeze-Zustand an. Wenn wir einfrieren, werden zwei Teile unseres Nervensystems gleichzeitig aktiv. Auf der einen Seite sorgt unser Sympathikus dafür, dass eine sehr hohe Anspannung in unserem Körper entsteht. Unsere Muskeln spannen sich an, Stresshormone werden ausgeschüttet, wir sind innerlich hochaktiv. Dazu kommt aber gleichzeitig unser dorsaler Vagus, denn die Situation, die den Freeze auslöst, erscheint unserem Nervensystem als so bedrohlich, dass eine einfache Fight- oder Flight-Aktivierung nicht mehr ausreicht. Der dorsale Vagus sorgt dafür, dass unser Körper in einer Hochspannung erstarrt. Wir finden uns dann wieder mit stark angespannten Muskeln, die wir aber nicht mehr bewegen und lösen können. Der dorsale Vagus sorgt auch dafür, dass wir in Teilen abgekoppelt werden von unseren intensiven inneren Empfindungen auf der einen Seite und dem, was um uns herum passiert, auf der anderen Seite. So spüren wir dann unsere Füße kaum noch, weil unser Fokus darauf gerichtet ist, in der Situation zu überleben. Wir nehmen die Situation im Außen wie durch einen Schleier wahr, sind gefangen in dem, was in uns passiert. Oft plagen uns unsere Gedanken, die rasend versuchen, zu verstehen und eine Lösung zu finden. Unsere Gedanken werden im Freeze deshalb so aktiv, weil unser Körper inaktiv ist. Wir können körperlich nicht mehr handeln. Also versuchen wir es mit dem Denken. Nur kann das leider nicht mehr funktionieren, denn im Überlebensmodus haben wir keinen vollständigen Zugriff mehr auf unser Wissen, unsere Fähigkeit zur Reflexion und unsere rationalen Denk- und Entscheidungskapazitäten. Stattdessen handeln wir aus den Gehirnregionen heraus, die unsere Überlebensreaktionen steuern. Das ist zwar schnell, aber nicht unbedingt hilfreich für die Situation, in der wir uns befinden.

Der Freeze-Modus wird gerne verglichen mit einem Auto, in dem wir auf dem Gaspedal und der Bremse gleichzeitig stehen. Wir wissen, dass wir handeln müssen, um wieder Sicherheit herzustellen, und wollen das auch. Wir stehen auf dem Gas und wollen voran. Aber unser körperliches Erfrieren verhindert gleichzeitig, dass die dafür erzeugte Aktivierung in eine Handlung umgesetzt werden kann. Wir stehen auf der Bremse. So fühlen wir uns dann gleichzeitig stark aktiviert und doch handlungsunfähig. Für viele ist das ein sehr unangenehmer Zustand. Wichtig ist noch zu wissen, dass der Grad der körperlichen Erstarrung, die durch unser Nervensystem ausgelöst wird, ein Spektrum ist. Er kann von leicht erstarrt bis völlig unbeweglich variieren. Nicht jeder Freeze gleicht damit dem anderen. Unterschiedliche Situationen können verschieden starke Erstarrungsreaktionen auslösen.

Ein Freeze kann sich auch in einer unauffälligeren, aber nicht weniger unangenehmen Variante äußern als im oben beschriebenen Beispiel. So kann es beispielsweise sein, dass dich etwas – zum Beispiel die Tatsache, dass dein Partner sich nicht bei dir meldet oder dass du gerade eine Nachricht deines Arztes bekommst, die dich beunruhigt – zu einem Freeze-Zustand führt, in dem du dich dabei ertappst, wie du stundenlang in deinem Sessel gesessen hast, ohne es zu merken. Deine Gedanken sind dabei gekreist, du hast im Kopf verschiedenste Schreckensszenarien durchlaufen und nicht gemerkt, wie viel Zeit dabei vergangen ist. Es kann sogar sein, dass du dabei auf deinem Handy nach Informationen gesucht hast. Jedenfalls kommst du irgendwann wieder zu dir und merkst, dass du völlig aus dem Hier und Jetzt verschwunden und stattdessen in deiner Innenwelt gefangen warst. Dein Körper fühlt sich steif und unbeweglich an und du musst ganz bewusst etwas dafür tun, ihn wieder in Bewegung und zurück in die Gegenwart zu bringen.

Auch der Freeze kann chronisch werden: Dieser Zustand deines Nervensystems wird oft mit dem Betriff »funktioneller Freeze« benannt. Das ist allerdings kein wissenschaftlich bestätigter Zustand. Trotzdem ist das, was dabei in deinem Nervensystem passiert, unter Umständen relevant für dich. In einem funktionellen Freeze-Zustand bist du nicht vollständig körperlich erstarrt. Vielmehr kannst du den alltäglichen Verpflichtungen deines Lebens nachkommen und die Menschen, die dich dabei erleben, würden in aller Regel niemals darauf kommen, dass dein Nervensystem gerade dysreguliert ist. Wenn du aber abends, nach getaner Arbeit oder vom gewaltigen Wocheneinkauf nach Hause kommst, dann fällst du unmittelbar in einen Zustand, in dem gar nichts mehr geht. Du hast keinerlei Energie mehr, etwas zum Essen zuzubereiten oder für Ordnung in deiner Wohnung zu sorgen. Du fällst auf deine Couch und erstarrst vor dem Fernseher oder dem Handy. Es kann auch sein, dass du im Laufe des Tages immer wieder Momente erlebst, in denen du eine Pause machen könntest und plötzlich keine Idee mehr hast, was du damit anfangen könntest. Du greift zum Handy und versinkst darin oder starrst einfach stumpf vor dich hin, bis du wieder aktiv werden musst.

Aus meiner Sicht sprechen wir hier von einem permanenten Wechsel zwischen zwei Überlebensstrategien. Wir sind hochaktiv in der Sympathikus-Aktivierung, weil wir gelernt haben, dass wir immer funktionieren müssen, um für andere Menschen akzeptabel zu sein. Hier leben wir den Flight-Modus in Reinform – wir flüchten vor unserer Angst vor sozialer Ablehnung oder Isolation durch ein sehr funktionales Verhalten, indem wir alle Erwartungen an uns zu erfüllen versuchen. Dabei überlasten wir unseren Körper und seine Ressourcen allerdings so sehr, dass es für unsere körperliche Gesundheit bedrohlich wird. Unser Nervensystem muss deshalb immer wieder, sobald sich die Gelegenheit dazu ergibt, unseren dorsalen Vagus zwangsaktivieren, damit wir wieder Kraft sammeln können. In der Regel passiert das, wenn der soziale Druck für einen Moment nachlässt. Wir gehen dann in den Freeze. Aus diesem erlernten Überlebensmuster, kombiniert aus Leistung für soziale Akzeptanz und Einfrieren, wenn die Erschöpfung zu groß wird, ergibt sich dann ein vermeintlich funktionales Muster, mit dem wir gerade so den Kopf über Wasser halten. Besser wäre es, ausreichend Selbstakzeptanz zu entwickeln, um weniger abhängig von sozialer Akzeptanz zu werden und so dieses Überlebensmuster nach und nach zu reduzieren. So bekäme unser Körper die Chance, auf gesunde

Weise zu regenerieren, und wir könnten uns auch mit uns selbst wieder lebendig und voller Freude fühlen.

Wenn du im Überlebensmodus Freeze steckst, dann ist der erste Schritt, die körperliche Erstarrung wieder aufzutauen. Dabei helfen Akzeptanz deines aktuellen Zustandes, sanfte Bewegung und die Reorientierung im Hier und Jetzt. Was du tun konkret tun kannst, um aus dem Freeze wieder aufzutauen, lernst du in Kapitel 6, *Taue wieder auf: Reguliere den Freeze.*

TOOL NR. 10: CHECKLISTE FÜR DEN FREEZE-MODUS

- Dein Körper friert ein. Du merkst mindestens, dass es dir schwerfällt, jetzt in Bewegung zu kommen. Manchmal ist es auch so, dass du Teile deines Körpers kaum noch bewegen kannst.
- Deine Schultern sind hochgezogen und angespannt. Deine Arme sind dicht am Körper und sie möchten dort auch bleiben.
- Freie Bewegung wie Schlenkern der Arme oder Herumhüpfen fällt dir schwer und kostet viel Kraft. Du musst dich dazu zwingen, in Bewegung zu kommen, und manchmal geht es trotzdem nicht.
- Trotz der körperlichen Unbeweglichkeit rast dein Gedankenkarussell.
- Du fühlst dich gleichzeitig taub und antriebslos *und* innerlich völlig aufgewühlt.
- Deine Muskeln sind angespannt, dein Herz klopft schnell.
- Dein Körper fühlt sich richtig unangenehm an. Dein Kopf brummt, dein Brustkorb vibriert, es ist laut in dir.
- Du weißt genau, was jetzt alles zu tun wäre, und kommst nicht in die Gänge.
- Du weißt nichts mit dir anzufangen, kannst keinen klaren Gedanken fassen.
- Deine Aufmerksamkeit ist ganz nach innen gerichtet – auf das, was sich so unangenehm anfühlt.
- Von der Außenwelt dagegen fühlst du dich wie abgeschnitten. Als wärst du nicht mehr Teil von dem, was dort passiert.

- Es fällt dir schwer, auf andere Menschen einzugehen. Du kannst zwar mit ihnen kommunizieren, fühlst aber keine emotionale Verbindung zu ihnen.
- Manchmal versagt im Freeze die Stimme. Du kannst nicht mehr aussprechen, was gesagt werden müsste.
- Du hast eine Tendenz, dich zurückzuziehen und den Kontakt zu anderen Menschen zu vermeiden.

Im chronischen Freeze:

- Du fühlst dich leer und antriebslos und weißt nicht, was du mit dir anfangen könntest.
- Dir ist die Freude an den Dingen abhandengekommen.
- Du kannst dich zu nichts mehr aufraffen, nicht einmal zu den Dingen, die dringend getan werden müssten.
- Du verbringst viel Zeit im Bett oder sitzend, deine Gedanken kreisen und am Ende des Tages fragst du dich, wo eigentlich die Zeit geblieben ist.

Anpassen (Fawn)

Dieser Überlebensmodus hat verschiedene Namen. Du findest ihn auch als People-Pleaser- oder Fawn-Modus oder Please & Appease-Verhalten. Wenn wir den Begriff »Fawn« ins Deutsche übersetzen, finden wir Bedeutungen wie »hofieren«, »schmeicheln« oder »katzbuckeln«. Positiver ausgedrückt finden wir hier eine Überlebensstrategie, die darin besteht, sich den Wünschen anderer Menschen unterzuordnen.

Dahinter steckt ein Verhalten, das Sicherheit darüber herstellt, sich sehr stark an den Bedürfnissen anderer Menschen auszurichten. Dieses Anpassungsverhalten entsteht in der Regel sehr früh im Leben: in den ersten drei Lebensjahren. In dieser frühen Zeit unseres Lebens lernen wir, ob wir mit der Erfüllung unserer Bedürfnisse rechnen können im Leben. Wir erleben unsere Bezugspersonen und erfahren, ob sie zuverlässig für uns da sind. Wir lernen, ob wir darauf vertrauen dürfen, dass wir mit unseren

Bedürfnissen wichtig genug sind, um die Zuwendung zu erhalten, die wir brauchen.

Gelingt dies nicht, dann versuchen wir als Babys und Kleinkinder, auf uns aufmerksam zu machen. Wir signalisieren deutlich, dass wir etwas von unseren Eltern brauchen. Wir kämpfen für unsere Bedürfnisse, und das bedeutet gerade in den ersten Monaten unseres Lebens: um unser Überleben. Denn wir sind angewiesen auf die Versorgung mit Nahrung, Sauberkeit, Wärme, Nähe und Liebe.

Werden wir dann allerdings bestraft oder ignoriert für unsere Bedürfnisäußerungen, dann fühlt sich das für ein so kleines Kind schnell wirklich lebensbedrohlich an. Wenn die Mutter nachts nicht kommt, wenn wir uns einsam fühlen, dann bekommen wir große Angst. Wir weinen, um sie auf unser Bedürfnis aufmerksam zu machen. Bekommen wir trotzdem keine Reaktion oder ernten den Unmut unserer Eltern für unser Weinen, dann lernen wir, dass es weder hilfreich noch in Ordnung ist, uns für unsere Bedürfnisse einzusetzen. Wenn wir in den ersten Lebensjahren häufig ungefiltert die Emotionen unserer Eltern spüren und diese vielleicht sogar an uns ausgelebt werden, dann können wir das noch nicht einordnen. Wir sind noch nicht in der Lage, zu reflektieren, was das mit uns zu tun hat und was nicht. Anfangs werden wir als Kinder wahrscheinlich noch nachfragen, warum Papa gerade so wütend oder Mama so traurig ist. Das tun wir, um zu verstehen und das Verhalten einordnen zu können und uns so wieder sicher zu fühlen. Wenn wir für diese Nachfragen kritisiert werden, dann fürchten wir den Beziehungsverlust und lernen gleichzeitig, dass es nicht in Ordnung ist, uns auf diese Art für unser Bedürfnis nach Sicherheit einzusetzen.

Wir lernen, dass die Überlebensstrategie des Kämpfens uns unserer Sicherheit nicht näherbringt, sondern ganz im Gegenteil noch mehr Unsicherheit erzeugt. Nun ist es so, dass wir in diesem jungen Alter die Alternative des Flüchtens kaum haben, denn wir sind sehr umfassend auf die Zuwendung durch unsere Bezugspersonen angewiesen. Es braucht also eine andere Überlebensstrategie.

Eine Möglichkeit dafür ist die Anpassung an die Wünsche, Bedürfnisse und Erwartungen unserer Bezugspersonen. Gerade sozial intelligente Kinder lernen schnell, dass sie die Zuneigung ihrer Eltern bekommen können, wenn sie brav, lieb oder ruhig sind. Kinder beobachten sehr intensiv und nehmen so schnell wahr, welche ihrer eigenen Verhaltensweisen unangenehme Reaktionen bei den Eltern auslösen. Sie lernen, dieses Verhalten zu unterdrücken und sich stattdessen so zu verhalten, wie es in möglichst geringem Umfang die Eltern negativ aktiviert.

Aus diesen Kleinkindern werden dann größere Kinder, deren Spezialität es ist, im Konfliktfall zu vermitteln. Wir finden Kinder, die zu Eltern ihrer Eltern werden. Kinder, die sich um die kleineren Geschwister kümmern, statt zu spielen, und viel Verantwortung im Haushalt übernehmen. Kinder, die nur das tun, was die Eltern gutheißen.

Mit dieser erlernten Strategie finden wir uns als Erwachsene dann wieder, wie wir ständig fragen: Was möchtest *du* denn? Wir sind aber nicht in der Lage, auszusprechen, was *wir selbst* wollen. Manchmal wissen wir es nicht einmal. Wir haben verlernt, unsere eigenen Bedürfnisse zu hören und die Signale unseres Körpers zu lesen. Wir sagen »Ja«, wenn wir eigentlich »Nein« sagen sollten. Wir ertappen uns, wie wir dem Kollegen, auf den wir gerade noch unglaublich wütend waren, im nächsten Telefonat mit großer Freundlichkeit gegenübertreten, und fühlen uns auch noch gut dabei. Wir stellen fest, dass wir zulassen, dass Menschen uns ausnutzen, und dass wir nicht in der Lage sind, dem eine Grenze zu setzen.

Die Überlebensstrategie »Anpassen« ist für viele Betroffene sehr schwer überhaupt als Überlebensmodus erkennbar. Denn sie ist so früh im Leben entstanden, dass sie zum Teil unserer Persönlichkeit geworden ist. Unser Anpassungsverhalten ist völlig normal für uns. Es ist das, was wir kennen und »schon immer waren«. Trotzdem ist es eine Überlebensstrategie, denn dieses Verhalten hat ein (unbewusstes) Ziel: Sie sorgt dafür, dass andere Menschen uns wohlgesonnen bleiben, sodass wir uns sicher fühlen können. Sie gibt uns Sicherheit dadurch, dass wir ganz unbewusst das Verhalten anderer Menschen beeinflussen, indem wir für sie da sind, ihnen schmeicheln, alles zu ihrer absoluten Zufriedenheit tun.

Wir sind zu Experten darin geworden, andere Menschen zu lesen und zu erkennen, was sie von uns brauchen. Und das geben wir ihnen, und zwar bedingungslos. Denn wir glauben, dass wir nur dadurch ihre positive Zuwendung und Verbundenheit sicherstellen können. Zu früh im Leben haben wir gelernt, wie gefährlich es ist, uns einzusetzen für das, was wir wollen und brauchen. Wir haben erfahren, dass das Äußern unserer Bedürfnisse zu Unmut und Isolation führt. Dass Grenzen setzen bestraft wird. Dass das Verlassen von Situationen, die uns nicht guttun, nicht zulässig ist. Und so mussten wir lernen, dass die einzigen Möglichkeiten, Sicherheit für uns herzustellen, uns zugehörig und akzeptiert zu fühlen und ein Gefühl von Kontrolle zu behalten, Selbstaufgabe, Unterwerfung und Anpassung an die für uns bedeutungsvollen Menschen sind. Apropos Unterwerfung: Diese Überlebensstrategie kann sich auf einem Spektrum zeigen, das von einer Anpassung an die Wünsche anderer Menschen bis hin zur Unterwerfung reicht. In einer schwachen Ausprägung sind wir in der Lage, unsere eigenen Bedürfnisse zu erkennen, tun uns aber schwer, diese zu äußern. In einer sehr starken Ausprägung dagegen unterwerfen wir uns vollständig dem Willen eines anderen Menschen und verlieren dabei den Zugriff auf unsere eigenen Vorstellungen von Leben. Diese extreme Ausprägung sehen wir bei Menschen, deren Überleben vom Wohlwollen eines anderen Menschen abhängt. Sie betrifft glücklicherweise nur wenige von uns.

Wenn du dich in der Anpassen-Überlebensstrategie wiedererkennst, dann geht es im ersten Schritt einmal darum, immer besser zu erkennen, in welchen Situationen und bei welchen Menschen dein Anpassungsverhalten sich zeigt. Beobachte dich selbst, hole dir Rückmeldung von Menschen ein, denen du vertraust. Oft ist unser Anpassungsverhalten von außen so viel leichter zu erkennen, als wir selbst in der Lage sind, es zu sehen.

Ebenso wie bei allen anderen Überlebensstrategien hat auch das Anpassungsverhalten ganz bestimmte Auslöser. Manche von uns passen sich besonders stark an die Bedürfnisse und Wünsche unserer Partner an. Andere dagegen leben eher Perfektionismus im beruflichen Umfeld und nehmen eine Aufgabe nach der anderen an und vermeiden dabei, jemals »Nein« sagen zu müssen. Das sind nur zwei Beispiele. Prüfe einmal für dich, wo dein Anpassungsverhalten sich besonders stark zeigt.

TOOL NR. 11: KOMME DEINEM ANPASSUNGSVERHALTEN AUF DIE SCHLICHE

Zielsetzung: Weil unser Anpassungsverhalten stark tief verankert ist, fällt es oft schwer, überhaupt zu realisieren, dass wir uns gerade anpassen. Um deinen Verhaltensmustern auf die Spur zu kommen, probiere folgende Experimente aus:

Ausführung: Wenn dein Partner oder eine Kollegin oder eine Freundin sagt: »Lass uns dahin gehen oder Folgendes tun«, dann frage dich ganz bewusst, was jetzt gerade dein Bedürfnis ist und ob du dieses ohne Weiteres direkt äußern könntest. Stelle dir bildlich vor, wie du zu deinem Gegenüber sagst: »Ich möchte jetzt lieber ... Können wir das gemeinsam machen?«

Wenn dich das nächste Mal ein Kollege oder deine Chefin fragen, ob du noch eine Zusatzaufgabe übernehmen kannst, oder eine Freundin oder deine Eltern dich um einen Gefallen bitten, versuche, »Nein« zu sagen, ohne dich zu erklären. Kannst du mit einem guten Gefühl sagen: »Nein, das kann ich gerade nicht für dich tun«?

Je schwerer es dir fällt, in diesen Situationen deine Bedürfnisse zu erkennen und zu äußern, und je schwerer es dir fällt, ein klares »Nein« mit gutem Gefühl zu äußern, umso stärker ist dein Anpassungsverhalten gerade ausgeprägt.

TOOL NR. 12: CHECKLISTE FÜR DEN FAWN-MODUS

- Du fragst dich oft, was dein Gegenüber jetzt wohl gerade will.
- Du beobachtest andere Menschen, um deren Stimmung und Bedürfnisse zu erkennen.
- Andere sagen dir immer wieder, dass du so nett bist.
- Du fühlst dich oft dafür verantwortlich, dass es anderen gut geht.
- Wenn Dinge passieren, die bei anderen Menschen unangenehme Emotionen auslösen, fühlst du dich schuldig und verantwortlich. Selbst dann, wenn du gar nichts dafür kannst.
- Du entschuldigst dich oft, auch wenn es keinen Grund dafür gibt.
- Du stimmst deinem Gegenüber häufig zu und merkst erst nach dem Gespräch, dass du eigentlich anderer Meinung bist.
- Dir gibt es ein gutes Gefühl, dafür zu sorgen, dass dein Gegenüber sich richtig gut (mit dir) fühlen kann.
- Du glaubst, du musst etwas geben, damit andere dich mögen.
- Ganz oft schwappt die Stimmung deines Gegenübers auf dich über. Du fühlst, wie ihr auf der gleichen Wellenlänge schwimmt, gleich fühlt. Dadurch fühlst du dich sehr verbunden.
- Es fällt dir sehr schwer, »Nein« zu sagen.
- Du ertappst dich oft dabei zu sagen: »Entscheide du. Für mich ist alles gut.«
- Wenn du im Gespräch mit deinem Gegenüber versuchst, herauszufinden, was du jetzt eigentlich gerade willst, fällt es dir schwer, dein Bedürfnis zu identifizieren. Es ist, als hättest du keinen Zugriff darauf.
- Du lässt andere zu oft über deine Grenzen gehen. Du erträgst sehr lange vieles, damit ihr in Beziehung bleiben könnt. Wenn das Fass dann aber mal zum Überlaufen kommt, explodierst du oder hast starke Fluchtimpulse.
- Es fällt dir schwer, dich für deine eigenen Wünsche einzusetzen.
- Wenn du dann doch mal »Nein« sagst oder eine Grenze setzt, merkst du, wie sehr dich das innerlich aufwühlt. Du hast dann einen starken Drang, deinem Gegenüber irgendetwas zurückzugeben, damit es dich trotzdem noch mögen kann.

Totstellen (Shutdown)

Die letzte Überlebensstrategie, auf die ich hier eingehen möchte, ist das Totstellen oder im Englischen auch der Shutdown. Vielleicht hast du schon einmal den Vergleich mit der Tierwelt gehört: Säugetiere, die von einem Angreifer verfolgt werden, sich in akuter Lebensgefahr befinden und nicht mehr entkommen können, verfallen in einen Zustand, in dem sie wirken, als wären sie tot. Ihr Körper wird ganz schlaff, sie können sich nicht mehr bewegen, die Körperfunktionen werden auf ein Minimum heruntergefahren, sodass sie gerade noch überleben können. Diese Überlebensstrategie dient dazu, dem Angreifer zu signalisieren, dass es sich nicht mehr lohnt, die Beute weiterzuverfolgen. Sie soll zeigen, dass das verfolgte Tier bereits tot ist und der Angreifer es für einen Moment aus dem Blick lassen kann. Sobald das Nervensystem des verfolgten Tiers wahrnimmt, dass die Aufmerksamkeit des Angreifers für einen Moment an anderer Stelle ist, erwacht es wieder zum Leben, schüttelt sich kurz und flüchtet. Durch die Überlebensstrategie des Totstellens erhöht es so seine Chancen, zu überleben.

Auch wir Menschen verfügen über diese Überlebensstrategie. Zum Glück kommen die meisten von uns niemals in Situationen, in denen unser Körper sie einsetzen muss.

Der Shutdown ist eine Notfallreaktion unseres Nervensystems. Der dorsale Vagus wird aktiv und sorgt dafür, dass wir körperlich immobilisiert werden. Unsere Muskelspannung erschlafft, die Funktion unserer Organe wird deutlich reduziert, unsere Atmung ist kaum mehr spürbar. Unser Körper aktiviert den Schutzmodus, der für extreme, wirklich lebensbedrohliche Situationen vorgesehen ist. Die Ausprägung dieser körperlichen Reaktionen bewegt sich wiederum auf einem Spektrum. So kann die Aktivierung von einer körperlichen Immobilisierung über eine Ohnmacht bis hin zu einem Zustand, in dem der Körper tatsächlich wie tot wirkt, reichen. Einige von uns, die traumatische Situationen durchlebt haben, haben einen solchen Zustand vielleicht schon einmal erlebt. Wenige von uns, die ein stark traumatisierendes Erlebnis noch nicht verarbeiten konnten, erleben diesen Überlebensmodus sogar regelmäßig.

In diesem Zustand bleibt es uns erspart, die starken emotionalen und körperlichen Reaktionen, die solche Extremsituationen auslösen würden, in voller Ausprägung zu fühlen. Unser Nervensystem schützt uns so vor einer Überlastung auf körperlicher und psychischer Ebene.

Solltest du zu den Menschen gehören, deren Nervensystem regelmäßig eine solche Überlebensreaktion aktiviert, dann empfehle ich, die Auslöser mithilfe geeigneter traumatherapeutischer Begleitung zu bearbeiten. In Ergänzung dazu kann die Arbeit mit somatischen Ansätzen und sanften Bewegungen hilfreich sein. Im Fall einer chronischen Shutdown-Reaktion sollte diese aber immer mit dem begleitenden Therapeuten abgestimmt oder in den therapeutischen Rahmen integriert werden.

Da ich für den Umgang mit der Überlebensstrategie Totstellen immer eine therapeutische Begleitung empfehle, werde ich sie im weiteren Verlauf dieses Buches nicht weiter behandeln, sondern mich stattdessen auf die Strategien Kämpfen, Flüchten, Anpassen und Einfrieren und natürlich unseren sicheren Wohlfühlzustand fokussieren.

TOOL NR. 13: ERKENNE DEINE VERTRAUTESTEN ÜBERLEBENSSTRATEGIEN (SP)

Zielsetzung: Lass uns gemeinsam herausfinden, mit welchen der verschiedenen Überlebensstrategien du dich besonders vertraut fühlst und wie sie sich in deinem Körper zeigen.

Ausführung: Nimm dir dafür fünf Blatt Papier und schreibe jeweils einen der folgenden Begriffe darauf (nimm die deutschen oder englischen Begriffe, je nachdem, welche dir näherliegen):

- Wohlfühlzustand,
- Kämpfen/Fight,
- Flüchten/Flight,
- Einfrieren/Freeze,
- Anpassen/Fawn.

Verteile die Blätter nun beliebig in dem Raum, in dem du dich befindest, auf dem Fußboden. Höre ganz intuitiv auf deinen Körper: Wo gehören sie hin?

Dann stelle dich als Erstes auf das Blatt mit dem Begriff »Wohlfühlzustand«. Du kannst deine Augen schließen oder sie geöffnet lassen, mit geschlossenen Augen wird deine Wahrnehmung noch intensiver. Spüre nun genau in deinen Körper hinein: Was verändert sich, wenn du auf dem Wohlfühlzustand stehst? Achte auf deine Muskeln in Schultern, Rücken, Armen, Bauch und Beinen. Verändert sich deine Atmung? Spürst du deine Füße und wie sie auf dem Boden stehen? Nimmst du Temperaturveränderungen im Körper wahr? Was noch? Wie sicher fühlst du dich hier und ist das ein vertrauter Zustand? Oder vielleicht auch nicht? Was auch immer hier passiert: Bewerte es nicht, nimm es einfach nur wahr.

Danach stelle dich in der Reihenfolge, die für dich richtig ist, nach und nach auf die anderen Blätter. Nimm auch hier jeweils wahr, was sich in deinem Körper verändert. Achte auch auf deine Körperhaltung. Wenn du merkst, dass die Empfindungen an einer Stelle zu intensiv werden, dann wechsle einfach das Blatt. Du kannst jedes Blatt beliebig oft besuchen. Nimm dir so viel Zeit, wie du brauchst, und entdecke deinen Körper. Du musst – sollte dir das schwerfallen – nicht komplett stillstehen. Bewege dich gerne auf den Blättern, wenn du magst.

Wenn du fertig bist, reflektiere für einen Moment: Welche der Überlebensstrategien haben sich besonders vertraut angefühlt? Welche waren angenehm für dich und welche eher unangenehm? Gab es auch etwas, womit du gar nichts anfangen konntest? Vielleicht sind sogar Bilder von bestimmten

Situationen vor deinem inneren Auge aufgetaucht, in denen deine Überlebensstrategien aktiviert wurden. Mach dir gerne Notizen, wenn du möchtest. Du kannst diese kleine Übung jederzeit wiederholen.

Du wirst erstaunt sein, was während dieses Experiments alles in deinem Körper geschieht. Du kannst durch einfaches Stellen auf ein Blatt die körperlichen Reaktionen herbeiführen, die entstehen, wenn die Überlebensreaktionen deines Nervensystems im Alltag aktiviert werden – im Guten wie im Schwierigen. Daran wird eines ersichtlich: Alles ist in deinem Körper gespeichert und du kannst es jederzeit abrufen. Du kannst dir jederzeit dein Wohlfühlzustand-Blatt nehmen, wenn du aus dem Gleichgewicht gerätst, und dich allein durch das Stellen darauf in diesen Zustand versetzen. Ist das nicht wunderbar? Es zeigt, wie viel Einfluss du auf dein Nervensystem nehmen kannst.

WAS GEFAHR MIT UNSEREM GEHIRN MACHT

Unser autonomes Nervensystem verbindet unser Gehirn und unseren Körper miteinander. Es übermittelt Informationen zwischen Körper und Gehirn, die dafür sorgen, dass jeweils die geeigneten körperlichen Prozesse aktiviert sind, die wir für das brauchen, was in unserem Leben gerade passiert.

Dein Gehirn, dein Nervensystem und dein Körper arbeiten sehr eng zusammen, immer mit dem Ziel, dafür zu sorgen, dass deine Sicherheit gewahrt wird.

Wie unser Gehirn normalerweise funktioniert

Für den Anfang ist es zunächst hilfreich zu verstehen, welche Teile unseres Gehirns wichtig sind für die Regulation und Dysregulation unseres Nervensystems. Dafür schauen wir auf ein stark vereinfachtes Modell.

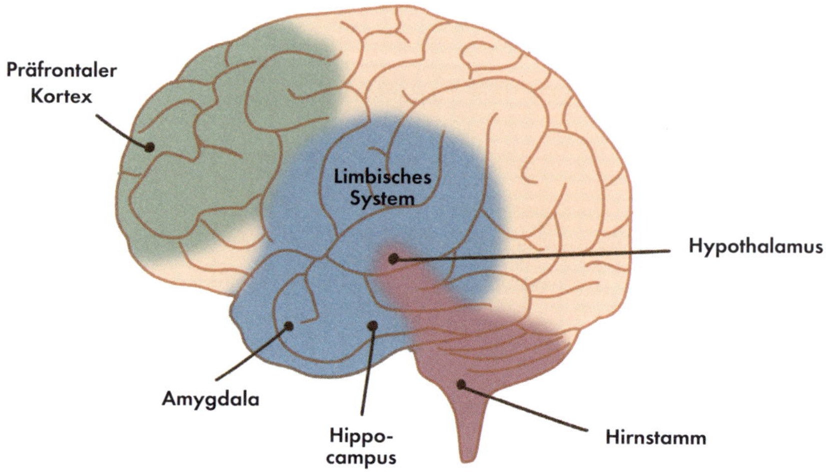

Der präfrontale Kortex

Der **präfrontale Kortex** ist ein Teil unseres Gehirns, der im vorderen Bereich hinter unserer Stirn liegt (siehe Grafik). Er ist wichtig für unsere Aufmerksamkeitslenkung und unsere Fähigkeiten zur Selbstregulation, Emotionsverarbeitung und Reflexion. Dieser Teil unseres Gehirns enthält unsere kognitiven Funktionen. Hier können wir komplex denken, bewusst wahrnehmen, reflektieren und Entscheidungen treffen. Er hilft uns dabei, die Geschehnisse in unserem Leben zu bewerten und unser Verhalten auf die jeweilige Situation und ihre Erfordernisse anzupassen. Wir können hier verschiedene Möglichkeiten bewerten und uns für eine davon entscheiden. Wir kontrollieren mit seiner Hilfe unsere Impulse.

Mit Blick auf unser Nervensystem brauchen wir diesen Teil unseres Gehirns, um bewusst bewerten und entscheiden zu können, ob wir gerade in Gefahr oder sicher sind. Hier können wir, wenn unser Nervensystem, getriggert durch alte Erfahrungen, eine aktuelle Situation als hochgefährlich einschätzt, andere Sichtweisen einnehmen, um eine Entscheidung zu treffen, inwiefern die jeweilige Situation uns wirklich bedroht. Diese Gehirnregion ist auch notwendig, um unsere Erfahrungen zu reflektieren. So können wir zum Beispiel in der sozialen Interaktion mit anderen Menschen von unseren Erfahrungen berichten und von deren Erfahrungen hören. So sind wir in der Lage, unsere eigene Sichtweise bei Bedarf zu verändern und zu ergänzen.

Der präfrontale Kortex ermöglicht es uns, unsere Emotionen zuzulassen, ohne von ihnen eingenommen zu werden. Wir können mit seiner Hilfe beobachten, wo und wie sie sich in unserem Körper zeigen. Wir nehmen die Reaktionen unseres Körpers auf Ereignisse, die uns passieren, wahr und können diese richtig einordnen. Wir können auch bewerten, ob körperliche Symptome gefährlich sind oder eben auch nicht.

Das limbische System (bestehend unter anderem aus Amygdala und Hippocampus)

Die **Amygdala** ist das Alarmzentrum unseres Gehirns. Bekommt sie ein Signal, dann bewertet sie, ob dieses als sicher oder gefährlich einzustufen ist. Diese Information sendet sie direkt weiter an andere Gehirnregionen, sodass die jetzt notwendigen physiologischen Reaktionen in unserem Körper eingeleitet werden können. Die Amygdala interpretiert dazu sowohl Signale von außen wie beispielsweise Gesichtsausdrücke, Mimik und Gestik anderer Menschen als auch Signale, die aus unserem Körper kommen. Sie aktiviert unsere Angstreaktion, wenn diese notwendig ist, damit wir uns in Sicherheit bringen können, und spielt eine Rolle in der Regulation unserer Stressreaktionen, die dafür sorgen, dass die nötigen Stresshormone ausgeschüttet werden, die uns ermöglichen, eine Gefahr zu bekämpfen oder vor ihr zu flüchten.

Die Amygdala spielt in diesem Zusammenhang auch eine wichtige Rolle in der Verarbeitung emotionaler Geschehnisse. Sie sorgt dafür, dass alle Ereignisse in unserem Leben an den **Hippocampus** weitergegeben werden, der dafür verantwortlich ist, sie in die richtigen Regale unseres großen Langzeit-Erinnerungsspeichers einzuordnen. Idealerweise bekommen die Geschehnisse dabei einen Zeit- und Ortsstempel, der sie als abgeschlossen kennzeichnet. So können selbst schwierige Erlebnisse als Erinnerungen abgelegt werden, die im Hier und Jetzt unser Sicherheitsgefühl nicht mehr beeinträchtigen. Manchmal sind emotionale Ereignisse aber so beeindruckend, dass sie unsere Verarbeitungskapazitäten übersteigen. Das sind die Situationen, die so starke Emotionen oder Körperreaktionen verursachen, dass wir sie nicht regulieren können. Das führt dazu, dass wir sie nicht als abgeschlossene Erinnerungen abspeichern können. Stattdessen werden sie zu weiterhin aktiven Erinnerungsfragmenten, die wieder und wieder aktiviert werden durch Geschehnisse, die uns an sie erinnern.

Das **limbische System** ist folglich unser emotionales und bildhaftes Erinnerungszentrum. Genau das ist es, was wir in Situationen, in denen unser Nervensystem dysreguliert ist und wir uns fühlen, als könnten wir darauf keinen Einfluss mehr nehmen, zu spüren bekommen. Sobald ein nicht korrekt abgespeichertes Erinnerungsfragment wieder aktiv wird, fühlen wir uns, als wären wir wieder in der damaligen uns überfordernden Situation, und unser Nervensystem reagiert entsprechend darauf. Wir fühlen die Emotionen und die Körperempfindungen eines alten Ereignisses und glauben, das würde jetzt gerade passieren. Letztlich handelt es sich »nur« um eine Aktivierung der in unserem Gehirn und Körper gespeicherten Erinnerung. Unser Nervensystem reagiert aber unter Umständen trotzdem, als wäre diese Erinnerung jetzt gerade Realität. Wir dysregulieren. In diesem Fall sprechen wir von nicht vollständig verarbeiteten traumatischen Erinnerungen. Diese spielen eine sehr große Rolle für unser Nervensystem.

Der Hypothalamus und der Hirnstamm

Unser **Hypothalamus** empfängt Informationen von verschiedenen Teilen unseres Gehirns und steuert die Veränderung unserer körperlichen Funktionen. Wenn beispielsweise unsere Amygdala ein Gefahrensignal sendet, dann greift der Hypothalamus dieses auf, gleicht in Sekundenschnelle die Situation mit unseren bisherigen Erfahrungen aus unserem Erinnerungsspeicher ab und entscheidet, welche Körperfunktionen verändert werden müssen, um mit der aktuellen Situation umzugehen. Er entscheidet beispielsweise, dass eine Kampf- oder Fluchtreaktion angemessen ist für das, was gerade geschieht. Er leitet dann die Informationen über die zu verändernden Parameter an unseren Hirnstamm.

Der **Hirnstamm** gehört zu den entwicklungsgeschichtlich älteren Teilen unseres Gehirns. Er hat lebenswichtige Funktionen inne, die eine entscheidende Rolle spielen, wenn unser Nervensystem dysreguliert ist. Hier liegt zum einen die motorische Steuerung unseres Körpers und zum anderen die Regulation unserer wichtigen Lebensfunktionen wie des Herzschlags, des Blutdrucks und der Atmung. Sobald unsere Amygdala ein Signal von Sicherheit oder Gefahr sendet, empfängt dieses der Hypothalamus und entscheidet darüber, wie unser Körper darauf reagieren soll. Diese Information wiederum erhält der Hirnstamm und setzt sie auf der körperlichen Ebene um. Das bedeutet beispielsweise: Wenn es aufregend wird oder eine Kampf-Flucht-Reaktion angemessen für die aktuelle Situation ist, beschleunigt der Hirnstamm unsere Atmung und unseren Herzschlag, erhöht unseren Blutdruck und reduziert Körperfunktionen, die jetzt nicht so dringlich sind, zum Beispiel unsere Verdauung. Wenn es wieder ruhig wird, werden Atmung und Puls wieder langsamer, unser Blutdruck sinkt, unsere Verdauung läuft wieder an. Wir können uns entspannen, müde werden und so in einen regenerativen Zustand kommen.

Das heißt also: Unser Hypothalamus steuert und unser Hirnstamm reguliert all die Lebensfunktionen, die Teil der Überlebensstrategien unseres Nervensystems sind. Wann immer unsere Amygdala Alarm ausruft, werden beide sehr unmittelbar und sehr schnell aktiv und leiten die notwendigen Veränderungen in unserem Körper ein, damit wir kämpfen oder flüchten oder auch einfrieren und uns schützen können.

Wenn du dysreguliert bist, funktioniert dein Gehirn anders

Solange unser Nervensystem in einem regulierten Zustand ist, arbeiten die zuvor beschriebenen Teile unseres Gehirns integriert zusammen. Die Reize unseres Alltags kommen herein und werden durch die Amygdala auf ihre Sicherheit hin bewertet. Sie werden weitergegeben an den Hippocampus, sodass dieser sie verarbeiten und in unserem Erinnerungsspeicher ablegen kann. Unser präfrontaler Kortex trägt zur korrekten Bewertung und Ablage bei, indem er mit seinen kognitiven Fähigkeiten unsere Verarbeitungsprozesse unterstützt. Hypothalamus und Hirnstamm werden mit Informationen zu dem, was gerade in unserem Leben passiert, versorgt, sodass sie unsere Lebensfunktionen genau so regulieren können, wie wir es brauchen, um die Geschehnisse in unserem Leben zu bewältigen.

Sobald aber unsere Amygdala eine echte Gefahr entdeckt, die unser Überleben tatsächlich bedroht oder zu bedrohen scheint, ruft sie den Notstand aus. Unsere Überlebensprogramme werden unmittelbar aktiviert. Von hier an geht alles sehr schnell, ganz ähnlich wie bei lebensbedrohlichen Situationen in der Notaufnahme eines Krankenhauses. Hypothalamus und Hirnstamm aktivieren in Bruchteilen von Sekunden all die Ärzte und Helfer in unserem Körper, die es jetzt braucht. Jede unserer Körperfunktionen weiß genau, was jetzt zu tun ist. Das Herz beginnt anders zu schlagen, der Blutdruck wird erhöht oder gesenkt, unsere Atmung wird schneller oder langsamer, tiefer oder flacher, um ein paar Beispiele zu nennen. All das passiert voll automatisiert.

Wofür in einer solchen Notsituation keine Zeit mehr ist, ist das Denken und Reflektieren. In einer lebensbedrohlichen Situation müssen die Abläufe standardisiert sein und einfach passieren. Wir können hier nicht erst abwägen, ob wir uns gerade wirklich schützen müssen, wir haben auch keine Zeit, jemand anderen um Rat zu bitten. Es geht schlicht und einfach um unser Überleben.

Deshalb wird in solchen Situationen, in denen unsere Amygdala den Alarmzustand ausruft, die Gehirnfunktion abgeschaltet, die es gerade am wenigsten braucht. Das sind die Funktionen unseres präfrontalen Kortex. In der Realität bedeutet das, dass wir tatsächlich keinen oder zumindest deutlich geringeren Zugriff auf unsere Fähigkeiten des Denkens, des Reflektierens, des Bewertens und des rationalen Entscheidens haben.

Genau das ist der Grund dafür, dass du, wenn dein Nervensystem akut dysreguliert ist, glaubst, kaum noch Einfluss auf deine Symptome nehmen zu können. Dein Körper und dein Nervensystem sind schlicht und einfach im Überlebensmodus. Sie tun das, was die Situation erfordert: Sie ermöglichen es dir, zu kämpfen, zu flüchten, oder sie frieren dich ein, damit du geschützt bist. Es muss schnell gehen. Und das ist völlig richtig, solange du dich gerade tatsächlich in Gefahr befindest.

Nicht verarbeitete Erinnerungen aktivieren deine Überlebensanteile

Manchmal dysreguliert unser Nervensystem aber auch, ohne dass in der Realität eine echte Gefahr besteht. In einem solchen Fall werden die zuvor beschriebenen nicht korrekt abgespeicherten, nicht abgeschlossenen Erinnerungsfetzen aktiviert, die uns fühlen lassen, als wären wir (wieder) in Gefahr. Lass uns das anhand von zwei Beispielen näher betrachten.

Beispiel 1: Diejenigen, die Erfahrung mit Angst und Panik haben, werden das erste Beispiel gut nachvollziehen können. Unsere erste Panikattacke ist in aller Regel sehr eindrucksvoll und sehr überfordernd. Denn wir fühlen uns, als würden wir sterben, ohne einordnen zu können, was uns eigentlich gerade passiert. Unser Herz rast aus heiterem Himmel, unsere Hände werden taub, wir schwitzen und bekommen keine Luft. In einem solchen Moment ist eine solch starke Überlebensreaktion in unserem Körper aktiviert, dass die meisten von uns sie nicht regulieren können. Wenn wir Glück haben, ist ein Mensch in der Nähe, der erkennt, was gerade mit uns passiert und der uns koreguliert. So oder so bleibt aber meist eine Erinnerung zurück, in der wir uns als massiv überfordert, bedroht und unfähig, unsere Symptome zu beeinflussen, erlebt haben. Diese Erinnerung ist verbunden mit starken negativen Emotionen. Unser Gehirn hat Schwierigkeiten, diese überfordernde Erinnerung in den Erinnerungsspeicher unseres Gehirns einzuordnen, denn wir haben so etwas noch nie erlebt und können es auch nicht gut in Verbindung bringen mit anderen Dingen, die wir bisher erlebt haben. So kann es sein, dass einer dieser unabgeschlossenen, emotional stark negativ belegten Erinnerungsfetzen entsteht. Er ist noch dazu angstbesetzt. Und so kann es passieren, dass beim nächsten

Mal, wenn wir uns am selben Ort befinden oder unser Herz vom Treppensteigen schnell schlägt oder wir in einer stressigen Situation sind, in der unser Bauch angespannt ist, dieser Erinnerungsfetzen aktiviert wird und die nächste Panikattacke entsteht. In der Realität ist dann keine Gefahr vorhanden, aber unser Gehirn glaubt das trotzdem, denn es erkennt Ähnlichkeiten zur Situation, in der unsere erste Panikattacke entstanden ist.

Beispiel 2: Schauen wir auch noch auf ein ganz anderes Beispiel. Du gerätst in einen Konflikt mit deinem Partner oder deinem Chef oder einer Kollegin. Die Situation eskaliert, es wird laut, ihr kommt einfach nicht zu einer gemeinsamen Sichtweise. Irgendwann kommt der Punkt, an dem dein Konfliktpartner entscheidet, dass er oder sie jetzt erst einmal Abstand braucht, um das Gesagte sacken zu lassen. Für manche von uns ist das eine völlig legitime Handlung und löst keinerlei Reaktion des Nervensystems aus. Für andere dagegen kann das ein massiver Trigger sein, denn sie empfinden das Vertagen der Konfliktlösung als bedrohlichen Beziehungsabbruch. Das kann beispielsweise dann so sein, wenn du erlebt hast, dass eine wichtige Kontaktperson immer wieder die Verbindung zu dir abgebrochen hat, wenn eigentlich ein Konflikt zu lösen gewesen wäre. Du warst in diesen alten Situationen (in denen du vielleicht noch ein Kind warst) mit deinen Empfindungen allein und nicht in der Lage, sie gut zu regulieren. So verbindet dein Gehirn starke Empfindungen von Schuld, Angst und vielleicht Scham mit Konfliktsituationen, die nicht direkt lösbar sind. In der aktuellen Situation wird genau das aktiviert. Du fühlst dich wieder wie damals, als dein Vater sich einfach zurückgezogen hat, wenn es Streit in der Familie gab. Es gab damals keine Lösung, also wird es auch heute keine geben. Du bist wieder allein und musst mit der ungeklärten Situation klarkommen. Du hast Angst vor unangenehmen Folgen, die du nicht absehen kannst, du fühlst dich irgendwie schuldig und in deinem Kopf und Körper tobt es so sehr, dass du gar nicht zur Ruhe kommst. Wenn du später – aus einem wieder regulierten Zustand – auf die Situation zurückschaust, wirst du dich vielleicht fragen, warum du eigentlich so heftig reagiert hast. Die Antwort ist: weil dein Nervensystem aufgrund deiner Lebenserfahrungen den Notstand ausgerufen hat. Dein Körper hat genau das Richtige getan:

Er hat dich in die Lage versetzt, zu kämpfen oder zu flüchten, oder er hat dich eingefroren, damit du dich wieder sicherer fühlen kannst.

In beiden Beispielsituationen hat dein Nervensystem Gefahr signalisiert, dein Hirnstamm hat deine Überlebensprogramme aktiviert und du hast das körperlich in aller Deutlichkeit gespürt. Gleichzeitig hattest du kaum noch die Möglichkeit, die Fähigkeiten deines präfrontalen Kortex zu nutzen, um zu unterscheiden, ob die Gefahr real war oder durch alte Erinnerung verursacht wurde. Du konntest auch nicht mehr auf deine Fähigkeiten zur Regulation und deine Regulationstools zugreifen, um wieder Sicherheit herzustellen. Der Zugang zu diesen Regionen deines Gehirns war einfach versperrt.

Muss das nun immer so bleiben? Nein, zum Glück nicht. Wir können viel dafür tun, diesen Teil unseres Gehirns wieder zu aktivieren. Wir können unser Toleranzfenster vergrößern. Wir können unsere Regulationstools und unseren sicheren Zustand so gut verankern, dass wir sie auch in Notfällen abrufen können. Und wir können alte Erinnerungen integrieren und abschließen, sodass sie unser Nervensystem heute nicht mehr dysregulieren müssen. Die Teile 2 und 3 dieses Buches widmen sich genau dem, was du tun kannst, um dich wieder regulieren zu lernen.

TOOL NR. 14: ERKENNE, WANN DEIN GEHIRN IN DEN ÜBERLEBENSMODUS SCHALTET

Zielsetzung: Hier ist eine kleine Checkliste, die dir hilft, zu erkennen, dass dein Gehirn gerade im Überlebensmodus arbeitet. Das zu realisieren, kann schon enorm hilfreich sein, um den präfrontalen Kortex wieder stärker ins Arbeiten zu bringen.

Ausführung: Beantworte diese Fragen für dich auf einer Skala von 1 bis 10 (1 = trifft gar nicht zu, 10 = trifft vollständig zu): Je höher dein Wert ist, desto stärker befindest du dich wahrscheinlich im Überlebensmodus.

- Die Gedanken kreisen wie wild in deinem Kopf, trotzdem kannst du kaum einen klaren Gedanken fassen.
- Du fühlst dich gerade vollkommen entscheidungsunfähig. Allein die Notwendigkeit, jetzt eine Entscheidung zu treffen, überfordert dich völlig.
- Du fühlst starke Emotionen und hast einen sehr starken Drang, diese an einem Gegenstand oder einem anderen Menschen auszuleben.
- Du siehst andere Menschen und die Welt im Allgemeinen gerade sehr pessimistisch und negativ. Du misstraust deinen Mitmenschen und kannst nichts Gutes mehr finden.
- Du kannst gerade keine Lösung mehr sehen für die Situation, in der du dich befindest.
- Es fällt dir in diesem Moment ziemlich schwer, um Hilfe zu bitten oder Hilfe anzunehmen.
- Du fühlst dich völlig überfordert von dem, was in deinem Körper passiert, und du hast das Gefühl, dass du gar nichts tun kannst, um das zu beeinflussen.
- Du fühlst dich weit weg von deiner Umwelt, als wärst du irgendwie abgekoppelt in deiner eigenen Welt.
- Das, was gerade passiert ist, erscheint dir als so schlimm, dass es nie wieder gut werden kann.
- Allgemein bemerkst du, dass du gerade sehr schwarz-weiß in Gut-oder-schlecht-Kategorien denkst und es dazwischen kaum etwas zu geben scheint.

Wann immer du dich dabei ertappst, in einem solchen Denk- und Fühlmodus festzustecken, versuche, daran zu denken: Das ist ein temporärer Zustand deines Gehirns, der durch dein dysreguliertes Nervensystem bedingt ist. Die Dinge sind in keinster Weise so negativ und aussichtslos, wie sie gerade erscheinen. Je mehr Zugriff du wieder auf die Funktionen deines präfrontalen Kortex bekommst, je mehr du die gerade aktivierte Überlebensreaktion verlässt, desto differenzierter, positiver und hoffnungsvoller wird die Welt wieder aussehen. Es ist nur ein vorübergehender Zustand, nicht die Realität. Mache das zu deinem Mantra in Phasen der Dysregulation!

BIST DU BEREIT, DEN NÄCHSTEN SCHRITT ZU GEHEN?

Du hast nun die Funktionsweise deines Nervensystems kennengelernt. Du weißt, was in deinem Körper und deinem Gehirn passiert, wenn du reguliert oder dysreguliert bist. Vielleicht kannst du jetzt ein kleines Stückchen mehr wertschätzen, wie zuverlässig dein Nervensystem arbeitet und in jeder Minute für deine Sicherheit zu sorgen versucht. Du hast vielleicht einige der Tools zur Selbstreflexion und auch schon erste Möglichkeiten, dich zu regulieren, ausprobiert.

Von hier aus können wir damit starten, den Weg zurück in die Regulation zu beschreiten. Lass uns vorher noch auf die Ziele schauen, die wir mit dem nächsten Abschnitt dieses Buches erreichen wollen.

Die Arbeit mit deinem Körper ist essenziell dafür, dass dein Nervensystem wieder zurück in die Regulation kommen kann. Im ersten Teil dieses Buches habe ich versucht, dein Bedürfnis danach zu erfüllen, zu verstehen, was in deinem Nervensystem und deinem Körper passiert. Im zweiten Teil werden wir die Arbeit mit unserem Nervensystem auf einer sehr viel praktischeren und körperorientierteren Ebene angehen. Trotzdem wird es hier eine Mischung aus kognitiven und körperorientierten Elementen geben, denn es ist wichtig, dass wir uns der intensiven Arbeit mit unserem Körper auf sanfte und sichere Art und Weise annähern.

Wir verfolgen mit dem nächsten Abschnitt **drei wesentliche Ziele:**

Wir wollen uns wieder mit unserem Körper verbinden

Diejenigen von uns, die häufig ein dysreguliertes Nervensystem haben, haben meist eine nicht ganz einfache Beziehung zu ihrem Körper entwickelt. Einerseits nehmen wir die Symptome unseres Körpers in aller Deutlichkeit wahr, weil sie so bedrohlich erscheinen. Andererseits fällt es uns sehr schwer, genau hinzuspüren und korrekt zu bewerten, wie gefährlich das, was in unserem Körper passiert, wirklich ist. Wir neigen dazu, unsere

Symptome falsch zu interpretieren – durch die Brille eines dysregulierten Nervensystems.

Schauen wir uns ein praktisches Beispiel an: Menschen mit Angststörungen neigen dazu, ihre körperlichen Symptome falsch zu interpretieren. Wenn wir beispielsweise eine Treppe hinaufgehen, ist es völlig normal, dass unser Herz schneller schlägt, denn wir brauchen dazu unsere Muskelkraft. Über den beschleunigten Puls und eine schnellere Atmung werden unsere Muskeln stärker mit Sauerstoff versorgt. Das gibt uns die Kraft, die Treppe hochzukommen. Ein Mensch mit Panikattacken fehlinterpretiert ein schnell schlagendes Herz eventuell als Zeichen einer sich anbahnenden Panikattacke, denn das hat er viele Male auf sehr dysregulierende Art und Weise erlebt.

Aus einem regulierten Zustand heraus würde dieser Mensch reflektierend die Frage stellen: »Welche Gründe – außer einer beginnenden Panikattacke – könnte es noch dafür geben, dass mein Herz gerade schneller schlägt?« Er wäre in der Lage zu erkennen, dass es viele Anlässe gibt, die unser Herz schneller schlagen lassen, und dass einige davon auf seine aktuelle Situation zutreffen. Das würde ihm helfen, seine Angst zu regulieren und stattdessen nach Alternativen zu suchen. Auf dieser Basis würde er sehr wahrscheinlich identifizieren, dass das Ersteigen einer Treppe eine höchst logische Erklärung für seinen beschleunigten Puls ist, und der Anflug der Panikattacke würde verfliegen. Er würde sich wieder sicher fühlen.

Was uns, deren Nervensystem so oft dysreguliert ist, am meisten fehlt, ist eine liebevolle Beziehung zu uns selbst, unseren Symptomen und unserem Körper. Stattdessen verurteilen wir uns dafür, dass wir uns so dysreguliert fühlen, und verstärken damit unsere Symptome noch. Wir versuchen, das wegzubekommen, was eigentlich gute Wegweiser für uns sein könnten, einfach deshalb, weil wir es nicht zu regulieren gelernt haben.

Ein wesentliches Ziel im nächsten Buchteil besteht deshalb darin, wieder eine Beziehung zu unserem Körper aufzunehmen. Wir wollen unsere Körperempfindungen nach und nach mehr in den Blick nehmen und lernen, sie zu halten. *Halten* bedeutet, dass wir sie bewusst wahrnehmen und sie beobachten können, ohne von ihnen überwältigt zu werden, sie durch unsere Gedanken und Interpretationen zu verstärken, ohne ihnen mehr Aufmerksamkeit zu schenken als notwendig. Wir wollen neugierig werden, was genau eigentlich gerade in unserem Körper passiert, wenn es sich so unangenehm anfühlt. Wir wollen dem, was in uns passiert, wieder liebevoll begegnen können – so wie eine liebevolle Mutter ihr Kind reguliert, wenn es aus dem Gleichgewicht geraten ist.

Wir wollen unsere inneren Zustände besser halten können

Wenn unsere Beziehung zu unserem Körper nicht die innigste ist, können wir davon ausgehen, dass es uns schwerfällt, einige der Dinge, die wir mit unserem Körper fühlen, willkommen zu heißen. Vielleicht fällt es dir schwer, bestimmte Emotionen zuzulassen. Emotionen zeigen sich sehr körperlich. Da krampft sich unser Bauch zusammen, wenn wir wütend sind, und wir fühlen ein loderndes Feuer im Solarplexus. Unsere Schultern ziehen sich weit nach oben, wenn wir vor Angst erstarren. Da ist so ein leeres und gleichzeitig unglaublich intensives Gefühl in der Mitte unserer Brust, wenn wir traurig sind. Wenn wir gelernt haben, dass diese emotionalen Äußerungen unseres Körpers so intensiv waren, dass sie uns überfordert haben, dann hatten wir gute Gründe, uns vor ihnen zu schützen. Das taten wir, indem wir sie verdrängten oder lernten, uns von ihnen abzulenken. Indem wir etwas Leckeres essen, wenn sie auftauchen, schnell den Fernseher anstellen, das Handy zücken oder das nächste Datingportal aufsuchen. Leider verschwinden unsere Emotionen aber nicht, sie sind nur überdeckt und wirken weiter, ohne dass uns das wirklich bewusst ist. Sie machen uns abhängig von Ablenkungen, sie dysregulieren uns aus dem Verborgenen und wir haben so viel (meist unbewusste) Angst davor, dass sie doch an die Oberfläche kommen könnten, dass wir unsere Energie ständig dafür brauchen, sie mit unseren erlernten Bewältigungsstrategien unter der Oberfläche zu halten.

Ganz ähnlich verhält es sich mit anderen Symptomen, die unser Körper sendet. Schmerzen zum Beispiel, die uns sagen wollen, dass wir uns mehr bewegen sollen oder Ruhe brauchen, betäuben wir mit Schmerzmitteln, statt ihre Botschaften zu hören. Wir schauen nicht gerne hin, wenn unser Körper irgendwelche Symptome zeigt, weil uns das verunsichert. Es löst Angst aus, dass etwas nicht in Ordnung sein könnte. Wir nehmen kaum wahr, wie unser Körper sich fühlt, wenn wir bestimmte Nahrungsmittel zu uns genommen haben, denn dann müssten wir etwas verändern, was vielleicht eine lieb gewonnene Bewältigungsstrategie geworden ist.

Und das ist völlig normal. Falls du dich gerade ertappt fühlst: Du bist nicht allein. Den meisten Menschen geht es so. Denn wir hatten keine guten Vorbilder, die uns gezeigt haben, wie das geht, eine liebevolle, zugewandte Verbindung zu unseren Körperempfindungen und unseren Emotionen zu haben. Deshalb wurden wir auch nicht ausreichend koreguliert, wenn wir sie hatten. Und so konnten die meisten von uns nicht lernen, alle ihre Emotionen und Körperempfindungen zu akzeptieren. Für ein reguliertes Nervensystem brauchen wir aber genau das: die Fähigkeit, das, was in unserem Körper passiert, bewusst wahrzunehmen, es anzuschauen und es halten zu können, ohne dass wir unser Toleranzfenster verlassen. Am Ende entsteht die Fähigkeit, uns selbst zu regulieren. Diesem Ziel werden wir uns im nächsten Kapitel in ganz kleinen, sanften Schritten nähern. Die Belohnung ist eine liebevolle Beziehung zu uns selbst, in der wir uns sicher und gehalten fühlen können.

Wir lernen unseren sicheren Zustand kennen

Wenn unser Nervensystem dysreguliert ist, dann wollen wir in der Regel vor allem eines: das wieder loswerden, was sich da gerade so unangenehm anfühlt. Viele von uns suchen nach Tools und Übungen, die das möglich machen. Natürlich gibt es diese, und wir werden viele davon auf den folgenden Seiten kennenlernen und ausprobieren. Die Nervensystemarbeit beinhaltet aber einen aus meiner Sicht noch viel wichtigeren Prozess: das Kennenlernen und Verankern unseres sicheren Zustandes. Genauso, wie unser Körper in der Dysregulation Symptome zeigt, wirkt sich auch ein regulierter sicherer Zustand auf unseren Körper aus. Er verändert unsere Körperhaltung, unsere Muskelspannung, die Funktion unserer Organe und vieles mehr. Wenn wir unsere ganz individuellen Signale der Sicherheit kennenlernen und lernen, uns bewusst in unseren sicheren Zustand zu versetzen, dann wird dieser stabil in unserem Gehirn verankert. Nach und nach fällt es uns immer leichter, ihn abzurufen, und wir kommen an den Punkt, dass unser Körper nur ein kleines Signal unseres sicheren Zustands zeigen muss und automatisch eine Aufwärtsspirale aktiviert wird. So wie ein Stolperer unseres Herzens ausreicht, um uns in die Abwärtsspirale einer Panikattacke zu katapultieren, reicht dann ein kleiner Durchatmer, um uns wieder in den sicheren Zustand zu schicken. Im nächsten Kapitel bekommst du die Möglichkeit, deinen eigenen Zustand der Sicherheit kennenzulernen und zu erforschen.

Jetzt wird es praktisch. Bist du bereit, den nächsten Schritt zu gehen?

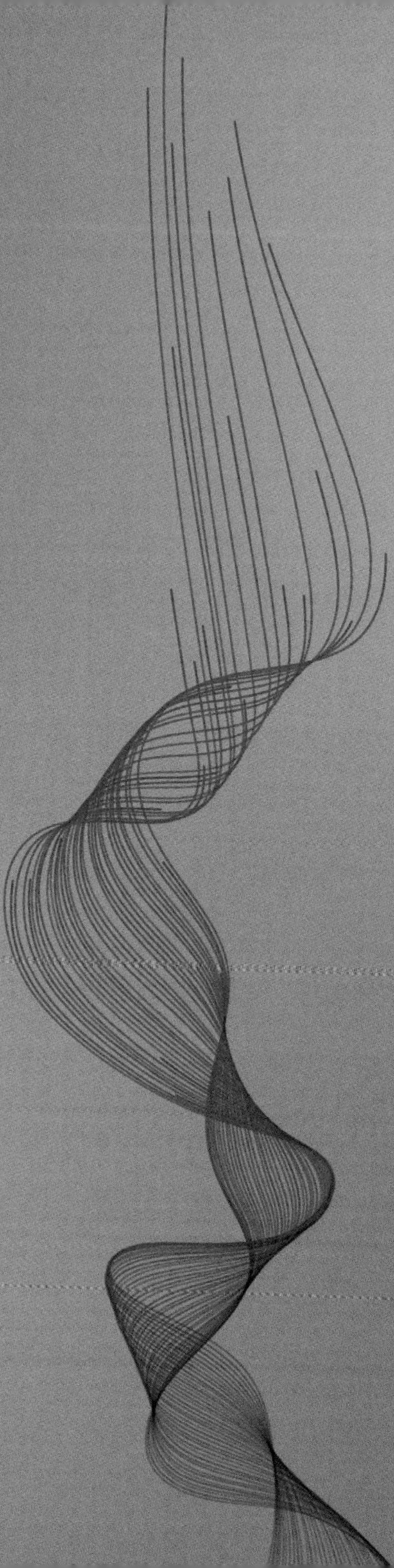

TEIL 2

Sich fühlen – komme mit deinem Nervensystem in Kontakt

Warum die Verbindung zu unserem Körper so wichtig ist

Dein Körper hat eine enorm wichtige Funktion in der Arbeit deines Nervensystems. Denn er liefert auf der einen Seite Informationen dazu, ob du gerade sicher bist, und ist auf der anderen Seite Empfänger von Anweisungen deines Nervensystems, die sicherstellen sollen, dass deine Körperfunktionen immer so angepasst sind, dass du sicher bleiben kannst.

UNSER KÖRPER UND UNSER NERVENSYSTEM KOMMUNIZIEREN MITEINANDER

Dein autonomes Nervensystem verbindet dein Gehirn mit dem Gewebe und den Organen deines Körpers. Dazu nutzt es Nervenzellen, Nervenbahnen und chemische Botenstoffe, mit deren Hilfe es die relevanten Informationen überträgt. Die Informationsübertragung erfolgt mithilfe bestimmter Neurotransmitter wie beispielsweise Acetylcholin und Noradrenalin.

Wenn sich in unserem Alltag etwas ereignet, nimmt unser Körper das über unsere fünf Sinne wahr. Die Informationen werden in unserem Gehirn verarbeitet, wie in Kapitel 3, *Was Gefahr mit unserem Gehirn macht*, beschrieben. Wenn unser – Gehirn, konkret: unser Hypothalamus – nun entscheidet, dass unsere Körperfunktionen verändert werden müssen, damit wir mit dem, was gerade in unserem Leben geschieht, umgehen können, dann gibt er diese Information weiter an unseren Hirnstamm. Dieser veranlasst die nötigen Veränderungen in unseren Organen und Geweben.

Spannend ist dabei, dass Informationen zwischen Körper und Gehirn in beide Richtungen übertragen werden. Dazu nutzt unser Nervensystem sogenannte efferente und afferente Nervenfasern.

Die **efferenten Fasern** übertragen Informationen vom Gehirn in den Körper. Über sie steuert unser Nervensystem beispielsweise die Anpassung unserer Atemtiefe, unserer Herzfrequenz und unseres Blutdrucks, wenn wir eine Gefahr bekämpfen müssen.

Die **afferenten Fasern** dagegen übertragen sensorische Informationen aus dem Körper in unser Gehirn. Diese Informationen kommen beispielsweise aus unseren Organen, aus den verschiedenen Geweben unseres Körpers oder werden über unsere Sinnesorgane aus unserer Umgebung aufgenommen.

Wichtig zu wissen: Circa 80 Prozent der Informationsübertragung zwischen Körper und Gehirn erfolgt über die afferenten Nervenfasern vom Körper zum Gehirn. Nur ungefähr 20 Prozent der Informationen werden über die efferenten Fasern vom Gehirn zum Körper übertragen. Das ist der Grund dafür, dass wir in der Nervensystemarbeit im Körper ansetzen. Wenn unser Gehirn von unserem Körper das Signal bekommt, dass es in uns und in unserem Leben gerade sicher ist, dann kann unser Nervensystem reguliert bleiben.

Dazu zwei ganz praktische Beispiele:

- Wenn du den ganzen Tag vor einem Bildschirm gesessen hast, deiner stressigen Schreibtischarbeit nachgegangen bist und kaum Zeit für Pausen und Bewegung hattest, dann hat das eine Wirkung auf deinen Körper. Zum einen aktiviert eine lange Bildschirmarbeitszeit durch die visuellen Anforderungen deinen Sympathikus. Zum anderen sitzt dein Körper den ganzen Tag in einer unnatürlichen Haltung, was zu Muskelspannung führen kann und gleichzeitig – je nachdem, wie ergonomisch dein Arbeitsplatz gestaltet ist – bewirkt, dass die natürlichen kleinen Bewegungen, die deine Wirbelsäule eigentlich nahezu immer ausführt, verhindert werden. Durch deine Sitzposition atmest du verändert und nicht so frei, wie du das natürlicherweise tun würdest. Durch die ohnehin schon anstrengende Aufgabe und die fehlenden Pausen ist dein sympathisches Nervensystem zu lange aktiv, während dein parasympathisches Nervensystem kaum eine Chance hat, das wieder auszugleichen. All diese Faktoren führen dazu, dass dein Gehirn den ganzen Tag über viele kleine Informationen bekommt, dass etwas in deinem Körper nicht so ist, wie es eigentlich sein sollte. Dein Nervensystem und dein Gehirn sind den ganzen Tag damit beschäftigt, Schaden zu verhindern. Am Ende des Tages gehst du mit einem Nervensystem in den Feierabend, das nicht im Gleichgewicht ist.

- Deine Wohnung ist völlig im Chaos versunken. Du merkst, wie du dich nicht mehr wohlfühlst, und findest doch die Zeit zum Aufräumen nicht. Über deine Sinne nimmst du das Chaos in deiner Wohnung wahr. Diese Informationen werden über die afferenten Nervenfasern an dein Gehirn geleitet. Dieses bewertet die Unordnung auf Basis deiner bisherigen Lebenserfahrungen. Sie aktiviert deinen Sympathikus, der dafür sorgen soll, dass du das Chaos beseitigen und dich wieder wohlfühlen kannst. Dein Puls erhöht sich, du atmest schneller, deine Muskeln werden aktiviert. Eine klassische Stressreaktion setzt in deinem Körper ein. Von hier aus kann es sein, dass du diese nutzen kannst, um die Unordnung zu beseitigen. Die Stressreaktion wird so abgeschlossen, du kommst wieder zur Ruhe und fühlst dich wohl(er). Vielleicht ist das aber auch gerade nicht möglich, und so bleibt die Stressreaktion bestehen. Dein Sympathikus ist zu lange aktiv, dein Parasympathikus kann nicht aktiv werden, du schläfst schlecht, du ärgerst dich jedes Mal, wenn du etwas suchst. Eine verlängerte Stressreaktion ist die Folge.

Diese beiden Beispiele sollen deutlich machen, wie unbemerkt sich dein Nervensystem im ganz normalen Alltag in Richtung Dysregulation bewegen kann. Sie sollen auch zeigen, dass du viel Einfluss nehmen kannst auf den Zustand deines Nervensystems, indem du dafür sorgst, dass du dich auf der körperlichen Ebene wohl- und sicher fühlen kannst. Das fängt bei wirklich einfachen Dingen an, die wir allzu oft vergessen. Vielleicht sind die folgenden Aspekte nicht die Hauptauslöser deiner Dysregulation, aber schon mit ihnen kannst du erheblichen Einfluss darauf nehmen, dass dein Nervensystem aus deinem Körper Informationen der Sicherheit empfängt und dein Nervensystem wieder ein Stück regulierter bleiben kann:

- Sorge für eine Schlafumgebung, in der du dich sicher fühlst, und schlafe ausreichend.
- Ernähre dich mit gesunden, naturbelassenen Lebensmitteln, meide hochverarbeitete Nahrungsmittel und Zusatzstoffe.
- Trinke ausreichend Wasser.
- Bewege deinen Körper ohne Leistungsgedanken auf eine Art und Weise, die dir einfach guttut.
- Mache genügend Pausen während deines Tages.
- Begrenze deine Bildschirmzeit.
- Nimm dir nur ein machbares Pensum von Aufgaben vor und schließe regelmäßig Aufgaben ab.
- Sorge für eine Umgebung, in der du dich wohlfühlst (Prinzip: äußere führt zu innerer Ordnung).

TOOL NR. 15: FINDE DEINE HÄUFIGSTEN DYSREGULATOREN IM ALLTAG

Zielsetzung: Dieses Tool soll dir dabei helfen, Auslöser für die Dysregulation deines Nervensystems zu erkennen und zu verändern.

Ausführung: Schaue dich einmal in deinem Alltagsleben um. Welche Dinge aus den folgenden Kategorien nehmen dir regelmäßig ein Stück deines inneren Gleichgewichts und führen dazu, dass du dich nicht sicher fühlst?

- Ernährung
- Schlaf
- Bewegung
- Pausen und Erholung
- Beziehungen zu anderen Menschen
- Bildschirmzeit und Mediennutzung
- Deine To-do-Liste
- Deine äußere Umgebung

Worauf davon kannst du Einfluss nehmen? Was kannst du an den Dingen, die dich regelmäßig von deinem Wohlfühlzustand wegbringen, verändern, sodass dein Nervensystem etwas regulierter bleiben kann? Nimm dir nur eine kleine Sache daraus vor und setze sie am besten direkt um.

WIE UNSER KÖRPER REAGIERT, WENN WIR UNS BEDROHT FÜHLEN

Wenn wir uns bedroht fühlen, reagiert unser Körper auf vielfältige Weise. Zum einen erleben wir die physiologischen Reaktionen, die unser Nervensystem veranlasst und die du in Teil 1 dieses Buches kennengelernt hast. Unsere Herzfrequenz, unser Blutdruck, unsere Atmung, unsere Muskelanspannung verändern sich, wenn Gefahr droht und unser Nervensystem unsere Überlebensmodi aktiviert.

Zum anderen wird – wann immer uns etwas begegnet, das ein Gefühl von Bedrohung auslöst – unser Körpergedächtnis aktiviert. In unserem Körper sind vielfältige Erinnerungen aus unserem bisherigen Leben gespeichert, die wieder lebendig werden können, wenn etwas sie triggert. Das kann zum einen etwas in unserem Körper sein, zum anderen etwas in unserer Umgebung. So können zum Beispiel bestimmte Gerüche, die Worte oder Handlungen anderer Menschen, Orte oder auch ein Signal, das unser Körper sendet, intensive körperliche Reaktionen bei uns auslösen.

Stell dir vor, du isst seit Langem einmal wieder deine Lieblingseissorte, die du schon als Kind immer bestellt hast. Und zwar im Eiscafé deiner Kindheit. Das Eis schmeckt tatsächlich auch noch so wie damals, und vielleicht löst das schöne Erinnerungen an sommerliche Nachmittage voller Freiheit in deiner Kindheit bei dir aus. Dein Gesicht entspannt sich, deine Augen werden ganz groß und deine Schultern sinken nach unten. Dein ganzer Körper fühlt sich so wie damals: unbeschwert, beschützt und sicher.

Genauso funktioniert das aber auch umgekehrt. Wenn uns etwas an ein dysregulierendes Ereignis erinnert, dann wird ebenso unser Körpergedächtnis aktiviert. Wir spüren dann, wie sich unser Bauch zusammenzieht, unsere Schultern sich verkrampfen oder unser Herz beginnt, schneller zu schlagen.

Unser Körper merkt sich, was in unserem Leben passiert ist und was uns geholfen hat, uns sicherer zu fühlen. Wenn es früher hilfreich war, dem Schimpfen der Eltern zu entgehen, indem wir in dem Versuch, unsichtbar zu werden, den Kopf einzogen und uns kleiner machten, dann ist es möglich, dass wir ganz unbewusst auch heute auf die gleiche Art und Weise reagieren, wenn uns jemand in der Realität oder in unserer Wahrnehmung kritisiert. In unserer bewussten Wahrnehmung äußert sich das dann in Form unserer schlimmen Nacken-Schulter-Verspannungen, die wir immer wieder haben.

Unser Körper macht zu, wenn es nicht sicher ist

Wenn wir uns bedroht fühlen, dann haben wir Menschen eine Tendenz, körperlich zuzumachen. Wir rollen die Schultern nach vorne ein, um unser empfindliches Herz zu schützen. Wir ziehen den Bauch zusammen, um gegen einen erneuten Schlag in die Magengrube gewappnet zu sein. Wir ziehen unsere Hüften vorne zusammen, um unsere unangenehmen Emotionen zu unterdrücken. Unsere Beininnenseiten pressen gegeneinander, um festzuhalten und die Kontrolle zu behalten. Unser Kopf zieht zwischen die Schultern, damit wir weniger sichtbar sind für das, was uns bedroht.

Unsere Muskeln spannen an, unser Gewebe zieht sich zusammen. So schützen wir uns ganz unbewusst. Und tatsächlich werden uns diese unwillkürlichen Schutzreaktionen erst dann bewusst, wenn wir ganz genau hinspüren oder versuchen, sie wieder zu öffnen.

Übrigens machen selbst unsere Blutgefäße zu, wenn wir bedroht werden und unsere Überlebensreaktionen aktiviert werden. Die Blutgefäße in unseren Extremitäten verengen sich, damit mehr Blut für die Organe zur Verfügung gestellt werden kann, die jetzt überlebenswichtig sind.

Unsere unbewussten Schutzreaktionen – das Zumachen unseres Körpers ebenso wie das Unterdrücken von Emotionen oder Bewegungsimpulsen – können unsere Dysregulation verstärken. Durch Muskelanspannung, besonders wenn sie chronisch wird, haben wir Schmerzen, die unser Nervensystem als Bedrohung interpretiert. Unsere Anspannung aktiviert unseren Sympathikus noch weiter. Das wiederum verstärkt die Aktivierung unserer Muskeln noch mehr, beschleunigt unseren Puls, erhöht unseren Blutdruck. Nicht gefühlte Emotionen wirken aus dem Unbewussten und lösen Stress und Angst aus. Mit der Zeit, wenn diese Zustände uns dauerhaft begleiten, schwächt das unseren Körper und führt dazu, dass unser dorsaler Vagus immer öfter aktiv werden muss, damit wir unsere körperlichen Ressourcen schützen.

Wir tun gut daran, uns dieser Prozesse in unseren Körpern bewusst zu werden und zu lernen, wieder aufzumachen, wenn wir zugemacht haben. Dabei hilft dir das folgende Tool.

TOOL NR. 16: MACHE AUF, WENN DEIN KÖRPER ZUMACHT (SP)

Zielsetzung: Löse körperliche Anspannung auf, die durch Trigger und dysregulierende Situationen ausgelöst wird. Sorge dafür, dass dein Gewebe wieder weich und beweglich wird, sodass dein Nervensystem sich wieder sicher fühlen kann und verdrängte Emotionen an die Oberfläche kommen können, sodass du sie fühlen und damit verarbeiten kannst.

Ausführung: Beobachte erst einmal, wie dein Körper reagiert, wenn du dich durch etwas bedroht fühlst oder ein Trigger dich dysreguliert. Nimm dafür die folgenden Körperpartien in den Fokus – eine nach der anderen in deinem Tempo. Nimm erst einmal einfach nur wahr, was da ist:

- Zieht sich dein Gesicht zusammen?
- Sind deine Zähne fest aufeinandergebissen?
- Sind deine Schultern nach oben und/oder nach vorne gezogen und fest angespannt?
- Zieht sich deine Brust nach vorne zusammen, sodass dein Herz geschützt und sicher ist?
- Sind deine Hände zu Fäusten geballt, oder sind deine Finger angespannt und verkrampft?
- Ist dein Bauch ganz fest?
- Sind deine Hüften nach oben zusammengezogen? Das spürst du am besten in den Leisten.
- Zieht dein Beckenboden nach oben?
- Kleben deine Oberschenkel zusammen?
- Sind deine Füße in den Boden gekrallt?

Jetzt nimm dir eine Körperpartie heraus, in der du gerade festhältst, und lege deine Hand darauf. Spüre, wie die Wärme dieser Hand auf das Gewebe übergeht, und schau, ob sich diese Körperstelle dadurch ein bisschen sicherer fühlen und entspannen kann.

Von hier aus versuche ganz bewusst, die Anspannung, die du wahrnimmst, Schritt für Schritt ein kleines bisschen zu lösen und aufzumachen. Wenn du zum Beispiel deinen Herzbereich im Fokus hast, dann nimm die Schulter ein kleines Stück nach hinten, sodass deine Brust sich öffnet und mehr Weite entsteht.

Nimm wahr, ob sich das sicher oder bedrohlich anfühlt. Oft ist es so, dass das Aufmachen sich mindestens nicht vollständig sicher anfühlt oder das Gewebe am liebsten direkt wieder zumachen möchte. Wenn möglich, atme tief ein und aus, sodass sich deine Körperstelle bei jeder Einatmung ausdehnt. Wenn das physisch nicht möglich ist, zum Beispiel bei den Füßen, dann lenke deinen Atem in deiner Vorstellung dorthin. Lass Weite entstehen – in dem Maß, wie es sich sicher anfühlt. Mache das einige Male: Entspanne, öffne und spüre die Körperpartie ganz bewusst. Dadurch entsteht wieder Weite und Weichheit im Gewebe. Je mehr davon entstehen darf, desto ruhiger wird dein Nervensystem werden.

Wichtig ist: Überfordere dich nicht. Wenn gerade kein Aufmachen möglich ist, dann ist das in Ordnung. Lass deinem Körper dann die Möglichkeit, dich zu schützen. Zu einem späteren Zeitpunkt wirst du auch hier wieder aufmachen können.

Wie wir Bewegungsimpulse unterdrücken

Wir alle erleben immer wieder kleine oder auch größere Momente, in denen wir Unsicherheit empfinden. Manchen von uns passiert das, wenn sie vor anderen Menschen reden sollen. Manchen, wenn sie Angst um einen geliebten Menschen haben. Andere fühlen sich bedroht von Dingen, die in ihrer Partnerschaft passieren. Das sind nur einige wenige Beispiele.

Unsicherheit gehört zum Leben dazu. Idealerweise haben wir die Kunst der Selbstregulation von unseren frühen Bezugspersonen im Leben lernen dürfen, um gut mit Unsicherheit umgehen zu können.

Diejenigen von uns, die gerade mit einem dysregulierten Nervensystem zu tun haben, erleben meist deutlich mehr Momente der Unsicherheit als Menschen mit einem grundsätzlich regulierten Nervensystem. Gleichzeitig sind sie weniger gut in der Lage, deren Wirkungen auf ihr Nervensystem zu regulieren. Das führt dazu, dass Unsicherheit zu einem echten Gefühl der Bedrohung wird. Mit einem dysregulierten Nervensystem fühlen wir uns bedroht von ganz vielem – von dem, was in unserem eigenen Körper passiert, und ebenso von den Dingen um uns herum.

Denn unser Körper reagiert auf unsichere Situationen. Er reagiert, indem er Emotionen erzeugt, die sich sehr deutlich in verschiedenen Teilen unseres Körpers zeigen. Er reagiert auch, indem er unser Nervensystem aktiviert – erst unseren Sympathikus, dann unseren dorsalen Vagus. Beides führt zu allerlei Symptomen (siehe dazu Teil 1 dieses Buches), die wir – wenn wir sowieso schon dysreguliert sind – als ziemlich unangenehm bewerten. Unser Körper reagiert drittens, indem er Bewegungsimpulse erzeugt. Denn er will sich gegen Bedrohungen wehren, er will Gefahren bekämpfen und dort, wo kämpfen nicht möglich ist, will er davonlaufen. Denn unser Körper hat zusammen mit unserem Nervensystem ein wichtiges Ziel: unser Überleben sicherzustellen.

Doch wir haben meist schon früh im Leben gelernt, dass wir nicht zuschlagen oder unserem Gegenüber gegen das Schienbein treten dürfen, wenn wir verletzt werden. Wir haben gelernt, dass wir aus einem Gespräch mit Kollegen nicht einfach verschwinden können. Wir haben oft sogar gelernt, dass es im Streit nicht okay ist, uns eine Auszeit zu nehmen und erst einmal zu verarbeiten, was da gerade in uns aufgewallt ist. Stattdessen haben viele von uns gelernt, dass wir bedrohliche Situation aushalten müssen. Ruhig zu bleiben, uns nicht zu wehren und in der Situation zu verharren.

Das bedeutet allerdings auch, dass wir die natürlichen Bewegungsimpulse, die unser Körper erzeugt, unterdrücken müssen. Wir halten die Bewegungsenergie in unseren Beinen mit aller Kraft fest, weil wir ja nicht weglaufen dürfen. Wir spannen unsere Rückenmuskeln an, um unsere Armmuskeln festzuhalten, denn die wollen sich eigentlich ganz körperlich wehren gegen einen Angriff. Wir ziehen unsere Schultern hoch, um uns vor dem nächsten Nackenschlag zu schützen. Wir fallen nach vorne zusammen, damit unsere verletzliche Körpervorderseite in Sicherheit ist.

Stattdessen sollten wir uns aufrichten können und sagen können: »Bis hierher und kein Stück weiter.« Wir sollten in der Lage sein, wenigstens temporär zu gehen und zu sagen: »Ich brauche erst einmal einen Moment für mich.« Wir sollten in der Lage sein, unseren Ärger zu fühlen und ihn mit Bewegung zu verarbeiten.

Um uns zu regulieren, dürfen wir wieder in Bewegung kommen und die Bewegungsimpulse, die unser Körper natürlicherweise in bedrohlichen Situationen erzeugt, ausführen. Natürlich auf eine für uns und für andere gesunde Art und Weise. Denn das ist notwendig dafür, dass der Aktivierungszyklus unseres Nervensystems, der in jeder Situation anspringt, die als gefährlich eingestuft wird, abgeschlossen werden kann. Das Prinzip ist ganz einfach:

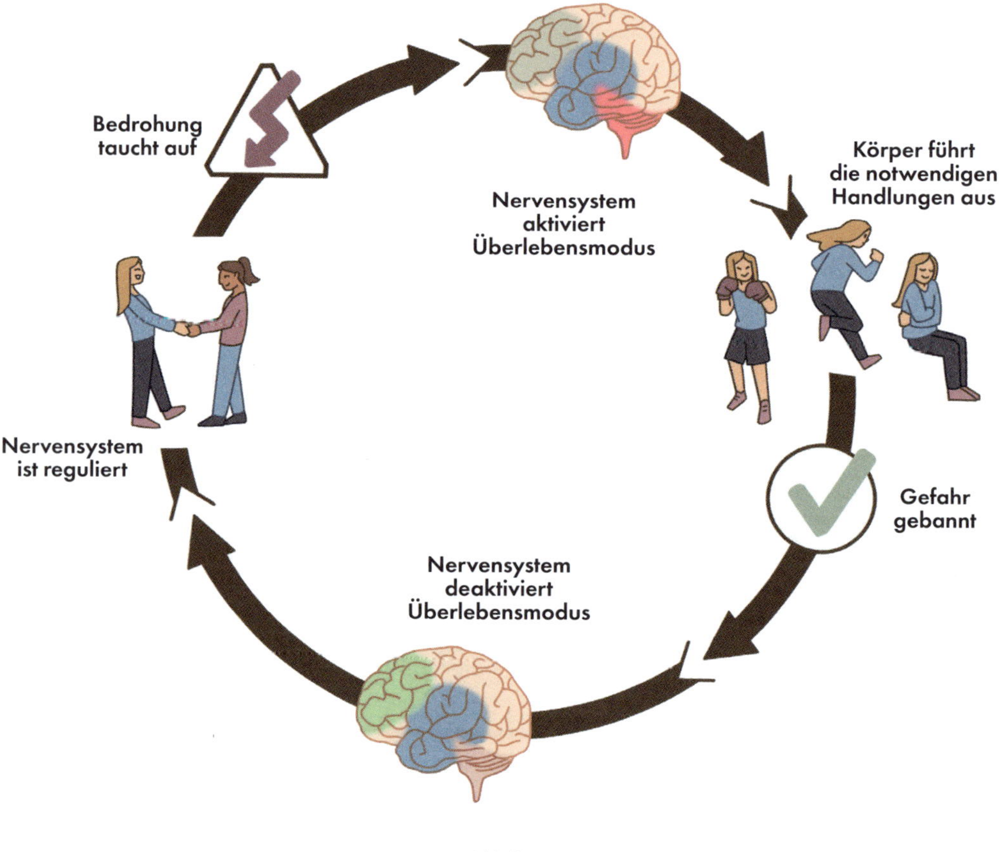

TOOL NR. 17: ENTDECKE DEINE BEWEGUNGSIMPULSE WIEDER (SP)

Zielsetzung: Hier ist eine Übung, mit der du in Kontakt kommst mit den Bewegungen, die dein Körper ausführen möchte. Es geht nicht darum, dass du dich starr an diese Beschreibung hältst, sondern darum, eine Verbindung zu deinem Körper aufzubauen, auf seine Intuition zu hören und die Bewegung ins Fließen zu bringen.

Ausführung: Finde zunächst eine Sitzposition, in der du bequem für einige Minuten sitzen kannst. Das kann zum Beispiel auf einem Stuhl, im Schneidersitz auf dem Boden oder im Fersensitz sein. Deine Wirbelsäule sollte möglichst mühelos aufrecht bleiben können, aber nicht angelehnt sein.

- Beginne damit, deinen Oberkörper ganz leicht von links nach rechts zu wiegen. Hin und her. Mache das für zwei oder drei Minuten und variiere die Größe deiner Wiegebewegungen. Wie groß möchte dein Körper die Bewegungen machen? Nimm ganz bewusst wahr, wie du dich im Raum bewegst, wie die Luft an deinem Körper vorbeizieht. Bringe nach und nach deine ganze Wirbelsäule in diese fließenden Bewegungen mit ein – deine Halswirbelsäule, deine Brustwirbelsäule und deine Lendenwirbelsäule. Alles von deinem Becken bis zu deinem Kopf bewegt sich rhythmisch von links nach rechts und zurück.
- Wie fühlen sich diese fließenden Bewegungen für dich an? Spürst du, wie dein Körper die Bewegung verändern und ausweiten möchte? Variiere die Bewegung noch mehr, indem du den Oberkörper auch nach hinten und vorne wiegst und ihn kreisen lässt. Welche Bewegungsformen möchte dein Körper entdecken?
- Lasse deinen Oberkörper weiter ganz intuitiv bewegen und nimm deine Arme dazu. Bringe sie angehoben und leicht angewinkelt an die Seiten deines Körpers und bringe erst die Hände in Bewegung. Lass die Handgelenke kreisen, bewege die Hände durch den Raum. Spüre auch hier den Luftzug an deinen Händen. Lasse die Bewegungen größer werden: Nimm deine Arme und Schultern in die Bewegung mit hinein und übergib

dich ganz den fließenden Bewegungen, die entstehen wollen. Was auch immer dein Körper tun möchte, ist gut. Lass es geschehen, ganz egal, ob es ganz kleine oder ganz große Bewegungen sind.

Spüre nach: Komm wieder in deine Mitte zurück und spüre kurz nach. Wie fühlt sich dein Körper jetzt an? Wo spürst du Energie fließen? Wo ist es kalt oder warm? Welche deiner Muskeln sind jetzt entspannter oder angespannter als zuvor? Wo fühlt sich dein Körper leicht oder schwer an? Nimm einfach wahr, was da ist, und bewerte es nicht. Du hast gerade einen sehr wichtigen Schritt gemacht: Du hast deinem Körper die Führung überlassen und ihm dein Vertrauen geschenkt. Das ist ein wichtiger Schritt hin zu einer innigen Beziehung zu deinem Körper.

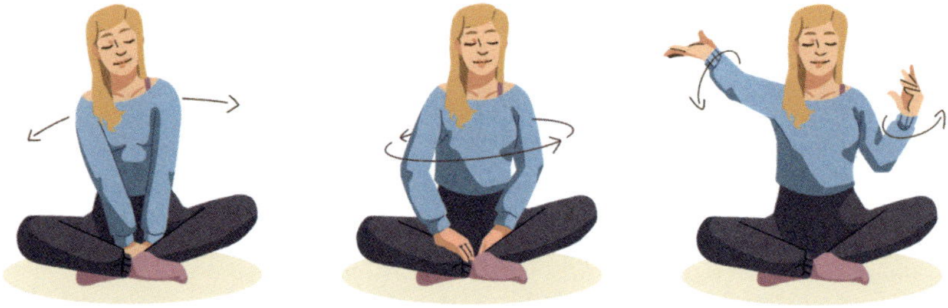

UNSER NERVENSYSTEM ENTSCHEIDET, OB WIR SICHER SIND – AUF BASIS UNSERER KÖRPERSIGNALE

Drei Begriffe solltest du kennen, wenn du in die Arbeit mit deinem Nervensystem einsteigst. Das sind »Neurozeption«, »Interozeption« und »Propriozeption« (Porges, 2019).

Neurozeption

Unser Nervensystem überwacht ständig unsere innere Welt und unsere äußere Umgebung auf Signale der Sicherheit und der Gefahr. Abhängig davon, was es dabei wahrnimmt, steuert es die Vorgänge in unserem Körper. Die Überwachung mithilfe der Neurozeption umfasst drei Elemente:

- das, was in deinem Körper passiert,
- die Geschehnisse in deiner Umgebung und
- den Zustand anderer Nervensysteme in unserer Nähe.

Das sind die drei Einflussgrößen, über die unser Nervensystem in jeder Sekunde des Tages bewertet, ob wir gerade sicher sind.

In unserem Körper beobachtet es beispielsweise, ob unsere Organe so funktionieren, wie sie sollen, ob unser Gewebe ausreichend in Bewegung ist, ob wir genug Flüssigkeit aufgenommen haben, sodass unser Blut gut fließen kann, und ob es von irgendwo aus dem Körper Schmerzsignale empfängt. Es nimmt aber auch wahr, welche Gedanken wir gerade produzieren. In einem gesunden, nicht traumatisierten Menschen, der gesunde Glaubenssätze verinnerlicht hatte, sollte unser Nervensystem aus unserem Körper in der Regel überwiegend sichere Signale empfangen. Wenn wir allerdings nicht genug Bewegung bekommen, uns dauerhaft ungesund ernähren, krank sind oder wir (zum Beispiel im Rahmen einer Angst- und Panikstörung) gelernt haben, unsere Körpersignale falsch zu interpretieren, dann erkennt unser Nervensystem aus unserem Körper Gefahr und wird mit den entsprechenden Maßnahmen – zum Beispiel einer Aktivierung unseres Sympathikus – reagieren, damit wir etwas gegen die Gefahr unternehmen können.

Auch aus unserer Umgebung erhält unser Nervensystem Signale von Sicherheit oder Gefahr. Wir nehmen wahr, wenn wir nachts durch eine Straße laufen und in einem Hauseingang eine dunkle Gestalt steht, und reagieren unmittelbar darauf, indem wir schneller gehen und uns entfernen. Wir sehen, wenn ein Auto viel zu schnell auf uns zukommt, und springen beiseite. Unsere Sinne scannen ständig unsere Umgebung, unser Nervensystem interpretiert ihre Beobachtungen und reagiert entsprechend.

Als letzte Einflussgröße beobachten wir andere Menschen daraufhin, ob sie für uns sicher sind. Das ist ein größtenteils unbewusster Vorgang, bei dem wir verschiedene Merkmale wahrnehmen, auf deren Basis unser Nervensystem eine Einschätzung abgibt. Zu diesen Merkmalen zählt beispielsweise der Gesichtsausdruck. An so subtilen Merkmalen wie der Muskelspannung rund um die Augen eines Menschen erkennen wir, wie reguliert dessen Nervensystem gerade ist. Weitere Merkmale sind zum Beispiel die Körperhaltung, die Stimme und Tonlage, die Einhaltung unserer Abstandsgrenzen durch andere Menschen, die Art, wie sich jemand bewegt, und sein Geruch.

Auf Basis dieser drei Einflussgrößen bewertet unser Nervensystem, ob wir in diesem Moment, mit diesen Menschen, an diesem Ort und mit uns selbst sicher sind. Spannend daran ist, dass diese Bobachtungsgrößen bei uns Menschen grundsätzlich gleich sind. Was sich aber unterscheidet, ist die Bewertung, die unser Nervensystem den einzelnen Beobachtungen gibt. Denn diese sind abhängig von unseren bisherigen Lebenserfahrungen. Unser Gehirn ist ein riesiger Erinnerungsspeicher und die Ereignisse unseres Lebens sind darin abgelegt.

Ein paar Beispiele:

- Das Nervensystem eines Menschen, der eine kritische Situation erlebt hat, in der sein Herz viel zu schnell schlug, bewertet vielleicht den schnellen Puls beim Sport als etwas, das gefährlich werden könnte. Für einen Menschen, der bisher keinerlei schlechte Erfahrungen mit seinem Herzschlag gemacht hat, wäre das ein völlig normaler körperlicher Vorgang.
- Das Nervensystem eines Menschen, der in seiner Kindheit ständig heftige und potenziell beziehungszerstörende Auseinandersetzungen zwischen seinen Eltern erlebt hat, bewertet Konflikte in seinem Erwachsenenleben wahrscheinlich als bedrohlich und wird entsprechend reagieren. Ein Mensch, der in einem sehr sicheren Umfeld aufgewachsen ist, wird vermutlich viel entspannter mit Konflikten umgehen können.

- Das Nervensystem eines Menschen, der einmal einen schlimmen Unfall miterlebt hat, wird auf Gefahrensituationen im Straßenverkehr unter Umständen intensiver reagieren als das Nervensystem seines Beifahrers, der bisher solche Erfahrungen nicht gemacht hat.

Es ist ganz wichtig zu wissen: Es kann sein, dass dein Nervensystem Dinge völlig anders beurteilt, als andere Menschen diese beurteilen würden. Und das ist in Ordnung so. Denn wir alle haben unterschiedliche Erfahrungen gemacht. Und: Wann immer dein Nervensystem auf etwas reagiert, dann hat das einen guten Grund. Dieser besteht entweder darin, dass in der Realität gerade wirklich eine Gefahr besteht, oder darin, dass die aktuelle Situation dich an etwas erinnert, das einmal gefährlich für dich war.

Du kannst dieses Wissen nutzen, um den Auslösern deiner Dysregulation auf die Spur zu kommen. Beobachte, was in deinem Körper und in deiner Umgebung passiert, wenn dein Nervensystem beginnt zu dysregulieren. Beobachte, wer um dich ist und wie sicher sich diese Menschen für dich anfühlen. Versuche dabei nicht, mit dem Kopf zu ergründen, was es dieses Mal gewesen sein könnte, sondern beobachte eher, wie sicher du dich in der Situation fühlst. Mit der Zeit wirst du wahrscheinlich erkennen, dass es wiederkehrende, ganz ähnliche Situationen gibt, die dein Nervensystem aktivieren. Für diese kannst du dann erkennen, ob eine reale Gefahr vorliegt oder ob diese Situationen dich an Altes erinnern, in der Realität aber eigentlich sicher sind. Abhängig davon kannst du Veränderungen vornehmen oder auch alte Trigger bearbeiten.

Interozeption

Die zweite wichtige Größe in Bezug auf dein Nervensystem ist die Interozeption. Das ist unsere Fähigkeit, unsere eigenen inneren Zustände wahrzunehmen. Die Interozeption läuft teils unbewusst und teils bewusst ab.

Der unbewusste Teil der Interozeption überwacht den Zustand unseres Körpers, um Abweichungen vom reibungslosen Funktionieren feststellen zu können. Bei Abweichungen reagiert unser Gehirn unmittelbar, indem es die körperlichen Funktionen so reguliert, dass wieder ein Gleichgewicht im Körper hergestellt werden kann.

Mithilfe der bewussten Interozeption erkennen wir beispielsweise, wann wir Hunger oder Durst haben oder auf die Toilette müssen. Wir fühlen, ob uns kalt oder warm ist und ob wir Schmerzen haben. Diese Signale korrekt lesen zu können, ist notwendig dafür, dass wir die Bedürfnisse unseres Körpers erkennen und erfüllen können.

Bei denjenigen von uns, die mit einem chronisch dysregulierten Nervensystem zu tun haben, ist die Fähigkeit zur Interozeption oft eingeschränkt. Wir haben aufgrund unserer bisherigen Lebenserfahrungen gelernt, dass es in unserem Körper unsicher ist, und haben uns deshalb teilweise von der Wahrnehmung seiner inneren Zustände abgeschnitten.

Wenn das auf uns zutrifft, dann merken wir das beispielsweise daran, dass es uns schwerfällt, zu erkennen, was wir gerade eigentlich brauchen, um uns wohlzufühlen. Wir können Stille schwer aushalten, weil uns dann bewusst wird, was alles in unserem Körper passiert. Wenn dann doch einmal eine Zeit der Ruhe eintritt, die wir nicht vermeiden können, dann kann es sein, dass wir uns plötzlich sehr unruhig fühlen, dass wir Ärger aufsteigen spüren oder auch Angst bekommen.

Unsere körperlichen Bedürfnisse zu erkennen, ist wichtig dafür, dass wir unser Nervensystem regulieren können. Denn die Erfüllung unserer körperlichen Bedürfnisse ist eine Grundvoraussetzung dafür, dass wir uns sicher fühlen können. Aus diesem Grund sind Ernährung, Schlaf, ausreichend Bewegung und Ruhepausen so wichtig für unser Nervensystem.

Unsere bewussten interozeptiven Fähigkeiten zu entwickeln, ist aber noch aus zwei weiteren Gründen wichtig. Erstens können wir darüber, dass wir zum Beispiel unsere Atmung und unsere Herzfrequenz bewusst wahrnehmen, Einfluss nehmen. Wir können Atemtechniken anwenden, um unsere Atmung zu vertiefen und unseren Puls zu beruhigen. Dadurch bekommen wir die Möglichkeit, uns selbst zu regulieren, wenn unser Nervensystem uns dysreguliert. Zweitens haben wir in der chronischen Dysregulation oft gelernt, unsere körperlichen Signale fehlzuinterpretieren. Wenn wir lernen, wieder bewusst wahrzunehmen, was in unserem Körper passiert, können wir unsere sonst automatisch ablaufenden Bewertungen und Interpretationen hinterfragen und gegebenenfalls verändern. Auch hierdurch stellen wir ganz aktiv mehr Sicherheit her und tragen direkt zur Regulation unseres Nervensystems bei. Was bewusst ist, muss uns nicht mehr aus dem Verborgenen dysregulieren.

Um unsere bewusste Interozeptionsfähigkeit zu entwickeln, nehmen wir regelmäßig Kontakt zu unserem Körper auf. Wir können achtsam beobachten, wie er sich gerade fühlt, wo wir Spannung verspüren, an welchen Stellen wir Emotionen fühlen, wo wir Schmerzen haben und wo wir uns wohlfühlen. Das lernen wir in kleinen Schritten, wenn notwendig sogar in Babyschritten, sodass wir uns beim achtsamen Erkunden unseres Körpers immer sicherer fühlen können. Je vertrauter wir mit unserem Körper und seinen Empfindungen werden, desto enger kann unsere Verbindung zu uns selbst werden.

Eine hilfreiche Methode, um unsere Interozeption zu entwickeln, ohne uns und unser Nervensystem zu überfordern, ist das Pendeln. Eine Beschreibung dazu findest du in Kapitel 5, *Pendeln: Der Weg zur gesunden Körperwahrnehmung.*

Propriozeption

Das dritte für unser Nervensystem wichtige Wahrnehmungselement ist die Propriozeption. Mit ihr orientieren wir uns ständig im Raum. Wir nehmen wahr, wo wir uns im Raum befinden, in welcher Position wir gerade sind und wie wir uns im Raum bewegen. Das hilft uns, immer im Gleichgewicht zu bleiben, und ist eine wichtige Einflussgröße dafür, dass wir uns sicher fühlen können. Sie gibt uns Stabilität auf der körperlichen Ebene. Wir nehmen auch wahr, wie unsere Körperteile integriert zusammenarbeiten. Das gibt uns ein Gefühl von Kontrolle und Koordination. Mithilfe der Propriozeption können wir regulierend auf unser Nervensystem einwirken.

- Wir können unser Gewebe mithilfe unserer Atmung in Bewegung bringen und wahrnehmen, wie sich dadurch Spannungen im Körper lösen lassen.
- Wir können unser Gleichgewicht trainieren und uns dadurch stabiler fühlen.
- Wir können verschiedene Körperteile miteinander in Bewegung bringen, sodass ganz fließende und integrierte Bewegungen entstehen.
  Wir können mithilfe von Mikrobewegungen feinste Veränderung in unserem Gewebe wahrnehmen.

All das spricht die Rezeptoren in unserem Körper an, mit denen unser Nervensystem kommuniziert. Wir können so Signale der Sicherheit an unser Nervensystem senden. In vielen der Regulationstechniken für das Nervensystem nutzen wir unsere Propriozeption, um uns zu regulieren. Die fließenden Bewegungen, die wir im Yoga oder im Qigong nutzen, schulen unsere Propriozeption. Ebenso viele der sanften somatischen Bewegungen, die du in Teil 3 dieses Buches kennenlernst.

Wenn du das kombinierst mit der Interozeption – deiner Fähigkeit, deinen Körper intensiv wahrzunehmen –, hast du damit den Weg beschritten, wieder eine gute und liebevolle Beziehung zu deinem Körper aufzubauen.

Zusammenfassung

Die **Neurozeption** ist die ganz unbewusste Wahrnehmung der Vorgänge in uns und um uns herum durch unser Nervensystem mit dem Ziel, zu beurteilen, ob wir gerade sicher oder in Gefahr sind. Auf dieser Basis kann unser Nervensystem, wenn notwendig, unsere Überlebensreaktionen – Kämpfen, Flüchten, Einfrieren, Shutdown oder Fawn – aktivieren.

Die **Interozeption** ist unsere Fähigkeit, unsere eigenen Körpervorgänge wahrzunehmen und zu beobachten. Das passiert teils unbewusst, aber auch bewusst können wir lernen, unseren Körper immer besser wahrzunehmen und korrekt zu bewerten, was ihn ihm passiert. So können wir seine Bedürfnisse erkennen und aktiv dafür sorgen, dass er im Gleichgewicht und gesund bleibt. Das wiederum hat positiven Einfluss auf die Regulation unseres Nervensystems.

Unsere **Propriozeption** ist ein weiterer Baustein für ein reguliertes Nervensystem. Sie erfasst die Bewegung, Lage und Position unseres Körpers im Raum und hilft uns, uns zu orientieren, zu stabilisieren und unser Gleichgewicht zu fördern.

TOOL NR. 18: EXPERIMENTIERE MIT NEUROZEPTION, INTEROZEPTION UND PROPRIOZEPTION (SP)

Zielsetzung: Lass uns experimentieren mit den drei Elementen, über die du gerade einiges gelernt hast. Schließlich sollst du auch deren praktischen Nutzen für die Regulation deines Nervensystems kennenlernen. Ziel ist es, kleine Experimente mit deinem Körper durchzuführen, sodass du spüren kannst, wie sich dadurch der Regulationszustand deines Nervensystems verändert.

Ausführung: Probiere diese drei kleinen Experimente aus:

- **Löse Spannungen mithilfe deiner Atmung:** Lege dich auf den Rücken, winkle deine Beine an und stelle die Füße auf den Boden. Lege deine Hände nun auf deinen Unterbauch. Atme locker in deinen Bauch und nimm wahr, ob du in deinem Oberkörper an irgendeiner Stelle Verspannungen wahrnimmst. Vielleicht merkst du beim Atmen, dass dein Bauch oder dein Zwerchfell angespannt sind. Vielleicht ist dein Brustbereich etwas zusammengezogen, oder es spannt im Rücken. Wenn du eine solche Stelle wahrnimmst, dann lenke deine Aufmerksamkeit dorthin. Atme jetzt tiefer in den Bauch, sodass er sich zusammen mit deinem ganzen Oberkörper bei jeder Einatmung ausdehnt und bei jeder Ausatmung wieder entspannt. Beobachte, wie diese Dehnung sich auf die verspannte Stelle auswirkt, die du vorher entdeckt hast. Lass diese Verspannung mit jeder Ausatmung noch ein bisschen weicher werden. Spürst du, wie du allein mit deiner Atmung ein ganzes Stück Spannung loslassen kannst?

- **Schwinge körperlich zwischen Instabilität und Stabilität:** Stelle dich so hin, dass deine Füße mit einem kleinen Abstand nebeneinanderstehen. Strecke einmal deine Fußsohlen, sodass sie ganz flächig auf dem Boden liegen. Spüre, wie stabil und im Gleichgewicht du stehst, wenn beide Füße gleichmäßig belastet sind. Beginne jetzt, dein Gewicht auf deinen linken Fuß zu verlagern. Nimm den rechten Fuß zunehmend vom Boden weg, bis nur noch die Zehenspitzen den Boden berühren. Nimm wahr, wie dein Stand dadurch etwas instabiler wird. Jetzt verlagere dein Gewicht langsam auf den rechten Fuß. Nimm ganz bewusst wahr, wie du über die Mitte, in der beide Füße wieder gleichmäßig belastet sind, auf den rechten Fuß schwingst. Pendle nun einige Male zwischen deinen Füßen hin und her und lenke deinen Aufmerksamkeitsfokus darauf, wie du von der leichten Instabilität auf einem Fuß immer wieder in die Stabilität beider Füße zurückschwingst. Nimm ganz bewusst den Übergang zwischen Stabilität und Instabilität wahr und wie leicht es gelingt, wieder in die Stabilität zurückzukommen. Exakt das ist es, was wir für dein Nervensystem erreichen wollen.
- **Nutze das Zusammenspiel deiner Körperteile zur Selbstregulation:** Setze dich in einer bequemen Sitzposition hin. Das kann auf einem Stuhl, aber auch auf dem Fußboden sein. Fange an, deinen Kopf in fließenden Bewegungen von links nach rechts zu bewegen und dabei leicht zu neigen. Sei dabei vorsichtig mit deiner Halswirbelsäule und mache den Bewegungsumfang nur so groß, wie er dir guttut. Nach ungefähr einer Minute beziehe deine Schultern in die Bewegung ein. Kopf und Schultern schwingen nun im Einklang hin und her. Nach wieder einer Minute dehne die Bewegung bis zu deinem Brustbereich aus. Kopf, Schultern und Brust schwingen zusammen. Dann nimm die Taille dazu und schließlich deine Hüften. Beobachte, wie sich dein Körper und deine einzelnen Körperpartien immer mehr im Einklang miteinander bewegen.

Komme mit deinem Körper in Kontakt

Lass uns nun gemeinsam einige praktische Wege beschreiten, mit denen du schrittweise den Kontakt zu deinem Körper aufnehmen und intensivieren kannst und deine Selbstwahrnehmung entwickelst. Das Ziel ist es, bewusster wahrnehmen zu lernen, wie es deinem Körper gerade geht, und seine Bedürfnisse lesen zu lernen. Du wirst nach und nach entdecken, wo und wie sich deine Dysregulation genauso wie dein Gefühl von Sicherheit konkret zeigt und wie du die Signale deines Körpers korrekt interpretierst. Dadurch lernst du dich selbst viel besser kennen und erhältst so die Möglichkeit, ganz gezielt für dich und deinen Körper zu sorgen. Das bringt dich zurück in ein reguliertes Nervensystem.

IDENTIFIZIERE DIE SIGNALE DEINES KÖRPERS

Zuerst einmal ist es notwendig, dass du ein Bewusstsein dafür entwickelst, wo in deinem Körper sich welche Empfindungen und Emotionen zeigen. Viele von uns nehmen zwar sehr genau wahr, dass sich ein dysreguliertes Nervensystem sehr unangenehm anfühlt, können aber wenig konkret beschreiben, was genau sie spüren, das zu der Einschätzung »unangenehm« führt. Genauso können wir zwar sagen, dass wir uns gerade emotional fühlen, sind aber kaum in der Lage, konkret zu benennen, wo in unserem Körper sich unsere Emotion zeigt. Ohne diese Differenzierung bleiben wir auf einer halbbewussten Ebene, auf der wir zwar Zustandsunterscheidungen wie »gut oder schlecht«, »angenehm oder unangenehm«, »ruhig oder unruhig« vornehmen können, aber kaum gezielt einwirken können.

Lass uns ein Beispiel anschauen:

Stell dir vor, du wachst morgens auf und fühlst dich wie gerädert. Es fühlt sich furchtbar an. Du stehst auf und deine Gedanken fangen an zu kreisen um die Frage, wie du nur diesen Tag überstehen sollst. Mit diesem unangenehmen Gefühl trübt sich deine Stimmung ein und alles erscheint noch überfordernder. Du denkst dir: Vielleicht hilft Kaffee? Du gehst in die Küche, kochst dir deinen Kaffee und entdeckst im Küchenschrank eine halbe Tafel Schokolade. Was soll's, vielleicht hellt das ja deine Stimmung wieder ein bisschen auf. Gute Laune könnte jetzt nichts schaden. Leider passiert genau das Gegenteil: Die Schokolade ist aufgegessen, dein Tag ist gestartet und du hast die ersten fünf Aufgaben erledigt – und fühlst dich schlimmer als vorher. Du fragst dich: Und nun? Wie soll ich nur durch den Rest des Tages kommen?

Wie hätte es noch laufen können? Stell dir folgendes Alternativszenario vor:

Du wachst morgens auf und fühlst dich wie gerädert. Es fühlt sich furchtbar an. Du bleibst noch für ein paar Minuten liegen und checkst erst mal in deinen Körper ein: Was passiert denn da genau im Moment? Dir wird bewusst, dass du leichte Kopfschmerzen hast und eine Verspannung in der linken Halsseite. Du vermutest, dass von dort auch die Kopfschmerzen kommen. Außerdem ist dein Ohrgeräusch heute Morgen ganz schön laut und du merkst, wie sehr dich das stresst. Dein ganzer Körper ist ziemlich steif, als hättest du dich die ganze Nacht nicht bewegt. Und du atmest nicht wirklich entspannt in den Bauch. Gefühlt ist dein Stresslevel heute Morgen hoch und dadurch fühlst du dich unruhig und unwohl. So weit, so gut. Zum Glück hast du in deinem kurzen Körperscan einige Punkte entdeckt, an denen du ansetzen kannst. Du beschließt, erst mal auf deinen Kaffee zu verzichten, denn du weißt, dass Stress und Koffein keine guten Freunde sind. Stattdessen bleibst du noch ein paar Minuten in der Rückenlage und legst die Hand auf deinen Bauch. Du atmest ganz ruhig in ihn hinein, sodass sich deine Hand mit jeder Einatmung hebt. Dann atmest du durch den geöffneten Mund aus und lässt die Anspannung aus dir herausfließen. Nach zwei Minuten merkst du, wie es ruhiger in dir wird und wie deine Atmung sich vertieft. Nun spürst du in deine Schulter hinein. Ja, die ist etwas angespannt. Mit ein paar gezielten, sanften Bewegungen versuchst du, das zu lösen. Danach stehst du langsam auf und lässt deinen ganzen Körper schwingen. Du schüttelst sanft die Arme und Beine aus, wippst ein paarmal auf und ab, dehnst dich in alle Richtungen. Jetzt fühlt es sich schon viel besser an. Du bist wieder im guten Kontakt mit dir und dein Stresslevel ist gefühlt ein ganzes Stück gesunken. Jetzt machst du dir erst mal ein gesundes Frühstück und dann darf der Rest des Tages kommen.

Welches Szenario würdest du dir wünschen, wenn du die Wahl hättest?

Wenn wir differenzierter mit dem, was in unserem Körper passiert, in Kontakt kommen, dann gewinnen wir Einfluss. Du erinnerst dich bestimmt, wie wichtig es für unser Sicherheitsgefühl ist, dass wir verstehen, was mit uns passiert und wie wir Einfluss nehmen können. Das nächste Tool hilft dir genau dabei.

TOOL NR. 19: ERKUNDE DEINEN KÖRPER (SP)

Zielsetzung: Hier findest du ein einfaches Tool, das dir hilft, konkreter zu beschreiben, was in deinem Körper passiert. Damit gewinnst du auf der einen Seite viele Erkenntnisse darüber, wie dein Körper auf Ereignisse reagiert, wie sich die verschiedenen Zustände deines Nervensystems auf der Körperebene zeigen und wie sich dein Körper fühlt, wenn du sicher bist. Auf der anderen Seite gewinnst du so Einfluss, denn viele der Dinge, die in deinem Körper passieren, kannst du ganz bewusst beeinflussen.

Ausführung: Nimm dir dafür einfach einen Umriss eines menschlichen Körpers, so wie unten dargestellt. Checke in deinen Körper ein, zum Beispiel in folgenden Situationen:

- wenn du dich unwohl fühlst oder wenn du dich besonders wohl fühlst,
- wenn du dich emotional fühlst,
- wenn dich etwas getriggert hat,
- wenn du akut dysreguliert bist,

- wenn dich eine komische Stimmung überkommt,
- wenn du dich krank fühlst,
- wenn du dich sehr angespannt oder verspannt fühlst,
- wenn etwas richtig Gutes passiert.

Frage dich: »Wo genau zeigt sich das in meinem Körper? Was konkret spüre ich dort?« Kritzle das einfach in das Bild des Körpers hinein.

Wirkung: Du wirst überrascht sein, wie differenziert die Körperempfindungen hinter den Begriffen »unangenehm«, »unwohl«, »Stimmung«, »emotional« und »dysreguliert« sind. Mit der Zeit wirst du feststellen, dass dein Körper Muster hat. Die immer wieder gleichen Empfindungen zeigen sich an den immer wieder gleichen Stellen. Du wirst lernen, wie du Spannung lösen kannst, wie du deinen Emotionen deine Aufmerksamkeit schenkst, was sich löst, wenn du dich sicher fühlst.

Du lernst, wie du dich über deinen Körper regulieren kannst.

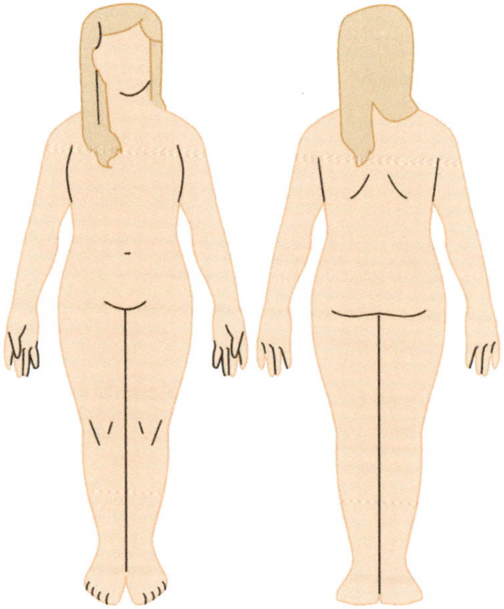

PENDELN: DER WEG ZUR GESUNDEN KÖRPERWAHRNEHMUNG

Das Pendeln ist eines der ganz wichtigen Tools in der Arbeit mit deinem Nervensystem. Die Methode des Pendelns stammt von Peter A. Levine und ist Teil des Somatic-Experiencing-Methodenkoffers (Levine, 2011). Sie ermöglicht dir, den Dingen, die in deinem Körper passieren, auf sanfte Weise und in kleinen Schritten deine Aufmerksamkeit zu schenken und so eine gute Beziehung zu deinem Körper aufzubauen. Gleichzeitig verhindert es, dass du zu schnell in eine intensive Wahrnehmung von unangenehmen Empfindungen in deinem Körper kommst, die dich eventuell überfordern und dein Nervensystem noch stärker dysregulieren würde. Das Tool eröffnet dir damit einen sicheren Weg, um eine gute und innige Verbindung zu deinem eigenen Körper aufzubauen.

Das, was in unserem Körper passiert – seien es Körperempfindungen oder auch Emotionen –, kann für diejenigen von uns, die damit unangenehme Erfahrungen gemacht haben, bedrohlich wirken. So kann es sein, dass ein Mensch von seiner eigenen Wut überfordert ist, wenn er sich in seinem bisherigen Leben ständig der unberechenbaren Wut einer wichtigen Bezugsperson ausgesetzt fühlte. Oft führt das dazu, dass wir das, was wir für gefährlich halten, ausblenden und aus unserem Bewusstsein verbannen. Tun wir das, dann wirkt es aus dem Unbewussten trotzdem weiter auf unser Nervensystem, denn es ist ja in uns, auch wenn wir es nicht mehr anschauen mögen.

Um lernen zu können, dass diese in der Vergangenheit einmal als bedrohlich erscheinenden Zustände in unserem Körper regulierbar und damit nicht mehr gefährlich sind, dürfen wir unsere Aufmerksamkeit wieder auf sie richten und sie bewusst wahrnehmen. Damit wir dabei nicht überfordert werden, sollte das in kleinen Schritten und in deinem ganz individuellen Tempo passieren.

Das Pendeln hilft dir genau dabei. Es gibt dir die Möglichkeit, deine Aufmerksamkeit zwischen unangenehmen, belastenden Empfindungen in deinem Körper und sicheren, entspannenden Wahrnehmungen hin- und herwandern zu lassen. So kannst du lernen, deinen Körper, seine Empfindungen und deine Emotionen ganz achtsam zu erspüren, sie halten und regulieren zu lernen.

Wenn du pendelst, verankerst du dich zuallererst in deinem sicheren Wohlfühlzustand. Dieser kann aus einer sicheren Erinnerung an die Vergangenheit entstehen, aber auch aus der Wahrnehmung eines Körperteils, der sich wohlfühlt. Aus diesem sicheren Zustand heraus kannst du dann mit deiner Aufmerksamkeit zu etwas in deinem Körper gehen, mit dem du dich noch nicht so sicher fühlst. Dort bleibst du immer nur kurz, um dich dann wieder in deinem sicheren Wohlfühlzustand zu verankern.

Mit der Zeit gelingt es dir so, die Dauer zu verlängern, mit der du die unangenehmen Dinge im Körper länger und leichter aushalten und sie erkunden kannst. So wird es möglich, dich ihnen bewusst zuzuwenden, zu erkennen, was sie dir sagen möchten, und sie zu regulieren. Du lernst so, deinem Körper und seinen Botschaften die Aufmerksamkeit zu schenken, die sie brauchen, und dich bewusst mit dem auseinanderzusetzen, was in dir und in deinem Leben passiert.

Dadurch, dass diese Dinge nun nicht mehr aus dem verborgenen Wirken, sondern wir vielmehr lernen, bewusst mit ihnen umzugehen und sie zu regulieren, kann unser Nervensystem sehr viel regulierter bleiben. Denn oft ist es nicht die Emotion oder die Körperempfindung an sich, die uns dysreguliert, sondern es sind die unbewussten aufgerufenen Erfahrungen aus unserer Vergangenheit, die unser Gehirn mit ihnen verbindet. Wenn wir lernen, dass Emotionen und Körperempfindungen genau das sind – Emotionen und Körperempfindungen, die sich temporär in unserem Körper befinden –, dann verlieren sie ihren Schrecken und ihre dysregulierende Wirkung. Wir haben gelernt, uns zu regulieren.

Lass uns das Pendeln doch gleich einmal ausprobieren!

TOOL NR. 20: PENDLE ZWISCHEN ANGENEHMEN UND UNANGENEHMEN KÖRPEREMPFINDUNGEN (SP)

Zielsetzung: Dieses Tool wird dir helfen, das Pendeln auszuprobieren. Beobachte aufmerksam, wie unterschiedlich sich verschiedene Partien deines Körpers anfühlen und wie angenehme und unangenehme Empfindungen nebeneinander existieren können. Das Ziel ist es, dass du lernst, deinem Körper auf sichere Art Aufmerksamkeit zu schenken, sodass du letztlich auch unangenehme Empfindungen wahrnehmen kannst, ohne durch sie überfordert zu werden.

Ausführung: Suche dir eine Körperpartie, die sich im Moment gut und sicher anfühlt. Das kann jeder beliebige Teil deines Körpers sein, vom kleinen Finger über deinen Bauchnabel bis hin zu deinem ganzen Unterkörper. Richte im ersten Schritt deine ganze Aufmerksamkeit auf diesen Teil deines Körpers. Nimm wahr, was sich dort so wohl und sicher anfühlt. Ist da Wärme oder Kälte? Ist das Gewebe ganz weich und entspannt oder eher fest und stabil? Fühlt es sich leicht an? Lebendig? Begib dich ganz in den Wohlfühlzustand, den du in diesem Teil deines Körpers gerade wahrnimmst. Genieße ihn und dein Gefühl von Halt und Sicherheit, das damit einhergeht.

Jetzt wechsle mit deiner Aufmerksamkeit zu einer Körperpartie oder einer Emotion, die weniger angenehm für dich ist. Wähle für den Start nicht den Teil deines Körpers, in dem deine schlimmsten Trigger oder Dysregulationssymptome sitzen. Wähle stattdessen eine Stelle, deren Empfindungen du aushalten kannst. Bleibe für einen Moment dort mit deiner Aufmerksamkeit und nimm wahr, was du dort spürst. Spannung, Wärme- und Kälteempfindungen, Lebendigkeit, Energiebewegungen, Emotionen können geeignete Beobachtungspunkte sein. Bleibe hier nur kurz und dann wechsle wieder zurück zu deiner sicheren Körperpartie. Spüre wieder das Wohlgefühl und die Sicherheit, die von diesem Teil deines Körpers ausgehen.

Wechsle nun einige Male zwischen den beiden Teilen deines Körpers hin und her. Bleibe bei der unsicheren Stelle immer nur so lange, wie du die

Empfindungen dort gut halten kannst. Keine Überforderung, keine Verstärkung der Dysregulation – das ist hier ganz wichtig. Bleibe bei der sicheren Stelle immer so lange, bis du wieder richtig verankert bist in dem Wohlgefühl und der Sicherheit, die von ihr ausgehen.

Beobachte, wie sich über die Zeit deine Wahrnehmung beider Teile deines Körpers verändert.

Ein Effekt des Pendelns kann sein, dass du immer besser mit den unangenehmen Empfindungen deiner unsicheren Körperpartie umgehen kannst. Die intensive Wahrnehmung der Empfindungen deiner sicheren Körperstelle kann sympathische Aktivierung reduzieren und stattdessen deinen Parasympathikus aktivieren. Es kann auch sein, dass sich die angenehmen Empfindungen der sicheren Stelle auf die unsichere Körperpartie übertragen und sich damit das Wohlgefühl auf größere Teile deines Körpers ausdehnt. Beobachte einfach ganz wohlwollend und vor allem erwartungsfrei, welche Wirkung bei dir entsteht.

DIE BEDEUTUNG DER EMOTIONSREGULATION

Ich möchte an dieser Stelle einmal sehr explizit auf die Regulation unserer Emotionen eingehen. Unsere Emotionen – vor allem diejenigen, die wir nicht gut regulieren können oder gar ins Unbewusste verdrängen, sodass wir sie gar nicht fühlen müssen – sind ein ganz wichtiger Faktor für ein reguliertes Nervensystem. Alle Emotionen, die wir nicht regulieren und die uns dadurch dauerhaft begleiten – sei es nun bewusst oder unbewusst – wirken auf unser Nervensystem. Diese Emotionen erscheinen uns gefährlich und überfordernd, deshalb verdrängen wir sie oder finden keine angemessenen Wege, sie zu fühlen und auch wieder loszulassen.

Nimm den chronisch wütenden Menschen als Beispiel. Ihm begegnen ständig und überall Menschen und Situationen, die ihn furchtbar aufregen.

Die Wut schlägt zu, sie platzt heraus und ergießt sich ungefiltert über seine Mitmenschen. Danach spürt der Wütende für einen Moment Erleichterung, denn das, was sein Körper mit diesem Wutausbruch gerade getan hat, ist, ein kleines Stück der Spannung abzubauen, die er in sich trägt. In diesem Moment ist dieser Mensch wahrscheinlich sogar überzeugt davon, dass sein Wutausbruch absolut gerechtfertigt und angemessen war. Tief in seinem Inneren allerdings sieht es anders aus. Könnten wir dort hinschauen, würden wir vielleicht einen zutiefst unsicheren Menschen sehen, der gelernt hat, dass er sich nicht behaupten darf im Leben. Er geht mit einem chronischen Gefühl durchs Leben, ertragen zu müssen, wie seine Mitmenschen sich verhalten, und nichts dagegen tun zu können. In seinem Inneren hat sich mit der Zeit eine große Menge von gefühlter Ungerechtigkeit und Groll aufgebaut, die immer wieder befüttert wird. Diese Gefühle werden aber nicht reguliert, sondern entladen sich immer dann teilweise, wenn das Fass einmal wieder zum Überlaufen kommt. Von außen sehen wir dann den jeweils aktuellen Wutausbruch. Wäre dieser Mensch in der Lage, sein tief sitzendes Gefühl, ungerecht behandelt zu werden, und den Ärger über das Verhalten anderer Menschen unmittelbar zu fühlen und auf eine gesunde Art auszudrücken, und wäre er in der Lage, seine eigenen Grenzen dort zu setzen, wo das wirklich nötig ist, dann würde er keine chronische, aufgestaute Wut in sich tragen. Stattdessen würde er kurz ärgerlich sein, seinen Ärger fühlen, auf gesunde Art daraus handeln und ihn dann wieder loslassen können. So aber hält der chronische Ärger eine Sympathikus-Aktivierung aufrecht, die ebenfalls chronisch geworden ist. Sie führt dazu, dass er noch negativer auf andere Menschen schaut und misstrauisch gegenüber ihren Absichten geworden ist. Sein System ist darauf ausgerichtet, Gefahren zu erkennen, und so ist sein Fokus auf genau das gerichtet, was seine Annahmen über andere Menschen immer wieder bestätigt. Ein Ende der Aktivierungsschleife seines Nervensystems wird durch den fortwährenden Fokus auf Bedrohung nahezu unmöglich.

Ganz ähnlich geht es Menschen, die gelernt haben, ihren Ärger und ihre Wut ins Unbewusste zu verdrängen, weil es zu gefährlich war, sie zu zeigen. Diese Menschen können diese Emotionen überhaupt nicht fühlen, spüren sie aber in Form einer chronischen Dysregulation ihres Nervensystems. Gleiches passiert bei verdrängter Trauer oder Angst. Diese verdrängten Emotionen zeigen sich dann in körperlicher Form. Einige Beispiele: Wir ballen die Hände zu Fäusten oder spannen die Schultermuskulatur an und merken nicht, dass wir eigentlich verärgert sind. Wir spüren unsere Trauer nicht, haben aber die Schultern ständig nach vorne gezogen, um unser Herz zu schützen. Unsere verdrängte Angst zeigt sich in einem chronisch verspannten Solarplexus und wir wundern uns, warum uns die Bauchatmung so schwerfällt.

Emotionen, die wir nicht fühlen und regulieren, dysregulieren unser Nervensystem. Deshalb ist es für deinen Weg zu einem (wieder) regulierten Nervensystem enorm wichtig, zu lernen, deine Emotionen bewusst wahrzunehmen, sie zu fühlen, sie wieder loszulassen und angemessen aus ihnen heraus zu handeln. Wenn wir ärgerlich sind, kann es sein, dass wir eine Grenze setzen sollten. Wenn wir traurig sind, dann gibt es etwas zu betrauern und loszulassen. Wenn wir Angst haben, dann gilt es, uns vor etwas zu schützen. Sobald wir das getan haben, ist die Gefahr, die Teil einer Emotion sein kann, gebannt und unser Nervensystem kann zurück in die Regulation schwingen.

Eine gesunde Emotionsregulation hilft uns dabei, die Aktivierung unseres Sympathikus zu verringern und unseren Parasympathikus zu aktivieren. Sie trägt bei dazu, dass wir uns sicher fühlen, dass unser Immunsystem mit voller Kraft arbeiten kann, dass wir den vollen Zugriff auf unsere kognitiven Fähigkeiten nutzen können und dass wir entspannt bleiben können. Sie stärkt unsere sozialen Beziehungen, sie trägt dazu bei, dass wir uns wohlfühlen und dass wir empathisch anderen Menschen und uns selbst gegenüber sein können.

Die Regulation deiner Emotionen kannst du auf der körperlichen Ebene mit somatischen Tools unterstützen. Eine Auswahl von Tools findest du in Teil 3 dieses Buches. Ebenso hilfreich ist es, in Bewegung zu kommen, wenn eine Emotion dich fordert, dir soziale Unterstützung zu holen und die Emotion ganz achtsam zu fühlen. Für Letzteres probiere doch einmal das folgende Tool aus.

TOOL NR. 21: REGULIERE EINE EMOTION (SP)

Zielsetzung: Unsere Emotionen können sehr deutlich und einfach zu erkennen sein, sie können sich aber auch eher subtil in Form von Körperempfindungen zeigen. Mit diesem Tool kannst du deine Emotionen achtsam erkunden und entdecken, auf welche Art sie sich in deinem Körper zeigen. Gleichzeitig wollen wir lernen, auch unsere Emotionen bewusst wahrzunehmen und sie zu fühlen, ohne von ihnen überwältigt zu werden. Das Ziel ist es, ihnen liebevolle Akzeptanz entgegenzubringen und sie letztlich wieder ziehen zu lassen.

Ausführung: Setze dich in einer bequemen, aber aufrechten Sitzposition so hin, dass du dich für einige Minuten wohlfühlen kannst. Wenn du gerade eine Emotion spürst, dann arbeite mit dieser. Wenn nicht, dann rufe dir eine Situation aus den letzten Tagen ins Gedächtnis, in der du etwas gefühlt hast, das intensiv für dich war.

Im ersten Schritt erspüre die Emotion in deinem Körper. Unsere Emotionen zeigen sich auf eine sehr körperliche Art und Weise, deshalb wirst du Stellen in deinem Körper entdecken, die auf die Emotion reagieren, indem sie sich beispielsweise zusammenziehen, warm oder kalt werden oder sich einfach unangenehm anfühlen. Wohin will deine Aufmerksamkeit wandern, wenn du die Emotion oder das emotionale Ereignis, an das du gerade denkst, spürst?

Versuche erst einmal, ganz konkret zu beschreiben, was dort passiert. Formuliere das für dich in Sätzen wie: »Mein Bauch zieht sich zusammen« oder »Ich spüre ein trauriges Gefühl in meiner Brust« oder »Mein Kopf will sich wie bei einer Schildkröte einziehen und sich ganz klein machen«.

Was genau passiert – ausgelöst durch deine Emotion – in deinem Körper?

Dann nimm dir eine der Stellen heraus, an denen etwas passiert, und lege deine Hand dort hin. Gib ihr alle Aufmerksamkeit und spüre einfach nur, was an dieser Stelle passiert. Interpretiere es nicht, bewerte es nicht und stricke keine Geschichte daraus, warum sich das dort gerade so anfühlt. Nimm es mit einer ganz neugierigen Aufmerksamkeit wahr: »Oh, spannend, mal schauen, was ich da fühle und wie es sich verändert.«

Vielleicht bleibt deine Empfindung dort, vielleicht verändert sie sich, vielleicht wandert sie an eine andere Stelle deines Körpers weiter. Folge ihr neugierig und schaue, wohin sie dich führt. Nach einer Weile versuche, etwas Weite in die Stelle zu bringen, an der deine Aufmerksamkeit gerade ist. Das kannst du zum Beispiel mit deiner Atmung machen, aber auch, indem du diese Stelle bewegst und leicht dehnst.

Du hast es gerade geschafft, deiner Emotion und den körperlichen Symptomen, die sie begleiten, Raum zu geben und sie zu halten. Ist das nicht wunderbar?

Auf die oben beschriebene Weise kannst du beginnen, mit deinen Emotionen in den bewussten Kontakt zu gehen und sie regulieren zu lernen. Wenn eine Emotion in deinem Körper wirkt und du sie nicht bewusst in den Fokus nimmst, dann hat sie in der Regel größere Wirkung als nur die erzeugte körperliche Wirkung. Unbewusst nimmst du trotzdem wahr, dass die Emotion etwas – manchmal Unangenehmes – in deinem Körper auslöst. Dein Gehirn springt sofort an und gleicht das aktuelle emotionale Geschehen ab mit ähnlichen emotionalen Erfahrungen, die du in deinem bisherigen Leben gemacht hast. Es baut eine Geschichte um die aktuelle Emotion, versucht, sie zu erklären, damit du sie unter Kontrolle behalten kannst. Das zeigt sich dann in deinen Gedanken, und auch diese müssen dir nicht einmal bewusst sein. Sie bewirken aber eine Verstärkung deiner körperlichen Symptome dann, wenn du eine Emotion und die dazugehörige Situation in der Vergangenheit als bedrohlich erlebt hast. Dein Nervensystem springt an und aktiviert einen (vermeintlich) schützenden Modus. Aus diesem heraus gehen wir dann oft in automatisierte Handlungen, die wir in der Vergangenheit gelernt haben, um uns zu schützen. Wir schreien unser Gegenüber an oder ziehen uns zurück oder schmieden Rachepläne oder werden besonders unterwürfig. Was auch immer deine individuellen Strategien im Umgang mit den verschiedenen Emotionen sind, oft sind sie nicht wirklich hilfreich.

Mithilfe der obigen Übung kannst du lernen, deine Emotionen ganz bewusst in den Fokus zu nehmen. Emotionen sind nichts anderes als Energie, die sich in deinem Körper zeigt. Wenn wir lernen, sie als solche zu sehen, sie zu fühlen, sie anzunehmen und sie dann wieder loszulassen, dann gehen sie sehr schnell wieder. Wir dürfen lernen, sie als etwas Hilfreiches zu sehen statt als Gefahr. Denn wenn wir sie wertungsfrei fühlen können, ergeben sich aus ihnen oft wertvolle gesunde Handlungsimpulse, mit denen wir dafür sorgen können, dass wir uns sicher durch unser Leben bewegen können.

Wichtig dabei ist, nicht in die Geschichten einzusteigen, die dein Kopf dir über deine Emotion erzählen will. Stattdessen fühle sie. Und dann lass sie wieder gehen.

Das Nervensystem regulieren – und wie geht das nun konkret?

Im dritten Teil dieses Buches wird es um körperorientierte Ansätze gehen, mit denen du dein Nervensystem regulieren kannst. Lass uns aber vorher noch einige Grundlagen verstehen, die die Basis für diese Ansätze bilden.

ES GIBT ZWEI WEGE, DICH ZU REGULIEREN

Mit dem Wissen darum, dass unser Nervensystem Informationen zwischen unserem Gehirn und unserem Körper in beide Richtungen übermittelt, kommen wir auch zu der Erkenntnis, dass wir auf diesen zwei Wegen Einfluss nehmen können. Wir können uns top-down regulieren und ebenso bottom-up. Was bedeutet das konkret?

Top-down-Regulation

Top-down heißt, dass wir Einfluss aus unser Gehirn nehmen, um von dort über unser Nervensystem Signale der Sicherheit in unseren Körper zu schicken.

Vereinfacht könnte man als Beispiel nennen: Wenn du es schaffst, daran zu glauben, dass du gerade sicher bist, dann wird dein Nervensystem diese Information aufnehmen und den Körper informieren, dass er sich nun wieder entspannen kann.

Mit der Top-down-Regulation nehmen wir also Einfluss über unseren Kopf und über unsere kognitiven Fähigkeiten, kurz: über unser Denken. Wenn du schon einmal richtig dysreguliert warst, dann weißt du, dass das in der akuten Dysregulation gar nicht mehr so einfach ist. Denn wie du in Kapitel 3, *Was Gefahr mit unserem Gehirn macht*, schon gelernt hast, verlieren wir in der Dysregulation den Zugriff auf unseren präfrontalen Kortex, den Teil unseres Gehirns, der exakt diese Denk-, Reflexions- und Entscheidungsprozesse ermöglicht. Trotzdem ist die Top-down-Regulation ein wichtiger Baustein in der Arbeit mit dem Nervensystem. Folgende Elemente sind ihr beispielsweise zuzuordnen:

- **Psychoedukation:** Wir Menschen müssen verstehen können, was mit uns passiert. Deshalb ist es allein schon hilfreich, Wissen zu erwerben darüber, wie dein Nervensystem funktioniert und was in deinem Körper passiert, wenn du bestimmte Symptome spürst. In meinen Workshops höre ich immer wieder, wie viel leichter das eine oder andere Symptom aushaltbar wird, wenn wir wissen, dass es nicht gefährlich ist, sondern eine ganz normale Reaktion unseres Körpers, die durch unser Nervensystem ausgelöst wird. Das Ziel der Psychoedukation ist es, besser zu verstehen. Dadurch bekommen wir ein Gefühl von Kontrolle und Orientierung.
- **Reflexion:** Die Fähigkeit zur Reflexion gehört zu den aus meiner Sicht wichtigsten Fähigkeiten, die wir Menschen entwickeln können. Reflexion bedeutet, dass wir uns selbst wahrnehmen lernen. Wir schaffen es, einen Schritt zurückzutreten und uns selbst zu beobachten. Dabei beobachten wir, was wir denken, wie wir fühlen, wie wir uns verhalten und mit anderen Menschen interagieren. Zu reflektieren hilft uns, uns selbst besser zu verstehen und zu erkennen, wie wir selbst mit unserem Denken und Handeln zur Dysregulation unseres Nervensystems beitragen. Daraus ergeben sich wichtige Erkenntnisse darüber, was wir verändern sollten, damit unser Nervensystem wieder zurückkommen kann in ein Gleichgewicht.
- **Visualisierung und Imagination:** Eine weitere Top-down-Technik, die eine starke Wirkung auf unseren Körper haben kann, ist die Visualisierung. Wir stellen uns dabei vor, wie etwas sein könnte. Visualisierung im dysfunktionalen Sinn kennen die meisten von uns, die schon einmal ein dysreguliertes Nervensystem hatten. Wir fühlen ein Symptom und unser Kopf fängt an, sich in den buntesten Bildern aus-

zumalen, was alles gerade nicht stimmen könnte mit uns. Er entwickelt Katastrophenszenarien über schlimme Krankheiten, über ungewisse Ausgänge unserer Situation und über all das, was passieren könnte. Wir visualisieren mögliche Zukünfte und unser Körper reagiert direkt darauf – in diesem Fall, indem er unsere Symptome verstärkt oder noch zusätzliche entwickelt. Bewusst angewandt, kann Visualisierung aber auch enorm hilfreich sein, um unser Nervensystem wieder in einen regulierteren Zustand zu versetzen. Wir können uns an ein Ereignis erinnern, bei dem wir uns sehr sicher gefühlt haben. Wenn wir uns dieses Ereignis in all seinen bunten Farben, unseren Gefühlen in der Situation, Gerüchen etc. in unser Gedächtnis rufen, dann wird eine sichere Erinnerung lebendig – nicht nur in unserem Kopf, sondern vor allem auch in unserem Körper. Durch Visualisierungstechniken können wir uns an sichere Orte versetzen, uns vorstellen, wie unser Körper sich ganz reguliert anfühlt. Wir können unsere belastenden Lebensumstände vorübergehend in einen Tresor oder ein hübsches Kästchen legen und dort gut verwahren, sodass wir uns für einen Moment frei und leicht fühlen können. Unser Gehirn kann nicht gut unterscheiden zwischen Vorstellung und Realität – deshalb wird unser Körpergedächtnis auch aktiv, wenn wir uns etwas nur vorstellen. Es erinnert dann unsere sicheren Körperempfindungen. Visualisierung kann so ein hilfreiches Werkzeug sein, um unserem Körper das Signal zu senden: Hier ist es jetzt sicher.

- **Verschiedene Therapieverfahren:** Einige Therapieverfahren wie beispielsweise die Verhaltenstherapie setzen ebenfalls auf der kognitiven Ebene an. Sie helfen uns zu reflektieren, unsere nicht funktionalen Verhaltensmuster zu verändern und neues Verhalten zu erlernen.
- **Bewusste Körperwahrnehmung:** Auch Ansätze, die darauf abzielen, unseren Körper zu beobachten und unsere Körperwahrnehmung zu stärken, fallen in die Kategorie der Top-down-Strategien. Hier geht es darum, Bewusstheit für die Funktionsweise des eigenen Körpers zu entwickeln, ihn besser kennenzulernen und ihn darüber in einen ruhigeren Zustand kommen zu lassen. In dieser Kategorie finden wir beispielsweise Achtsamkeitstechniken und die Meditation.

Top-down-Strategien setzen auf der kognitiven Ebene an und verändern so etwas in unserem Körper. Die meisten dieser Herangehensweisen sind in der akuten Dysregulation nur bedingt oder auch gar nicht hilfreich, da unser Gehirn dann im Überlebenszustand arbeitet. Wir können die oben genannten Elemente aber prima nutzen, wenn wir in einem mehr oder weniger regulierten Zustand sind. Dann können sie sehr hilfreich sein, um unseren dysregulierenden Denk- und Verhaltensmustern auf die Spur zu kommen und sie zu verändern.

In den Teilen 1 und 2 dieses Buches findest du viele Tools, die in die Kategorie der Top-down-Regulation gehören.

Bottom-up-Regulation

Im Gegensatz dazu sind Bottom-up-Regulationstechniken diejenigen Tools, die auf der Ebene deines Körpers ansetzen und deinem Nervensystem darüber signalisieren, dass es gerade sicher ist. Du kannst so deinem Gehirn die Information übermitteln, dass es eine aktivierte Überlebensreaktion stoppen und deine Körperfunktionen wieder normalisieren kann. Es gibt viele Arten und Ansätze, über den Körper positiv auf das Nervensystem einzuwirken. Hier sind einige Elemente, die der Bottom-up-Regulation zuzuordnen sind:

- **Reorientierungstechniken:** Reorientierung hat das Ziel, uns wieder mit dem Hier und Jetzt zu verbinden. Das ist beispielsweise dann hilfreich, wenn wir in einer dysregulierenden Erinnerung gefangen sind oder auch, wenn wir uns zu sehr in unseren Gedankenschleifen verlieren und unser Kopfkarussell allzu aktiv ist. Wenn wir uns reorientieren wollen, nutzen wir ganz bewusst unsere fünf Sinne – das Sehen, das Hören, das Fühlen, das Riechen und das Schmecken –, um uns mit unserer Umgebung zu verbinden. Über unseren Körper empfangen wir so Reize von außen, die in uns ein Gefühl von Sicherheit erzeugen. Wir können unsere Füße auf dem Boden spüren und unsere Verwurzelung mit ihm wahrnehmen. Wir können uns mit dem Rücken auf den Boden legen und spüren, wie uns dieser ganz stabil hält. Wir können uns umschauen und schöne, beruhigende Dinge anschauen, die sichere Erinnerungen wecken. Wir können auf vertraute Geräusche hören, Dinge befühlen, die ein Wohlgefühl in unserem Körper auslösen.

- **Bewegung:** Bewegung ist eines unserer wichtigsten Regulationstools. Wir alle brauchen Bewegung wie die Luft zum Atmen. Bewegung sorgt dafür, dass unser Körper gesund, unser Gewebe beweglich und unsere Muskeln aktiv bleiben. Durch Bewegung schütten wir Endorphine aus, die unsere Stimmung aufhellen. Das wirkt den Stresshormonen entgegen, die durch ein dysreguliertes Nervensystem in unserem Körper vorhanden sind. Du kannst aus all den verschiedenen Arten von Bewegung diejenigen finden, die dir am meisten Freude bereiten. Aus Sicht der Nervensystemregulation sind je nachdem, wo dein Nervensystem gerade steht, unter anderem folgende Bewegungsformen sehr hilfreich:

  - **Spazierengehen:** Spaziere am besten in der Natur, dort, wo das möglich ist, gerne auch einmal barfuß.
  - **Sport:** Ausdauersportarten können sehr hilfreich sein bei einem sehr aktiven Sympathikus. Sei dagegen vorsichtig mit Sportarten, die diesen noch zusätzlich aktivieren (beispielsweise Hochintervalltraining oder Training mit sehr schweren Gewichten). Bei aktivem Freeze steige bitte sehr sanft in die Bewegung ein.
  - **Yoga, Qigong, Feldenkrais etc.:** Bewegungsformen dieser Art helfen dabei, Körper und Geist zu integrieren, und haben dadurch eine starke Wirkung auf dein Nervensystem. Auch hier gilt: Sei – insbesondere im Yoga – vorsichtig mit Formen wie zum Beispiel Power Yoga oder Hot Yoga, die deinen Sympathikus zusätzlich aktivieren, und wähle, wenn du häufiger dysreguliert bist, lieber erst einmal die sanfteren Formen.
  - **Mobilisierung:** Mobilisierungsübungen sind Übungen, die deine Gelenke beweglich und gesund halten. Sie bringen deinen Körper in Bewegung, schulen deine Propriozeption, stärken deine Körperwahrnehmung und fördern die Durchblutung deines Kör-

pers. Sie aktivieren, wenn sie achtsam ausgeführt werden, deinen Parasympathikus. All diese Faktoren wirken positiv auf die Regulation deines Nervensystems ein. In Teil 3 des Buches findest du einige Tools, die unter anderem deinen Körper mobilisieren – dazu gehören beispielsweise die Tools 25, 27, 29, 30, 35 und 38.

- **Faszienarbeit:** Auch Übungen, die auf die Gesundheit deines Fasziengewebes abzielen, können ein wichtiger Baustein in der Arbeit mit deinem Nervensystem sein. Faszienarbeit stimuliert die Rezeptoren in deinem Fasziengewebe, die eine direkte Auswirkung auf die Regulation deines Nervensystems haben. Sie baut Spannungen im Gewebe ab und sorgt dafür, dass du beweglicher wirst. Auch Faszienübungen stimulieren deine Propriozeption und helfen dir, deine Körperwahrnehmung zu stärken.

- **Gleichgewichtsübungen:** Über Übungen, die dein Gleichgewicht schulen, stärkst du deine Propriozeption und erzeugst über das körperliche Gleichgewicht ein Gefühl von Sicherheit und Stabilität für dein Nervensystem.
- **Atemtechniken:** Über deine Atmung kannst du deine Körperfunktionen und dein Nervensystem direkt beeinflussen. Es gibt hilfreiche Atemtechniken, die deinen Sympathikus beruhigen. Dazu gehören beispielsweise die 4-7-8-Atmung (Atme für 4 Sekunden ein, halte die Luft für 7 Sekunden an und atme dann für 8 Sekunden aus. Mache das so lange, bis du spürst, wie du ruhiger wirst) und die tiefe Bauchatmung (nutze dafür das Tool 41). Andere Atemtechniken aktivieren dich dagegen. Das kann hilfreich sein, wenn du in deinem Alltag Energie für eine Herausforderung brauchst, die vor dir liegt. Zwei Atemtechniken aus dem Yoga – Kapalabhati (eine Atemtechnik, bei der wir aktiv und stoßartig ausatmen und die Einatmung passiv passieren lassen) und Bhastrika (eine Atemtechnik, bei der wir wie ein Blasebalg kräftig ein- und ausatmen) sind Beispiele dafür.
- **Entspannungstechniken:** Techniken wie autogenes Training und progressive Muskelentspannung helfen dir, Spannung in deinem Körper abzubauen und dein Nervensystem zu beruhigen.

- **Somatische Tools für dein Nervensystem:** Eigentlich können wir nahezu alle hier beschriebenen Werkzeuge, die der Bottom-up-Regulation dienen, als somatische Tools bezeichnen. Ich führe sie hier trotzdem noch einmal als separate Kategorie auf, in die all die Werkzeuge gehören, mit denen wir direkten Einfluss auf unser Nervensystem nehmen können. Dazu gehören all die Übungen und Tools, mit denen wir unseren Vagusnerv aktivieren und stärken können (siehe beispielsweise die Tools 1, 39 und 40). Auch die bilaterale Stimulation ordne ich dieser Kategorie zu. Dabei handelt es sich um Techniken, die Einfluss nehmen auf das Zusammenspiel der verschiedenen Regionen deines Gehirns und damit sehr hilfreich sein können, um Erlebtes zu verarbeiten, Dysregulation zu beheben und Neues zu verankern (siehe beispielsweise Tools 5, 46 und 56). Das dritte Werkzeug, dass aus meiner Sicht in dieser Kategorie besonders wichtig ist, sind die Mikrobewegungen. Mithilfe kleinster Bewegungen unseres Gewebes können wir großen Einfluss auf die Regulation unseres Nervensystems nehmen (siehe beispielsweise Tool 28). Zuletzt gehören in diese Toolkategorie all die sanften somatischen Bewegungen, die dir helfen, deine Körperempfindungen und Emotionen und damit dein Nervensystem zu regulieren (siehe beispielsweise Tools 16, 17, 32 und alle weiteren somatischen Praktiken in diesem Buch).
- **Neurogenes Zittern:** Eine der natürlichsten Arten, über die wir Spannung in unserem Körper abbauen können, ist das Zittern. Unter der Aktivierung unseres Sympathikus spannen sich unsere Muskeln an. Sobald die Gefahr beendet ist, die diese Aktivierung hervorgerufen hat, könnte unser Körper sich schütteln oder zittern und so die Spannung einfach wieder abbauen. Auf diese Weise würden wir wieder zurückkommen in die Regulation. Vielleicht hast du schon einmal erlebt, dass nach einem Moment, in dem du einen großen Schreck erfahren hast, deine Beine anfangen zu zittern. So etwas passiert zum Beispiel, wenn wir gerade fast einen Unfall gebaut haben. Außerhalb solch besonderer Situationen haben die meisten Menschen allerdings gelernt, diesen natürlichen Zitterreflex zu unterdrücken. Wir

können ihn aber wieder herbeiführen, indem wir beispielsweise die Methode des neurogenen Zitterns erlernen und nutzen. Eine andere Form ist es, den Körper ganz bewusst auszuschütteln, um Spannung abzubauen. So helfen wir ihm, der in der Dysregulation oft ganz unbewusst versucht festzuhalten, wieder loszulassen.

Alle diese Techniken können sowohl in der akuten Dysregulation als auch vorbeugend hilfreich sein. Wichtig ist, dass du mit ihnen vertraut wirst und ein Gefühl von Sicherheit mit den Tools entwickelst, sodass sich dein Körper an ihre positive Wirkung erinnert, wenn du sie mit einem dysregulierten Nervensystem anwendest. Dafür empfehle ich dir, dass du sie regelmäßig anwendest, gerade auch dann, wenn du dich okay oder gut fühlst.

In Teil 3 dieses Buches findest du viele Tools, die den verschiedenen Elementen der Bottom-up-Regulation zuzuordnen sind.

Wir brauchen Top-down und Bottom-up

Die Frage ist nun: Was ist wirksamer? Sollst du dich lieber top-down oder bottom-up regulieren? Die Antwort ist: Es braucht ein Sowohl-als-auch. Weder nur das eine noch nur das andere ist ausreichend.

Wenn du ausschließlich auf der Ebene der Top-down-Regulation bleiben würdest – also dich nur über die kognitive Ebene und das Denken regulieren würdest –, dann würdest du ganz viel über dein Nervensystem lernen, einen Teil deiner Denk-, Fühl- und Verhaltensmuster erkennen und damit viel Erkenntnis über dich selbst ansammeln und richtig gut werden in der Kunst der Selbstreflexion. Das sind Schritte, die enorm wichtig sind auf dem Weg hin zu einem Nervensystem, das wirklich im Gleichgewicht arbeitet. Top-down-Regulationstechniken helfen dir dabei, deine erlernten Glaubenssätze und Muster zu hinterfragen. Sie sind wichtig, um neue Möglichkeiten des Verhaltens zu erkennen, auszuprobieren und zu reflektieren, inwiefern du dich mit ihnen wohler fühlst. Sie sind auch wertvoll, um die für dich richtigen Ansätze für die Bottom-up-Regulation zu finden, sie regelmäßig anzuwenden und deine Fortschritte zu erkennen.

Ganz viel über dich und dein Nervensystem zu wissen und zu erkennen, heißt aber noch lange nicht, dass sich etwas nachhaltig an seinem Zustand verändert. Dafür braucht es die Arbeit mit dem Körper, so wie wir sie in der Bottom-up-Regulation praktizieren. Unser Körpergedächtnis hat so viele Informationen aus unserer Vergangenheit gespeichert, die wieder und wieder aktiviert werden und eine Wirkung auf dein Nervensystem nehmen. Deine Emotionen zeigen sich direkt über deinen Körper. Spannung, die aus der Aktivierung deines Nervensystems aufgebaut wird, entsteht in deinem Körper. Der Zustand deines Körpers sendet ständig Informationen an dein Nervensystem. Du erinnerst dich, dass 80 Prozent der relevanten Informationen aus dem Körper kommen. Über Tools aus der großen Werkzeugkiste der Bottom-up-Regulation nimmst du Einfluss auf dein Nervensystem über die Ebene deines Körpers. Du baust Spannung ab, du regulierst darüber deine Emotionen, du verarbeitest, was in deinem Körper gespeichert ist. Du hältst deinen Körper beweglich und gesund. Über diese Schritte sorgst du dafür, dass dein Nervensystem wieder Informationen der Sicherheit aus deinem Körper erhält und dadurch regulierter bleiben kann.

Du erinnerst dich bestimmt noch an das Kapitel darüber, was wir Menschen brauchen, um uns sicher zu fühlen. Zwei der Faktoren waren das Verstehen dessen, was in deinem Körper passiert, und die Möglichkeit, Einfluss zu nehmen. Über die Top-down-Regulation erfüllst du dein Bedürfnis zu verstehen, über die Bottom-up-Regulation nimmst du Einfluss und spürst die positive Wirkung auf dein Nervensystem. Wenn beides zusammenkommt, dann bist du auf einem guten Weg zurück in Richtung eines regulierten Nervensystems.

DIE AUTONOME LEITER DER REGULATION

Du hast im ersten Teil des Buches die Überlebensstrategien deines Nervensystems kennengelernt und hast inzwischen vermutlich auch mindestens eine Ahnung, welche Lieblingsstrategien dein Nervensystem gerne nutzt. Je nachdem, welche Überlebensstrategie du gerade regulieren möchtest, braucht es eventuell unterschiedliche Arten von Regulationsstrategien. Um das anschaulich erläutern zu können, ist das Modell der autonomen Leiter, das Stephen W. Porges im Rahmen seiner Polyvagaltheorie entwickelt hat, hilfreich. Die folgenden Erläuterungen beziehen sich darauf (Porges, 2019).

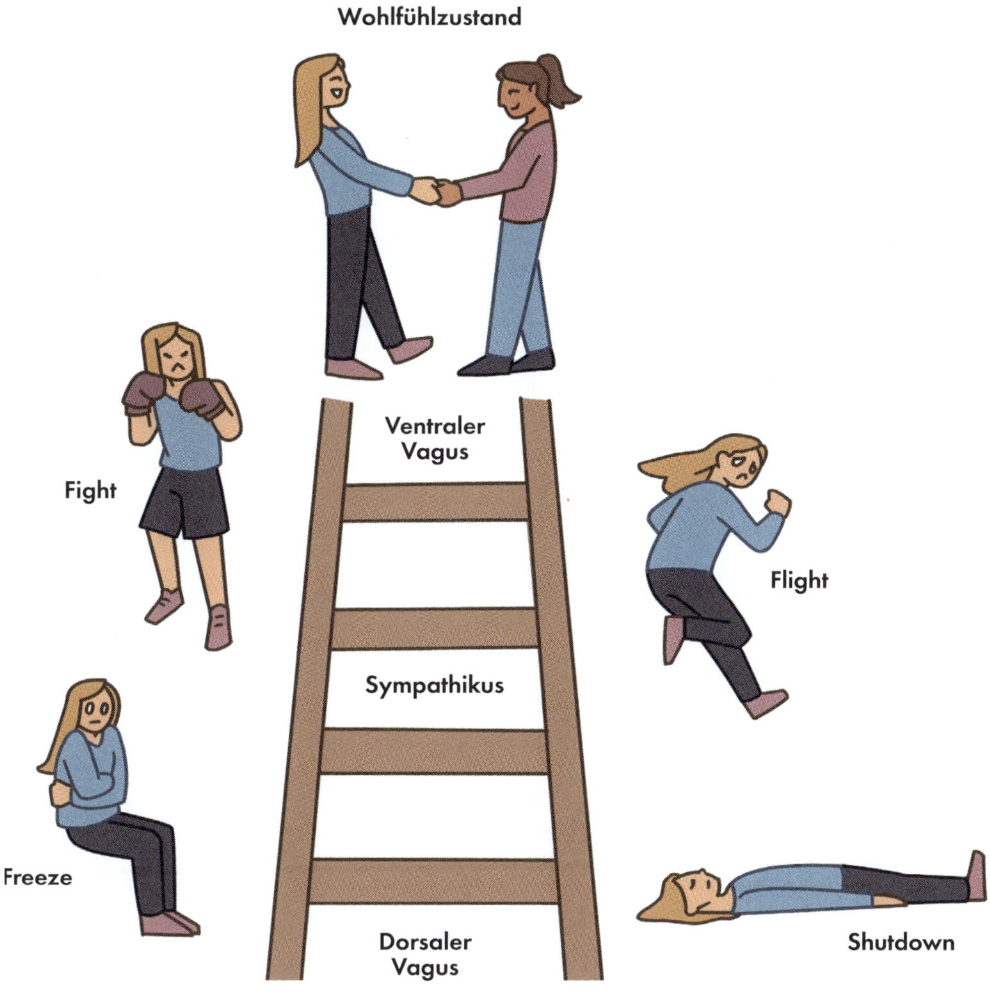

Unsere Überlebensstrategien sind, wie im Modell der autonomen Leiter dargestellt, stufenweise angeordnet. Das bedeutet praktisch, dass wir vom ventral-vagalen Wohlfühlzustand erst in die Sympathikus-Aktivierung wechseln, bevor dann unser dorsaler Vagus zugeschaltet wird oder allein aktiv wird. Das heißt konkret: Wenn unser Nervensystem Gefahr wittert, wechseln wir vom Wohlfühlzustand in den Fight-Flight-Modus, von dort in den Freeze oder in den Shutdown. Auch wenn sich eine Freeze-Aktivierung sehr unmittelbar anfühlen kann, wird doch, rein körperlich gesehen, erst unser Sympathikus und dann unser dorsaler Vagus aktiv.

Umgekehrt müssen wir – und das ist die entscheidende Information für dich, wenn du dein Nervensystem regulieren willst –, wenn wir einmal in der dorsal-vagalen Aktivierung angekommen sind, erst diese regulieren, dann unseren aktivierten Sympathikus, und von dort kommen wir wieder zurück in den ventral-vagalen Wohlfühlzustand. Das heißt konkret: Wenn du im Freeze bist, dann darfst du erst einmal die dorsal-vagale Aktivierung auftauen. Danach regulierst du die immer noch vorhandene Aktivierung deines Sympathikus und von dort aus kommst du wieder zurück ins ventral-vagale Gleichgewicht.

Behalte das Modell immer im Hinterkopf: Je nachdem, wo du auf der autonomen Leiter stehst, darfst du alle Stufen nacheinander nach oben steigen, um wieder in den Wohlfühlzustand zu kommen.

Jetzt lass uns noch konkreter werden.

TAUE WIEDER AUF: REGULIERE DEN FREEZE

Stell dir Folgendes vor: Eine Äußerung oder Handlung eines anderen Menschen hat dich in den Freeze versetzt. Vielleicht war es etwas, das dein Partner getan hat, ein Konflikt mit einer Kollegin, ein Streit mit einem Freund oder auch etwas ganz anderes. Im Ergebnis sitzt du nun auf deinem Sessel und starrst Löcher in die Luft. In deinem Kopf rast ein Karussell und doch kannst du keinen klaren Gedanken fassen. Du bist wie in einem leichten Schockzustand und fühlst dich abgekoppelt von deiner Umgebung. Deine Arme kleben am Körper und du kannst dich nicht dazu bringen, aufzustehen und irgendetwas zu tun. Es fühlt sich furchtbar an.

Du weißt aber inzwischen, dass dein Nervensystem gerade den Notstand ausgerufen und einen Freeze aktiviert hat. Du kannst dich auch noch daran erinnern, dass es jetzt darum geht, diesen aufzutauen.

Du erinnerst dich bestimmt: Freeze bedeutet, dass dein Sympathikus sehr stark aktiv ist und deinen Körper in eine sehr hohe Spannung bringt. Gleichzeitig arbeitet auch der dorsale Vagus und immobilisiert deinen Körper. Diese Immobilisierung kann sich auf einem Spektrum zwischen Antriebslosigkeit und körperlicher Erstarrung bewegen. Auftauen bedeutet, dass wir erst einmal die körperliche Immobilisierung wieder aufheben, sodass unser Körper wieder in Bewegung kommen kann.

Wenn wir im Freeze gefangen sind, dann befinden wir uns mit unserer Aufmerksamkeit oft nicht mehr in der realen Welt, sondern wir stecken fest in unserer Interpretation dessen, was gerade passiert ist. Oft werden in der akuten Dysregulation alte Erinnerungen wach, die aus unserem Körpergedächtnis und unseren bisherigen Lebenserfahrungen gespeist werden. Das fühlt sich dann sehr echt an, hat aber oft wenig mit der Realität zu tun. Wir verwechseln dann eine Erinnerung mit der Gegenwart.

Wenn uns im Beispiel ein Kollege ärgerlich gefragt hat, wie uns dieser Fehler passieren konnte, dann weckt das in uns möglicherweise eine ganz alte Erinnerung daran, wie ein Elternteil uns damals unsere vermeintliche Unfähigkeit vorgeworfen hat, wenn wir in unserer kindlichen Energie etwas kaputt gemacht haben. In diesem Moment fühlen wir all das wieder, , was unser Körper aus dieser früheren Situation gespeichert hat: die körperliche Erstarrung, die Schamgefühle, unsere Wertlosigkeit. Wir fühlen uns wie damals.

Um aus dem Freeze wieder aufzutauen und aus einer aktivierten alten Erinnerung wieder zurück in die Gegenwart zu kommen, sind die folgenden Elemente hilfreich.

Akzeptanz

So ein Freeze kann sich von unangenehm über abgekoppelt bis hin zu ziemlich angsteinflößend anfühlen. Deshalb ist es wichtig, dass du weißt, dass er nicht gefährlich ist. Dein Nervensystem hat eine Gefahr entdeckt und es tut sein Bestes, um dich zu beschützen. Auch wenn du es im Moment des Freeze vielleicht dafür verfluchst, dass es dich schon wieder in so einen unangenehmen Zustand versetzt: Es tut das, was es momentan für den besten Weg hält, damit du dich sicherer fühlen kannst. Und das tut es in bester Absicht.

Der erste und beste Schritt, den du umsetzen kannst, um einen Freeze wieder aufzutauen, ist deshalb, ruhig und gelassen zu bleiben. Sage dir: Es ist, wie es ist. Mein Körper friert gerade ein. Er wird auch wieder auftauen. Es ist sicher, auch wenn es sich unangenehm anfühlt.

Diese innere Haltung der Akzeptanz fühlt sich für dein Nervensystem sicher an. Wenn du gegen deinen Zustand kämpfst, wird er verstärkt. Wenn du ihn als das nimmst, was er ist – nämlich ein temporärer Schutzmodus, der ungefährlich ist –, dann wird sich dein System am schnellsten wieder beruhigen können. Ich weiß, das ist schwieriger, als es klingt. Je besser du deinen Freeze-Zustand kennenlernst und lernst, dass du ihn bewusst wieder auftauen kannst, desto leichter wird es dir fallen, ihn zu akzeptieren und auf deine eigene Selbstwirksamkeit zu vertrauen.

Reorientierung

Im zweiten Schritt geht es darum, dich im Hier und Jetzt zu reorientieren. Im Freeze befindest du dich in einer Gefahrenwahrnehmung, die in deiner Innenwelt stattfindet. Im Außen wirst du viele sichere Elemente finden. Da sind Gegenstände, die ganz sicher und stabil an ihrem üblichen Platz stehen. Du kannst sie in die Hand nehmen und spüren, wie vertraut sie sich anfühlen. Wenn du nach draußen schaust oder das Fenster aufmachst, siehst du lebendige, wunderbare Pflanzen und hörst Vögel, die zwitschern. Du siehst, dass das Leben weitergeht in all seiner Normalität, auch wenn es sich in dir gerade anders anfühlt.

Reorientieren heißt, dass wir uns aus unserer eingefrorenen Innenwahrnehmung ins Außen bewegen. Wir nutzen unsere Sinne, um uns in der lebendigen Welt, die uns umgibt, zu verankern. Wir sehen, wir hören, wir tasten, wir riechen, wir schmecken. Wir nehmen wahr, wie unser Körper Teil dieser Außenwelt ist, und setzen dort unseren Fokus.

Du wirst schnell merken, wir anders sich dieser Außenfokus anfühlt als das, was du im Freeze in dir fühlst. Im Außen ist es lebendig, sicher und stabil. Das wahrzunehmen, taut deinen Freeze wieder auf.

Das gilt natürlich nur für Freeze-Zustände, die nicht durch eine wirkliche, reale Gefahr im Außen erzeugt werden.

Selbstberührung

Berührung und Selbstberührung sind wichtige Tools in der Nervensystemregulation. Direkter Hautkontakt setzt viele körperliche Prozesse in Gang, die deine Regulation und dein Wohlbefinden steigern. Selbstberührung kann ein starkes Gefühl von Sicherheit erzeugen, das dir hilft, aus dem Freeze wieder aufzutauen.

Sanfte Bewegungen

Zuletzt gilt es, den Körper – der sich im Freeze mindestens teilweise einfach nicht mehr bewegen möchte – wieder in Bewegung zu bringen. Dies sollte auf ganz sanfte Art und Weise passieren, um das Nervensystem nicht noch weiter unter Druck zu setzen. Gute Ausgangspunkt dafür sind die Augen, der Kopf oder auch die Hände und Füße. Wenn du diese in Bewegung bringst, entsteht meist nach und nach Bewegung auch in anderen Körperpartien. So kannst du deinen Körper und die dorsal-vagale Immobilisierung Stück für Stück wieder lösen.

Eine detaillierte Beschreibung passender Tools findest du in Kapitel 7, *Regulationsziel 1: Taue aus dem Freeze auf.*

Wenn der Freeze aufgetaut ist, hast du es geschafft, deinen dorsalen Vagus von seiner Aktivität zu entlasten. Das bedeutet, du hast die körperliche Immobilisierung mindestens teilweise aufgelöst. Du fühlst dich weniger abgekoppelt von deiner Umwelt. Dein Sympathikus ist aber weiterhin aktiv. Das bedeutet, dass du nun die Situation, die den Freeze überhaupt erst ausgelöst hat, durch eine Sympathikus-gefärbte Brille wahrnimmst. Das ist wichtig zu wissen, denn – erinnere dich an die autonome Leiter – du bist noch nicht wieder im Wohlfühlzustand eines aktiven ventralen Vagus angekommen. Stattdessen kann es sein, dass du jetzt ziemlich emotional wirst. Du spürst vielleicht den Ärger, der vorher durch den Freeze so schön betäubt war. Es kann aber auch sein, dass du ängstlich wirst. Eventuell spürst du jetzt ganz viel Handlungsenergie, hast das dringende Bedürfnis, jetzt etwas zu tun, um die Situation ein und für alle Mal zu lösen. Oder du merkst, dass du innerlich ganz aufgewühlt bist und am liebsten flüchten möchtest. Was auch immer bei dir passiert: Sieh es als gutes Zeichen dafür, dass du den Freeze erfolgreich aufgetaut hast und nun wieder handlungsfähig bist. Von hier aus kannst du die Tools nutzen, die deine Sympathikus-Aktivierung regulieren. Sobald dann wieder Ruhe einkehrt, wirst du vieles klarer sehen und wissen, was zu tun ist. Erst dann ist es an der Zeit, mit der Ursprungssituation, die deine Dysregulation ausgelöst hat, umzugehen.

BAUE SPANNUNG AB: REGULIERE DIE SYMPATHIKUS-AKTIVIERUNG

Nun geht es darum, wie du einen aktivierten Sympathikus wieder beruhigen kannst. Dafür gibt es sehr viele verschiedene Möglichkeiten. In der Sympathikus-Aktivierung baut dein Körper eine hohe Muskelspannung auf, damit er in der Lage ist, zu kämpfen oder zu flüchten. Wenn dein Sympathikus aktiv ist – ohne dass dazu die dorsal-vagale Aktivierung des Freeze kommt –, dann bist du in der Regel sehr fokussiert, sehr klar in deinen Gedanken und handlungsbereit. Du atmest schnell, dein Herz schlägt schnell, dein Körper ist in Bereitschaft. Und das ist absolut richtig so, wenn wir eine Herausforderung zu bewältigen haben oder gerade wirklich in Gefahr sind.

Wann braucht es nun Tools, um deinen aktivierten Sympathikus zu regulieren?

- Die Regulation deiner Sympathikus-Aktivierung wird dann notwendig, wenn der Sympathikus chronisch aktiv ist, denn das ist nicht gesund für deinen Körper.
- Auch wenn dein Sympathikus akut aktiviert wird, die Gefahr, die dein Nervensystem erkannt hat, aber nicht lebensbedrohlich ist, macht es Sinn, dass wir uns regulieren, um dann aus einer innerlich wieder ruhigen Haltung das auslösende Problem anzugehen und die notwendigen Veränderungen einzuleiten.
- Ein dritter Fall ist die Situation, in der dein Sympathikus akut aktiviert ist, dein Körper es aber nicht schafft, den Punkt zu erkennen, an dem wieder Sicherheit eintritt. Wenn deine Sympathikus-Aktivierung also länger bestehen bleibt, als das wirklich notwendig ist, dann wird es Zeit für etwas Regulation.

Ein aktivierter Sympathikus – gerade wenn er häufig und lange aktiv ist – kann sich unangenehm anfühlen. Das merken wir beispielsweise dann, wenn wir chronisch verspannte Muskeln haben, wenn wir unter einer Angst- und Panikstörung leiden oder wenn wir ständig gereizt sind und oft wütend werden. Wenn du solche unangenehmen Symptome bei dir beobachtest, dann kann eine regelmäßige Regulation deiner sympathischen Aktivierung dazu führen, dass du dich körperlich wohler fühlst und innerlich wieder ruhiger wirst.

Hier geht es nun in erster Linie darum, die durch den Sympathikus aufgebaute Spannung im Körper abzubauen. So kannst du deinem Nervensystem über den Körper signalisieren, dass es nun wieder sicherer ist.

Im Folgenden findest du hilfreiche Wege zur Regulation einer Sympathikus-Aktivierung.

Bewegung

Bewegung hilft auf vielerlei Art, einen zu aktiven Sympathikus zu beruhigen. Zum einen stimuliert Bewegung die Ausschüttung von Endorphinen, Serotonin und Dopamin. Das verändert deine Stimmung, reduziert Schmerzen und führt zu mehr Wohlbefinden. Durch Bewegung wirst du innerlich ruhiger, denn regelmäßig ausgeführt reduziert sie die Stresshormone in deinem Körper. Dein Cortisolspiegel wird gesenkt, was deinem Nervensystem Sicherheit signalisiert. In der Folge schläfst du erholsamer und dein Körper kann dadurch besser regenerieren. Regelmäßige Bewegung fördert deine Herz-Kreislauf-Gesundheit, dein Körper wird effizienter mit Sauerstoff versorgt, dein Herz braucht dafür weniger Schläge. Alle diese Wirkungen tragen dazu bei, die körperlichen Symptome einer Sympathikus-Aktivierung zu regulieren.

Finde die Art von Bewegung, die deinem Nervensystem auch wirklich guttut. Aerobe Bewegungsformen wie etwa Laufen, Radfahren, Schwimmen und Tanzen tragen dazu bei, die Neurotransmitter in deinem Gehirn auszuschütten, die du für ein reguliertes Nervensystem brauchst, und tragen zu einem gesunden Herz-Kreislauf-System bei. Ein achtsam ausgeführtes Krafttraining kann dabei helfen, dein Cortisol zu senken, und baut körperliche Stärke auf, die dich unterstützen kann, den Herausforderungen des Lebens gegenüber widerstandsfähiger zu werden. Mobilitätstraining hilft dir, mögliche Spannungen im Körper abzubauen und deine Gelenkbeweglichkeit zu stärken, was wiederum positiv auf dein Nervensystem wirkt. Bewegungsformen wie Yoga, Tai-Chi, Qigong oder auch Pilates kombinieren Bewegung mit Beweglichkeit, Achtsamkeit mit Atmung und sanfte Körperarbeit und sind damit enorm hilfreich, um dein Nervensystem zu beruhigen und in Richtung eines Gleichgewichts aus Aktivierung und Entspannung zu regulieren. Last, but not least vergiss nicht unsere natürlichste Bewegungsform: Ein Spaziergang in der Natur kann Wunder für dein Nervensystem wirken.

Wenn du dich gerade in einer hohen Sympathikus-Aktivierung befindest und dein Fight-oder-Flight-Modus in voller Aktion ist, dann sei vorsichtig mit Bewegungsformen, die deine Aktivierung noch verstärken. Dazu gehören beispielsweise Hochintervalltraining (HIIT), Krafttraining mit sehr schweren Gewichten und Wettkampfsportarten. Versuche grundsätzlich, ein Gespür dafür zu entwickeln, welche Bewegungsformen dein Nervensystem beruhigen und welche es aktivieren. So kannst du Bewegung ganz gezielt für den Zustand nutzen, in dem dein Nervensystem sich gerade befindet.

Atmung

Unsere Atmung ist eine der wichtigen Körperfunktionen, die durch unser Nervensystem reguliert werden. Das können wir uns zunutze machen, denn so, wie die Überlebensreaktionen deines Nervensystems deine Atmung verändern, kannst du über die bewusste Beeinflussung deiner Atmung eine Veränderung in deinem Nervensystem bewirken.

Mithilfe von Atemtechniken können wir gezielt unseren Sympathikus oder unseren Parasympathikus aktivieren. Um die Sympathikus-Aktivierung zu senken, nutzen wir Atemtechniken, die auf Gleichmäßigkeit, Fokus, eine verlängerte Ausatmung und die Bauchatmung fokussiert sind. Diese beruhigen unsere Herzfrequenz, erhöhen unsere Herzratenvariabilität und aktivieren unseren Parasympathikus.

Somatische Tools zum Spannungsabbau

Somatische Tools setzen auf der Körperebene an und helfen uns, unser Nervensystem zu regulieren. Auch hier finden wir Tools, die uns aktivieren, und solche, die uns beruhigen. Zur Beruhigung eines aktivierten Sympathikus können wir beispielsweise verschiedenste somatische Bewegungsübungen nutzen, von denen du einige in Kapitel 7, *Regulationsziel 2: Baue Spannung ab* kennenlernen wirst.

Somatische Tools helfen dir dabei, die Selbstwahrnehmung deines Körpers zu stärken, sodass du Spannung bewusst lösen lernst. Sie sind auch hilfreich, um gezielt Bewegung in die Körperpartien zu bringen, die gelöst werden müssen, sodass dein Körper sich wieder sicherer fühlen kann. Sie helfen dir, dich mit deiner Umgebung zu verbinden, deine Körpergrenzen und deine Position im Raum zu spüren. Du kannst über sie dein Gleichgewicht schulen. Du lernst, ganz gezielt Spannung zu entdecken, die sich in deinem Körper durch eine sympathische Aktivierung aufgebaut hat, und sie loszulassen. Dadurch bekommt dein Körper wieder die Signale, die er braucht, um sich sicher zu fühlen. So kann deine Sympathikus-Aktivierung sich verringern und der Parasympathikus darf wieder aktiv werden. Du regulierst dich.

Entspannungstechniken
Last, but not least dürfen zur Regulierung der Sympathikus-Aktivität die Entspannungstechniken nicht fehlen. Du hast wahrscheinlich schon Situationen erlebt, in denen dein Sympathikus so sehr in Fahrt war, dass an Entspannung nicht zu denken war. In so einem Fall kann es hilfreich sein, erst mit Bewegung und somatischen Tools zu regulieren. Sobald damit aber ein Stück der hohen Aktivierung abgebaut ist, können Entspannungstechniken sehr wirksam sein, um den Parasympathikus wieder in die Aktivität zu bringen und zurückzuschwingen von der Anspannung in ein Gleichgewicht mit mehr Entspannung. Hilfreiche Entspannungstechniken zum Abbau von Spannung im Körper sind beispielsweise autogenes Training, progressive Muskelrelaxation und verschiedene Achtsamkeitstechniken.

In den vier genannten Kategorien findest du eine große Schatzkiste von Regulationsmöglichkeiten, mit denen du die durch eine Sympathikus-Aktivierung aufgebaute Spannung in deinem Körper reduzieren kannst. Praktische Tools dafür findest du im dritten Teil dieses Buches.

LERNE, DICH SICHER ZU FÜHLEN: VERANKERE DEINEN WOHLFÜHLZUSTAND

Neben all den wunderbaren Tools, die du anwenden kannst, um aus einem Freeze aufzutauen und einen allzu aktiven Sympathikus zu beruhigen, dürfen wir eines nicht vergessen: Dein sicherer Nervensystem-Modus – dein

Wohlfühlzustand – soll wieder ein stabil abrufbarer Zustand werden. Damit das gelingen kann, gilt es, diesen Zustand regelmäßig herbeizuführen. Dadurch wirst du vertraut mit ihm, und er wird in deinem Gehirn nach und nach so stark vernetzt, dass er immer leichter abgerufen werden kann.

Stell dir als Gegenbeispiel vor, wie leicht deine dysregulierten Zustände aktiviert werden. Da reicht manchmal ein winziges Symptom in deinem Körper, um dich direkt in die Abwärtsspirale der Dysregulation zu schicken. Ein Herzstolpern oder ein Atemzug, der nicht bis in den Bauch geht, kann die neuronalen Netzwerke deiner Dysregulation aktivieren.

Das Gute ist: Das geht auch umgekehrt. Je öfter du wieder einen sicheren Zustand erlebst, je wohler du dich dabei fühlst, desto stärker wird dieser in dein neuronales Netz der Sicherheit eingebettet. Stell dir das vor wie einen kleinen Trampelpfad in deinem Gehirn, der im Laufe der Zeit zu einem richtigen Weg wird, dann zu einer ausgebauten Straße und irgendwann zu einer Autobahn. In diesem gut ausgebauten Zustand ist diese Sicherheitsautobahn in deinem Gehirn so gut ausgeschildert, auffindbar und angebunden, dass du sie jederzeit wieder leicht erreichen kannst. Dahin wollen wir kommen mit der Nervensystemarbeit.

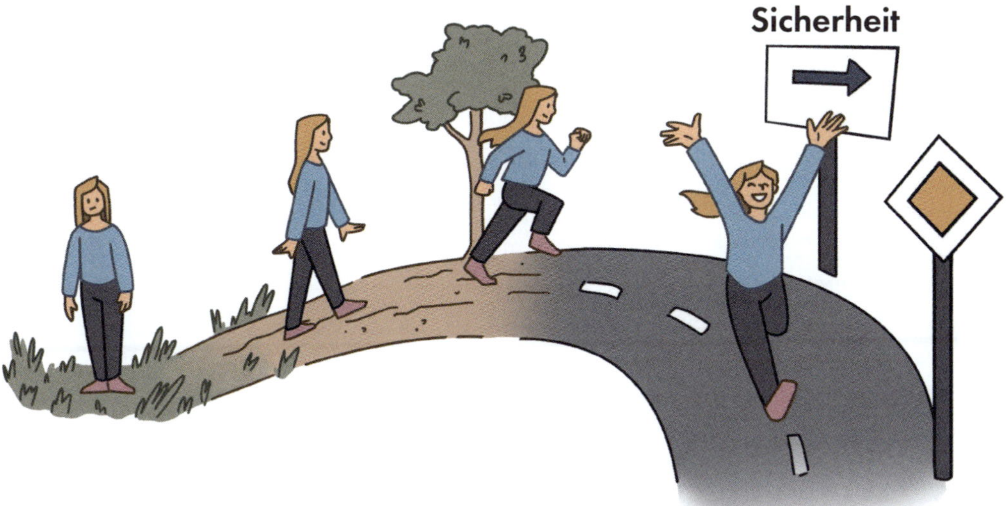

Was du dafür tust, ist eigentlich einfach. Nimmt dir an mindestens fünf Tagen die Woche Zeit für deine somatischen Lieblingsübungen aus dem nächsten Kapitel. Mache diese Übungen in Momenten, in denen es dir gut oder mindestens okay geht. Nimm sehr bewusst wahr, wo sie ein Wohlgefühl in deinem Körper auslösen. Nutze dafür das folgende Tool.

TOOL NR. 22: NIMM DEINE SIGNALE DER SICHERHEIT WAHR (SP)

Zielsetzung: Signale der Sicherheit sind genauso Teil deines Körpergedächtnisses und zeigen sich in deinem Körper wie deine Signale der Dysregulation. Konkret bedeutet das, dass dein Wohlfühlzustand deine Muskelspannung verändert, ebenso deine Atmung, deine Herzfrequenz und deine Gedanken. Deine Wahrnehmung deines Körpers und deiner Umgebung verändert sich. Je vertrauter du mit deinen Signalen der Sicherheit wirst, desto leichter kannst du deinen Wohlfühlzustand aktivieren.

Ausführung: Um deinen Signalen der Sicherheit auf die Spur zu kommen, benenne so konkret wie möglich, was sich in deinem Körper verändert und gut anfühlt, wenn du dich wohlfühlst. Achte dazu zum Beispiel auf folgende Körpersignale:

- Welche Muskelgruppen entspannen sich? Nimm deine Kopfhaut, deine Augen, deine Kiefermuskulatur, Nacken, Schultern, Rücken, Bauch, Hüften, Füße und Hände wahr.
- Wo wird dein Körper weicher?
- Sinken die Schultern ein Stückchen mehr nach unten?
- Fließt deine Atmung freier? Wie hebt und senkt sich deine Bauchdecke mit jedem Atemzug?
- Wie intensiv fühlen sich deine Füße mit dem Boden verbunden?
- Kommen deine Gedanken etwas mehr zur Ruhe, wird dein Kopf leichter?
- Kommst du mehr ins Fühlen und ins Spüren?

- Wird es ruhiger in deinem Körper an Stellen, die vorher ganz unruhig waren?
- Wie schwer stehst, sitzt oder liegst du auf dem Boden unter dir? Kannst du dein Gewicht an deine Unterlage abgeben?
- Wo in deinem Körper fühlst du dich angenehm lebendig? Wo fließt es, strömt es, wo wird es warm oder kühl?
- Wo nimmst du Leichtigkeit in dir wahr?

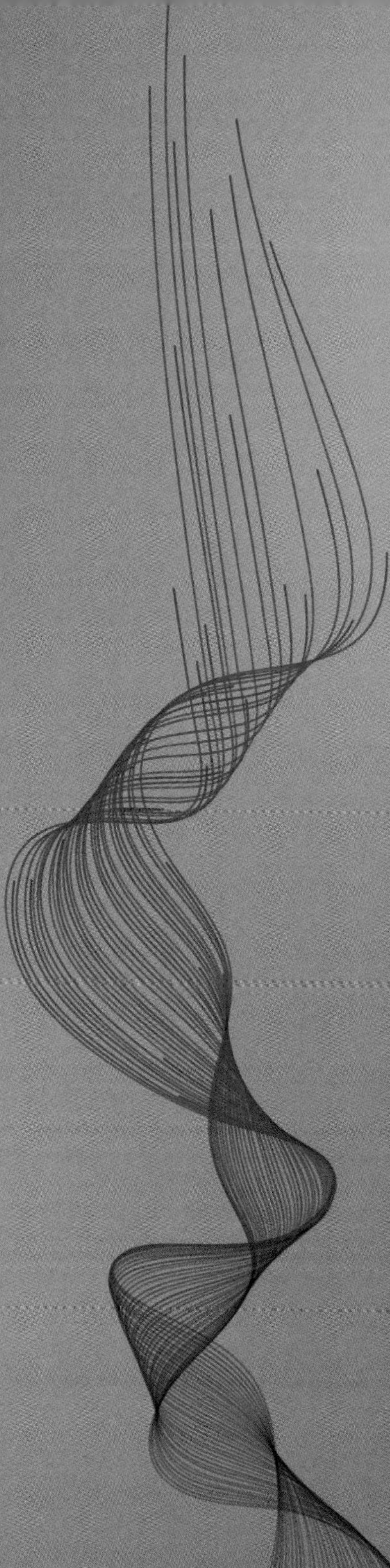

TEIL 3

Reguliere dich – jetzt wird es praktisch

Körperorientierte Wege zurück in die Regulation

Lass uns nun ganz konkret und praktisch werden: Wie ist es möglich, dein Nervensystem aus einem dysregulierten Zustand heraus wieder in Richtung eines regulierten Zustands zu bringen? Dieser Teil des Buches fokussiert stark auf die Bottom-up-Regulation – also die Regulation über deinen Körper. Du wirst hier viele ganz einfach anwendbare Tools finden, die dir helfen, deinem Nervensystem über deinen Körper zu signalisieren: Hier ist es gerade sicher.

SO WIRKEN SOMATISCHE TOOLS FÜR DIE REGULATION DEINES NERVENSYSTEMS

Übungen, die besonders hilfreich sind, um unser Nervensystem zu regulieren, kommen aus verschiedenen Bewegungsansätzen. Du findest auf den folgenden Seiten eine sorgfältige Zusammenstellung der Tools, die ich als äußerst wirksam in der Arbeit mit dem Nervensystem erfahren habe:

- Übungen, die den Vagusnerv stärken,
- Übungen, die deinen Körper mobilisieren,
- Atemtechniken,
- Übungen, die dir helfen, Spannung abzubauen, und
- Übungen, die dir helfen, deine Selbstwahrnehmung zu schärfen.

Außerdem findest du Notfalltools und Regulationstools, die keine Übungen sind. Jede der Übungen ist in ihrer Ausführung beschrieben. Bei den meisten findest du zusätzlich eine kurze Zusammenfassung ihrer jeweiligen Wirkung.

Es ist wichtig zu wissen, dass die Übungen, die du auf den kommenden Seiten findest, verschiedene Wirkungen haben können. Ich beschreibe diese vorher, um dir darüber Sicherheit zu geben, was du von den Tools erwarten kannst. Denke daran: Nicht alle Wirkungen zeigen sich bei jedem und jeder von uns in gleicher Form und manche Wirkungen entstehen auch erst nach und nach. Beobachte neugierig, wie die jeweilige Wirkung in deinem Körper aussieht.

Die Übungen helfen, dein Nervensystem wieder in ein Gleichgewicht zu bringen

Zuallererst einmal helfen sie dir, die Teile deines Nervensystems zu beruhigen, die gerade zu stark aktiv sind, und diejenigen zu aktivieren, die nicht aktiv genug sind. Das Ziel ist es, wieder das richtige Gleichgewicht im Zusammenspiel deiner Nervensystem-Teile herzustellen.

Viele der Übungen bringen Bewegung in deinen Körper

Wenn unser Nervensystem dysreguliert ist, passiert in der Sympathikus-Aktivierung eines: Unsere Muskeln spannen sich an und in unserem Körper entstehen Bewegungsimpulse, die wir aus unserer Aktivierung heraus ausführen möchten. Die meisten von uns haben allerdings gelernt, diese Bewegungen einzufrieren und sie nicht auszuleben. Hier bringen wir durch die Übungen sanfte Bewegung in den Körper, durch die wir in Kontakt kommen mit dieser eingefrorenen, blockierten Bewegungsenergie. Wir können sie auf gesunde Art ausführen und so bekommt unser Nervensystem das Signal, dass der Aktivierungszyklus abgeschlossen werden kann. Wir kommen wieder zurück in die Regulation.

Im Freeze dagegen immobilisiert unser dorsaler Vagus unseren Körper. Wir frieren ein und verlieren den Zugang zu unserer Beweglichkeit und der Lebendigkeit unseres Körpers. Das ist in überfordernden Situationen natürlich sinnvoll. Meist werden wir heutzutage aber nicht durch lebensbedrohliche Extremsituationen in den Freeze geschickt, sondern durch Umstände, die unser Körper nur als solche interpretiert. Mithilfe von sanften Bewegungen können wir dann ganz aktiv beginnen, unseren eingefrorenen Körper nach und nach wieder zu mobilisieren. Wir kommen in Bewegung und tauen unseren Körper mithilfe dieser Übungen auf. Von hier aus werden wir wieder handlungsfähig.

Die Übungen helfen dir, in eine intensivere Beziehung zu deinem Körper zu kommen

Mit der Zeit wirst du spüren, wie sich deine Beziehung zum Körper wandelt. Du wirst dir selbst und den Reaktionen deines Körpers akzeptierender und liebevoller begegnen. Aber zuerst einmal wirst du intensiver wahrnehmen, was überhaupt in deinem Körper passiert. Du wirst seine Reaktionen kennenlernen, wenn er aktiviert wird, wenn er einfriert, wenn er sich sicher fühlt. Du wirst lernen, diese verschiedenen Zustände deines Körpers zu halten. Sie nehmen zu können als etwas, das jetzt in diesem Moment da ist, das sich aber auch wieder verändert. Du wirst lernen, deine Körperreaktionen zu erspüren, und die Angst vor ihnen verlieren. Auf diesem Weg wird Mitgefühl mit dir selbst entstehen und mit ihm ein akzeptierendes Annehmen der Reaktionen deines Nervensystems. Denn sie haben einen Sinn: Sie wollen dafür sorgen, dass du dich sicher fühlen kannst. So kannst du lernen, deine wirklichen Bedürfnisse zu erkennen und dein Leben an ihnen auszurichten, sodass es immer weniger Überlebensreaktionen in deinem Nervensystem braucht.

Mithilfe der Übungen wirst du Spannung abbauen und Blockaden im Körper lösen

Je vertrauter du mit den Übungen wirst, desto tiefer wird ihre Wirkung gehen. Wir alle haben Körperpartien, in denen wir besonders viel Spannung aufbauen, wann immer unser Nervensystem aktiviert wird. Wir haben im Laufe unseres Lebens Emotionen unterdrückt, weil wir sie nicht gut regulieren konnten. Wir haben Erfahrungen gemacht, die in unserem Körpergedächtnis gespeichert sind. Wenn du beginnst, dich mit den Übungen sicher zu fühlen, dann wirst du mit ihnen einen Zugang zu dem bekommen, was in deinem Körper gespeichert ist. *Zugang* bedeutet, dass du mit der Spannung in deinem Körper, mit deinen Emotionen und deinen gespeicherten Körpererinnerungen in Kontakt kommst und sie sich lösen können. Je größer die Kapazität deines Nervensystems wird, das halten und regulieren zu können, was früher einmal überfordernd war, desto eher werden diese Elemente in dein Bewusstsein kommen dürfen. Das bedeutet konkret, dass du durch die Übungen eventuell Emotionen fühlst, von denen du gar nicht weißt, woher sie kommen. Wenn das passiert und du sie gut halten kannst, lass sie einfach kommen und wieder gehen. Steige nicht mit dem Kopf ein in dem Versuch, sie zu interpretieren, sondern fühle sie einfach. Wenn sie gefühlt sind, lösen sie sich wieder auf.

Es kann auch sein, dass du Bilder und Erinnerungen vor deinem inneren Auge siehst. Je sicherer unser Körper sich zu fühlen beginnt, desto mehr von dem, was wir bisher unter der Oberfläche unseres Bewusstseins gehalten haben, zeigt er uns. Sollte das passieren, lass sie kommen und einfach wieder gehen. Oft bringen uns diese Erinnerungen einen großen Schritt weiter in der Entwicklung unseres Mitgefühls für uns selbst.

Es können auch körperliche Reaktionen entstehen, wenn dein Körper loslässt. Zeichen dafür, dass dein parasympathisches Nervensystem aktiv wird, sind Bauchgluckern, tränende Augen, Müdigkeit, Schwere im Körper und Muskelpartien, die sich entspannen. Nimm diese Körpersignale einfach als Zeichen dafür, dass sich in deinem Nervensystem etwas verändert. Du kannst aber auch Kälte- oder Wärmeschauer spüren. Es kann sein, dass dein Körper oder Teile davon beginnen zu zittern oder es irgendwo im Körper zuckt. Diese Körpersignale zeigen dir, dass dein Körper beginnt loszulassen. Das ist etwas Gutes, sei aber bitte dennoch am Anfang vorsichtig. Gerade das Zittern sollte langsam angegangen werden, denn auch dabei können sich Emotionen und Erinnerungen aus dem Körpergedächtnis zeigen. Damit das in einem Tempo passiert, mit dem du dich sicher fühlen kannst, sieh eventuell auftretendes Zittern als positives Signal, aber begrenze es in den ersten Wochen auf maximal zwei bis fünf Minuten pro Tag und steigere die Dauer langsam. Du kannst das Zittern jederzeit stoppen, indem du beispielsweise die Beine lang ausstreckst, deine Muskeln anspannst oder in Bewegung kommst. Zittern ist ein natürlicher Mechanismus, mit dem dein Körper Spannung abbaut.

Wenn nichts von alldem passiert, ist das übrigens völlig in Ordnung. Die Übungen wirken trotzdem in deinem Körper und deinem Nervensystem. In aller Regel spüren wir durch die Übungen einfach, dass wir uns wohl- und verbundener mit uns selbst fühlen. Manchmal zeigen sich in Ergänzung Emotionen, Bilder oder körperliche Reaktionen wie oben beschrieben. Ich erwähne das hier so explizit, damit du die möglichen Wirkungen der Übungen in deinem Körper einordnen kannst und damit du ganz traumasensibel wirklich gut auf dich achtest und dein Nervensystem nicht überforderst.

Wichtig ist mir an dieser Stelle deshalb noch einmal zu sagen: Solltest du dich durch irgendeine der Übungen unwohl oder überfordert fühlen, dann höre bitte mit dieser Übung auf. Komme in Bewegung, laufe herum, stampfe mit den Füßen auf den Boden und nutze das Tool Nr. 23 »Reorientiere dich«. Sei sanft mit dir und gehe die Übungen in deinem Tempo an. Das gilt insbesondere für alle Übungen, in denen du mit dem Hüft-Becken- und dem Schulterbereich arbeitest. Hier sind oft viele alte Emotionen und Erinnerungen gespeichert. Fange dort deshalb mit einzelnen Übungen an und schaue, wie sie wirken. Wenn du merkst, dass sie dir guttun, dann nutze sie gern regelmäßig.

Die Übungen wirken auf dein Gehirn

Viele der Übungen, die du auf den folgenden Seiten kennenlernst, wirken nicht nur im Körper, sondern auch in deinem Gehirn. Sie bewirken, dass die Teile deines Gehirns wieder aktiver werden, die zugunsten der Notfallprogramme unseres Nervensystems heruntergefahren werden. Je stärker die Gehirnregionen wieder aktiv werden, mit denen du klar denken und die Situation, die dich dysreguliert, reflektieren kannst, desto besser kannst du entscheiden, wie groß die gefühlte Gefahr gerade wirklich ist. Gleichzeitig wird dadurch die gerade aktivierte Überlebensreaktion zunehmend schwächer werden. Wenn du die Übungen regelmäßig anwendest, stärkt das diese Gehirnregionen sogar nachhaltig, sodass du immer besser in der Lage bist, dich selbst zu regulieren und annehmend mit dir umzugehen, wenn das Leben mal wieder holprig wird.

Deine Übungen werden ein Sicherheitsanker für dich

Nicht zuletzt werden die Übungen mit jeder Anwendung, in der sie sich für dich wohltuend, regulierend und sicher anfühlen, in deinem Gehirn verankert. Einige der Übungen werden dich sicher fühlen lassen und dein Körper wird darauf reagieren, indem er beispielsweise deine Muskeln entspannt, deinen Herzschlag senkt, deine Atmung ausgeglichener wird. Dein Körper hat ganz spezifische Sicherheitssignale, und diese werden jedes Mal dann aktiv, wenn du eine Übung als sicher und wohltuend empfindest. Gleichzeitig legt dein Gehirn dabei Vernetzungen an, in denen es die Übung mit der angenehmen Wirkung in deinem Körpergedächtnis verknüpft. Je öfter du das erlebst, desto leichter werden diese positiven Erinnerungen abrufbar. Am besten gelingt das, wenn du die Übungen nicht nur in der akuten Dysregulation, sondern ganz regelmäßig, wenn es dir gut oder mindestens okay geht, anwendest. Mit der Zeit werden deine liebsten Übungen so zu einem Sicherheitsanker, den du einfach abrufen kannst, wenn du ihn brauchst.

REGULATIONSZIEL 1: TAUE AUS DEM FREEZE AUF

In diesem Kapitel findest du Tools, die dir helfen, aus einem Freeze-Zustand wieder aufzutauen. Du kannst diese Tools einzeln oder zusammen als Übungssequenz nutzen.

TOOL NR. 23: REORIENTIERE DICH (SP)

Zielsetzung: Reorientierung bedeutet, dass wir **unsere Sinne** nutzen, um wieder zurückzukommen in die Gegenwart. Du kannst alle fünf deiner Sinne benutzen oder dir diejenigen heraussuchen, die am wirkungsvollsten für dich sind. Finde heraus, was für dich am besten funktioniert!

Ausführung: Du kannst dich für dieses Tool sowohl in aller Ruhe auf die Yogamatte setzen als auch in Bewegung bei einem Spaziergang oder sogar im Alltag deine Sinne aktivieren. Alles ist möglich. Diese Regulationstechnik kannst du anwenden, ganz egal, wo, wann und mit dem du gerade bist. Nutze deine fünf Sinne.

Sehen: Sieh dich in deiner Umgebung um. Was fällt dir ins Auge? Schaue nach bestimmten Farben oder nach Dingen, die du besonders schön findest. Du kannst auch bewusst Ausschau halten nach Dingen, die positive Erinnerungen wecken oder sich ganz sicher für dich anfühlen. Was auch immer du findest – schaue es genau an. Was siehst du? Beschreibe es für dich. Du kannst den Effekt noch verstärken, wenn du beim Schauen deinen Kopf bewegst, ihn beugst, ihn drehst – so kommst du noch schneller zurück ins Hier und Jetzt und heraus aus den unangenehmen Dysregulationssymptomen in deinem Körper.

Hören: Höre auf die Geräusche in deiner Umgebung. Höre zuerst einmal das Offensichtliche – das, was laut und gut hörbar ist. Erweitere deinen Hörradius: Was hörst du außerhalb des Raums, in dem du dich gerade befindest? Was außerhalb des Gebäudes? Nun versuche, auch noch das leiseste Geräusch zu hören, das deine Ohren entdecken können.

Fühlen: Nimm etwas in die Hand, einen beliebigen Gegenstand, der dich anspricht. Befühle ihn intensiv: Wie fühlt sich die Oberfläche an deiner Hand an, wie an deinen Fingerspitzen? Hat dieser Gegenstand verschiedene Oberflächenmaterialien oder Texturen? Ist er eher warm oder eher kalt? Ist er glatt oder rau? Gleitet er leicht über deine Finger oder ist da ein Widerstand? Vergleiche ihn mit anderen Gegenständen: Welcher fühlt sich besonders angenehm und sicher für dich an?

Eine Variante davon ist es, einen Gegenstand mit Spitzen oder Ecken zu befühlen. Das kann sinnvoll sein, wenn du öfter Freeze-Zustände erlebst – besonders dann, wenn du dich in ihnen stark von der realen Welt abgekoppelt fühlst. Igelbälle aus Holz oder Metall können dann ein wirksames Tool sein, denn die Reize, die die spitzen Stacheln beim Berühren setzen, holen dich schnell wieder aus deinem inneren Zustand heraus und bringen dich zurück in die Gegenwart.

Riechen: Wenn du deinen Geruchssinn nutzen möchtest, gehe in die Küche oder ins Bad und rieche an verschiedenen Gewürzen, Lebensmitteln oder Kosmetikprodukten. Nimm die unterschiedlichen Gerüche genau wahr und versuche herauszufinden, welche Teilgerüche du in ihnen findest. Dein Riechsinn ist ein wirksames Tool, um dich aus dem Freeze herauszuholen. Solltest du häufig Freeze-Zustände erleben, dann können Duftöle deiner Wahl hilfreich sein. Es gibt sie in kleinen Flaschen, die du auch unterwegs dabeihaben kannst. Der intensive Duftreiz bringt dich zurück ins Hier und Jetzt.

Schmecken: Du kannst im Freeze auch unterschiedliche Lebensmittel oder Gewürze schmecken. Insbesondere starke Geschmäcker können helfen, um aus dem Freeze wieder aufzutauen. Für unterwegs gibt es beispielsweise extrascharfe Chili-Bonbons, die einen starken Reiz setzen.

TOOL NR. 24: SELBSTBERÜHRUNG (SP)

Zielsetzung: Ein weiteres wichtiges Basistool, um aus dem Freeze aufzutauen, ist das Berühren des eigenen Körpers. Dieses Tool ist allerdings nicht nur im Freeze, sondern für alle Überlebenszustände hilfreich. Selbstberührung hat viele wunderbare Wirkungen auf dein Nervensystem, und du wirst merken, dass du sie mit zunehmender Selbstregulationsfähigkeit ganz automatisch zu nutzen beginnst, wenn du sie brauchst.

Selbstberührung

- reduziert die Aktivität deines Sympathikus und aktiviert deinen ventralen Vagus,

- regt die Ausschüttung des Kuschelhormons Oxytocin an,
- reduziert Cortisol,
- gibt dir dadurch das Gefühl von Verbundenheit und Sicherheit und
- lässt dich entspannter fühlen und erzeigt Wohlbefinden.

Ausführung: Probiere eine der folgenden Möglichkeiten:

- Reibe deine Hände aneinander. Das ist ein kleines Tool, das du in Stresssituationen aller Art nutzen kannst. Es kann Wunder wirken, um wieder zu dir zurück und innerlich zur Ruhe zu kommen.
- Setze dich hin oder, noch besser, lege dich auf den Boden. Strecke einen Arm vor dir aus und streiche mit der Hand des anderen Armes immer wieder in beide Richtungen auf deiner Haut entlang. Streiche von der Schulter bis zur Hand und wieder zurück. Erkunde alle Seiten deines Armes. Variiere die Streichgeschwindigkeit und nutze mal die ganze Handfläche, dann nur die Finderspitzen und alle Variationen, die dir sonst noch einfallen. Dann sei besonders liebevoll und streiche deinen Arm entlang, wie du ein kleines Baby streicheln würdest.
- Umarme dich selbst, indem du deine Hände jeweils auf den entgegengesetzten Oberarm legst und dich liebevoll umarmst. Auch wenn du diese liebevolle Haltung dir selbst gegenüber innerlich noch nicht spüren kannst: Mache es trotzdem. Die Haltung wird sich mit der Zeit entwickeln. Du kannst dabei mit dem Oberkörper hin und her oder von vorne nach hinten wiegen und so ein wunderbares Gefühl von Geborgenheit und Sicherheit erzeugen. Wenn möglich, erzeuge dabei direkten Haut-auf-Haut-Kontakt.

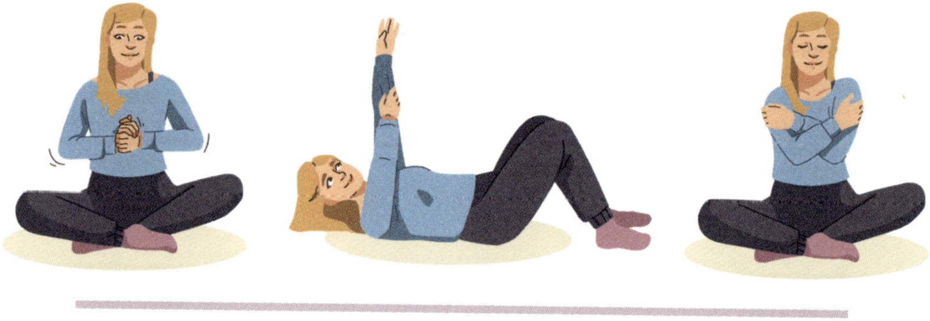

TOOL NR. 25: TAUE AUF MIT SANFTEN BEWEGUNGEN (SP)

Zielsetzung: Das dritte Tool, um den Freeze aufzutauen, ist Bewegung. Wichtig ist, dass du hier ganz sanft einsteigst. Je nachdem, wie ausgeprägt die Immobilisierung deines Körpers ist, wird es dir wahrscheinlich ohnehin schwerfallen, deinen Körper zu großer Aktivität zu bringen. Deshalb beginnen wir mit kleinen Bewegungen und verfolgen das Ziel, diese größer werden zu lassen.

Ausführung: Ein guter Startpunkt im Freeze sind die Augen, von dort aus arbeitest du dich durch den ganzen Körper durch, bis du wieder richtig beweglich bist und der Freeze aufgetaut ist. Du kannst den folgenden Bewegungsablauf nutzen.

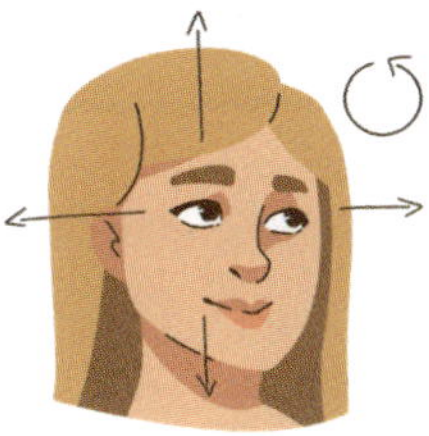

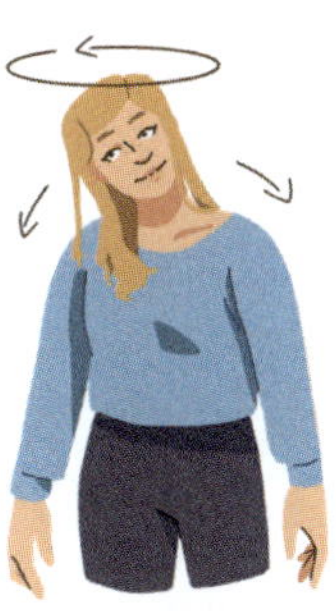

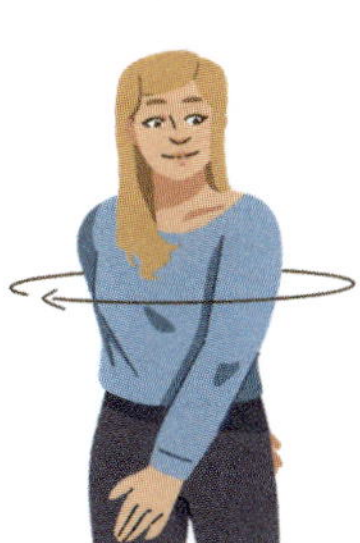

- Bewege deine Augen einige Male von links nach rechts, von oben nach unten und diagonal. Lasse sie kreisen. Du wirst schnell merken, wie dein Nacken und dein Hals Spannung abgeben und in die Bewegung mit einstimmen wollen.
- Bewege nun Kopf und Hals. Neige deinen Kopf abwechselnd sanft von einer Schulter zur anderen und nach vorne und hinten. Wenn er kreisen möchte, lass ihn. Wenn du merkst, dass die Schultern lockerer werden, lasse auch sie nach vorne und hinten kreisen. Wähle den Bewegungsumfang immer so, wie er sich jetzt genau richtig für dich anfühlt. Hier geht es nicht darum, etwas perfekt nach Vorgabe zu machen, sondern den ganz natürlichen Bewegungsfluss deines Körpers wiederherzustellen.
- Wenn deine Schultern wieder beweglich sind, dann lasse die Arme um deinen Körper herum schwingen. Schwinge sie auf Taillenhöhe von links nach rechts, dann auf Brusthöhe. Lasse sie von links nach rechts, von vorne nach hinten schlenkern. Mache alle diese Bewegungen ganz ohne Anstrengung, sie entstehen ganz fließend wie von selbst. Über diesen Schritt bekommst du wieder den vollen Bewegungs-

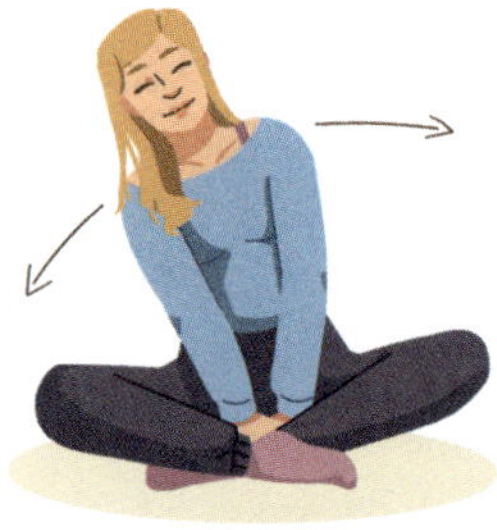

radius deiner Arme, die im Freeze gerne unbeweglich eng am Körper kleben.

- Wiege nun deinen ganzen Oberkörper von links nach rechts. Damit bringst du deine komplette Wirbelsäule in Bewegung. Weite diese Wiegebewegung nach und nach aus, sodass sie vom Kopf bis hinunter in deine Hüften geht. So kann deine ganze Rumpfmuskulatur wieder loslassen, die im Freeze festgehalten hat.

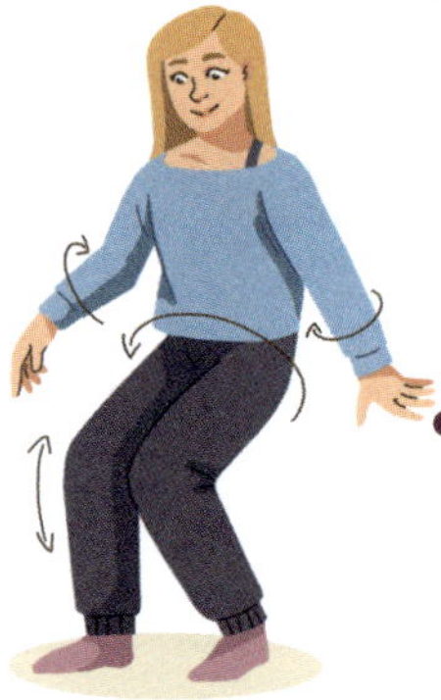

- Nun schüttle im letzten Schritt dein Becken aus, lass es kreisen und schüttle Arme und Beine noch einmal kräftig aus. Wenn du magst, kannst du auch einige Male auf der Stelle mit dem ganzen Körper nach oben und unten wippen, um die letzten eingefrorenen Stellen deines Körpers wieder beweglich zu machen.
- Spüre nach. Inwiefern fühlt sich dein Körper jetzt anders an als zuvor? Welche deiner Muskeln haben sich entspannt? Schaue besonders auf deine Kiefermuskulatur, Schultern und Nacken, deinen Bauch, deine Arm- und Beinmuskulatur. Wie fließt deine Atmung jetzt nach den Bewegungen? Fühlst du dich wieder aufgetaut? Fühlst du dich jetzt eher innerlich ruhig, lebendig, kribbelig, emotional oder etwas ganz anderes? Wie sicher fühlt sich dein Nervensystem gerade? Was auch immer du wahrnimmst, bewerte es nicht. Lass es einfach da sein und freue dich darüber, wie gut es dir gelungen ist, den Freeze wieder aufzutauen.

Ein kleiner Tipp: Diese Bewegungsfolge ist nicht nur für den Freeze geeignet. Du kannst sie auch nutzen, wenn dich gerade etwas stark getriggert hat oder wenn du den ganzen Tag gesessen hast und wieder beweglich werden willst. In allen Fällen wirkt sie positiv auf dein Nervensystem, weil sie deinen Körper wieder in eine natürliche Bewegung bringt. Das gilt für alle drei Tools, die du gerade kennengelernt hast.

REGULATIONSZIEL 2: BAUE SPANNUNG AB

Im Folgenden findest du eine Übungssequenz, mit der du Spannung, die durch einen aktiven Sympathikus in deinem Körper erzeugt wird, wieder lösen kannst. In der Folge wirst du spüren, wie sich dein Sympathikus und mit ihm die Symptome seiner Aktivierung wieder beruhigen. Das wird Sicherheitssignale in deinem Körper aktivieren, die dazu führen, dass dein Körper sich noch weiter entspannen kann – bis hinein in Körperpartien, die wir mit diesen Übungen gar nicht direkt ansprechen. Du kannst diese kleine Sequenz als Ganzes nutzen, aber auch gezielt einzelne Übungen entnehmen, wenn du einzelne Körperpartien bearbeiten möchtest.

TOOL NR. 26: SCHÜTTLE DEINEN KÖRPER AUS (SP)

Zielsetzung: So einfach es ist, den Körper einfach einmal auszuschütteln, umso größer sind die Wirkungen auf unser autonomes Nervensystem. Wir nutzen das Schütteln, um Spannung, die wir durch eine gefühlte Bedrohung im Körper aufgebaut haben, wieder zu reduzieren.

Ausführung: Probiere die folgenden Schütteltechniken aus:

- Schüttle deine Arme, indem du sie von vorne nach hinten und vor deinem Körper hin und her schwingen lässt. Lass das Schwingen zu einer leichten Bewegung werden, die fast wie von selbst passiert. Dann schwinge die Arme um deinen Oberkörper herum und variiere die Höhe, in der deine Arme schwingen, zwischen Taillenhöhe und Kopf.
- Nun wippe auf den Füßen von oben nach unten. Lass das zu einer bouncenden Bewegung werden, die deinen Rücken, insbesondere den oberen und mittleren Rücken in eine vibrierende Bewegung kommen lässt. Schüttle alle Anspannung aus deinem Rücken heraus. Es kann sein, dass du dabei Kälteschauer spürst.

- Nun schüttle dein Becken von links nach rechts. Starte langsam und werde dann schneller. Je schneller du das Becken hin und her bewegst, desto mehr beziehst du deine Beine mit ein. Nach und nach fühlt es sich an, als würden deine Beine ganz schnell auf der Stelle laufen. Das ist prima geeignet, um eine Flight-Reaktion abzubauen.
- Setze dich hin und lasse deine Füße auf dem Boden laufen oder springen. Spüre, wie das deine Beine und deine Hüften lockert.
- Nun schüttle im Stehen ein Bein nach dem anderen aus. Achte darauf, dass auch der jeweilige Fuß kräftig mitschüttelt. Mache das Gleiche auch mit den Armen und Händen.
- Zum Abschluss schüttle noch einmal den ganzen Körper durch und stelle dir vor, wie der letzte Rest von Anspannung von dir abfällt. Bringe dazu alle Körperpartien in Bewegung. Die Arme dürfen schlenkern, die Füße dürfen bouncen oder springen. Die Hüfte schüttelt sich. Alles kommt ins Fließen und dein Körper darf einfach für einen Moment tun, was er möchte.

Den Körper auszuschütteln, löst Spannungen in deiner Muskulatur, die durch einen aktiven Sympathikus entstanden sind. Durch das Lösen dieser Spannungen reduzierst du Stress und auch Angstreaktionen. Du kannst mithilfe des Schüttelns emotionale Reaktionen verarbeiten und blockierte Energie in deinem Körper freisetzen. Mit all diesen Wirkungen aktiviert das Schütteln dein parasympathisches Nervensystem und sorgt dafür, dass dein Körper wieder ins Gleichgewicht kommt. Du kannst es in der akuten Aktivierung nutzen, aber auch, um unterdrückte Emotionen und Bewegungen zu lösen und damit die über lange Zeit in deinem Körper angesammelte Belastung abzubauen. Schütteln ist auch enorm hilfreich, wenn du einen langen Tag sitzend verbracht hast. Schüttle deinen Körper einmal durch und löse damit Steifheit im Körper und fühle dich wieder beweglich und lebendig. Probiere doch einmal aus, jeden Tag ein paar Minuten zu schütteln. Das hat enorm positive Wirkungen auf dein Nervensystem und seine Belastbarkeit.

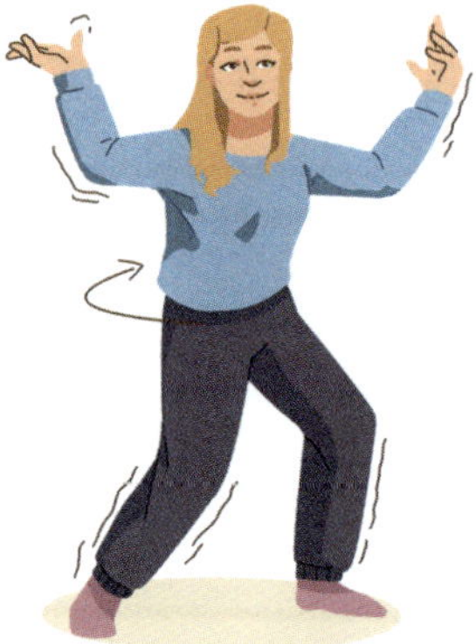

TOOL NR. 27: LÖSE DEINEN KIEFER (SP)

Zielsetzung: Wenn wir uns bedroht fühlen, halten wir fest. Unser Kiefer ist eine der Körperpartien, in der oft viel Spannung steckt. Diese kannst du mit diesem Tool reduzieren.

Ausführung: Probiere diese Übung in drei Schritten aus, um deinen Kiefer zu lösen.

Beiße deine Zähne fest aufeinander und halte das für 5–10 Sekunden. Dann lass die Spannung ganz langsam wieder los. Wiederhole das 6- bis 8-mal und nimm wahr, wie sich deine Kiefermuskulatur mit jeder Ausführung etwas mehr lockert.

Danach lege deinen Zeige- und Mittelfinger auf deinen Kiefer, und zwar relativ dicht am Ohr. Löse deine Zahnreihen etwas voneinander und öffne den Mund ganz leicht. Die Region, die wir erreichen wollen, liegt zwischen deinen Zahnreihen (siehe Abbildung). Übe hier ganz sanften Druck aus. Dann fange an, den Unterkiefer in schnellen, kleinen Bewegungen auf und ab zu bewegen, sodass sich ein Zittern in der Kiefermuskulatur ergibt. Du solltest das dort spüren, wo deine Finger liegen. Zittere jeweils für 5–10 Sekunden und spüre dann kurz nach. Mache 3–5 Durchgänge.

Im letzten Schritt bleiben deine Finger an der gleichen Stelle. Bewege jetzt ganz langsam den Unterkiefer nach unten. Das bedeutet, dass der Mund sich so weit öffnet, wie es möglich ist und angenehm für dich bleibt. Du solltest mit der Mundöffnung dort, wo deine Finger liegen, einen Massageeffekt spüren.

Wir spannen, wenn wir gestresst sind, uns etwas belastet oder wir uns nicht sicher fühlen, die Kiefermuskulatur an. Das ist einer unserer Versuche, festzuhalten, um die Kontrolle zu behalten. Diese Übungen tragen dazu bei, die Spannung in der Kiefermuskulatur wieder zu lösen. Das sendet direkt Signale der Sicherheit an dein Nervensystem und sorgt dafür, dass dein Parasym-

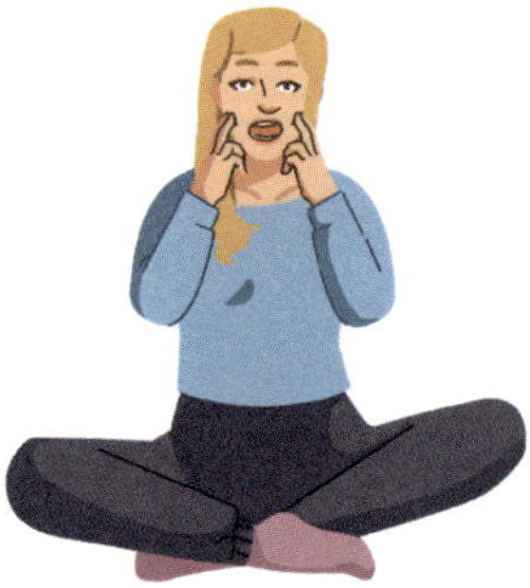

pathikus wieder aktiver werden kann. Das Zittern in der zweiten Übung ist besonders gut geeignet, um Spannung abzubauen. Vielleicht stellst du fest, dass du es im Laufe der Wiederholungen immer weniger herbeiführen musst und es wie von selbst entsteht.

TOOL NR. 28: ENTLASTE DEINE SCHULTERN MIT MIKROBEWEGUNGEN (SP)

Zielsetzung: Die meisten von uns haben gelernt, dass Bewegungen groß und spürbar sein müssen, damit sie eine Wirkung erzielen. Wir haben gelernt, uns beim Sport zu verausgaben, damit wir unser Ziel erreichen. In der Nervensystemarbeit gilt häufig das Gegenteil davon. Du kannst ganz kleine Bewegungen nutzen, um dein Nervensystem wieder zu regulieren. Lass uns das mit deinen Schultern tun.

Ausführung: Finde eine angenehme Sitzposition, in der du für einige Minuten mit möglichst aufrechter Wirbelsäule sitzen kannst – auf einem Stuhl, auf deiner Yogamatte oder jedem anderen bequemen Sitzplatz deiner Wahl.

- Beginne damit, deine Schultern in kleinen Bewegungen nach oben zu ziehen, nur für 2 oder 3 Zentimeter. Von dort lasse sie sanft wieder in ihre Ausgangsposition zurückgleiten. Halte diese Bewegungen ganz klein. Bewege deine Schultern auf diese Weise 8- bis 12-mal. Dann spüre kurz nach. Was hat sich verändert?

- Im zweiten Schritt bewege deine Schultern aus ihrer Ausgangsposition für 2–3 Zentimeter nach unten und lasse sie von dort wieder in ihre Ausgangsposition zurückgleiten. Führe wieder 8–12 Bewegungen aus und spüre kurz nach.
- Im dritten Schritt bewegst du die Schultern aus ihrer Ausgangsposition im Wechsel jeweils 2–3 Zentimeter nach vorne und hinten. Führe wieder 8–12 Bewegungen aus und spüre kurz nach.
- Zum Abschluss lässt du deine Schultern kreisen. Erst ca. 8-mal in die eine Richtung, dann in die entgegengesetzte. Halte auch die Kreisbewegungen so klein wie irgend möglich. Spüre nach. Vielleicht sind deine Schultern deutlich nach unten gesunken. Fühlen sie sich leichter und freier an als vorher? Wie sicher fühlt sich dein Nervensystem jetzt hinterher?

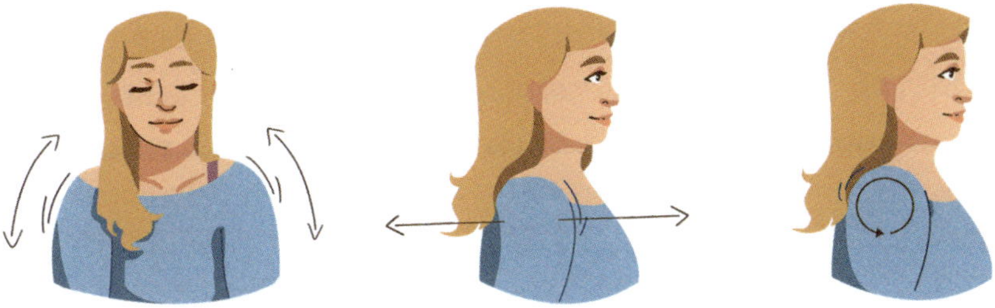

Oft sind sehr kleine Bewegungen viel wirkungsvoller als große. Mit dieser Übung hast du eine Mikrobewegung angewandt – eine sehr kleine Bewegung, die nicht deine großen Muskeln nutzt, sondern stattdessen das tief liegende Gewebe deines Körpers erreicht und dort Spannungen löst. Dadurch hast du deine Körperwahrnehmung intensiviert und hast wahrscheinlich die tieferen Schichten deines Schultergewebes erspürt. Diese intensive Wahrnehmung ermöglicht es dir, ganz gezielt Spannungen im Gewebe wahrzunehmen und zu lösen. Mikrobewegungen wirken stark regulierend auf dein Nervensystem und sind ein prima Mittel, um Spannung, wie sie durch einen aktivierten Sympathikus aufgebaut wird, wieder zu reduzieren. Als Experiment kannst du ausprobieren, die obigen Schulterbewegungen in ihrer herkömmlichen, größeren Form auszuführen, und die Wirkung vergleichen mit den Mikrobewegungen, die du gerade praktiziert hast. Vielleicht stellst du fest, dass die kleinen Übungen sogar intensiver auf dein Nervensystem wirken.

TOOL NR. 29: ENTLASTE BAUCH UND UNTEREN RÜCKEN (SP)

Zielsetzung: Durch diese Übung dehnst du nicht nur deinen unteren Rücken, sondern du entlastest auch deine Bauchmuskulatur. Dadurch kannst du leichter und tiefer in deinen Bauch atmen, was deinem Nervensystem das Signal gibt, jetzt deinen Parasympathikus zu aktivieren.

Ausführung: Hebe deine Knie in der Rückenlage nach oben auf Bauchhöhe und lege deine Hände auf die Knie. Ziehe die Knie nun einige Male sanft zur Brust, sodass sich dein unterer Rücken leicht vom Boden abhebt

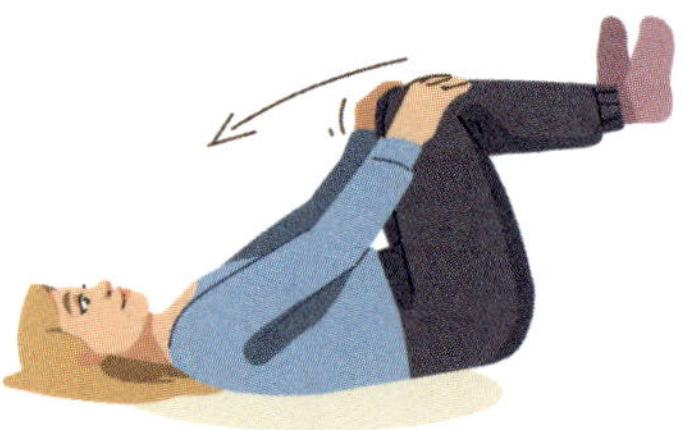

und dehnt. Merkst du, wie du mit jeder Ausführung beweglicher wirst im unteren Rücken? Führe diese Übung so aus, dass sie nicht anstrengend, sondern einfach nur wohltuend ist. Stelle am Ende die Beine angewinkelt auf dem Boden ab, lasse die Knie zusammenfallen und spüre kurz nach.

TOOL NR. 30: LÖSE SPANNUNG IN DEINEN BEINEN (SP)

Zielsetzung: Wenn wir angespannt sind, dann versuchen wir oft, die Dinge unter Kontrolle zu halten. Wir halten mit unserem Körper fest, um die Kontrolle über die Geschehnisse in unserem Leben oder auch über unseren inneren Zustand nicht zu verlieren. Wir spannen unsere Beinmuskeln an, um fest auf dem Boden stehen zu bleiben. Wir halten in den Hüften fest, damit unsere Emotionen uns nicht übermannen. Wir bleiben wie angewurzelt auf der Stelle stehen, weil wir nicht einfach weglaufen können. Eine oft übersehene Partie, mit der wir festhalten, sind die Innenseiten unserer Oberschenkel. Mit dieser Übung kannst du die Spannung, die sich dort aufgebaut hat, wieder loslassen.

Ausführung: Lege dich auf den Rücken und stelle deine Füße mit angewinkelten Beinen auf dem Boden ab. Deine Arme liegen entspannt mit etwas Abstand neben deinem Körper. Lass die Knie nun auf eine Seite in Richtung Boden fallen. Das untere Knie bleibt am Boden liegen, während du das obere Knie – soweit deine Beweglichkeit das zulässt – wieder zurück zur Mitte bringst. Mache den Abstand zwischen deinen Beinen so groß wie möglich, wichtig ist nur, dass das untere Knie am Boden bleibt. Dann bewegt sich das obere Knie wieder zum unteren Knie zurück. Wiederhole die Bewegung einige Male. Dann bringe die Beine auf die andere Seite und wiederhole die Übung dort.

Der zweite Schritt startet wie der erste, beide Knie fallen auf einer Seite zum Boden und liegen dort. Die Arme sind dieses Mal links und rechts im 90-Grad-Winkel neben dem Körper ausgestreckt. Von hier aus führst du das obere Knie zur Mitte und sobald der größtmögliche Abstand zum unteren Knie erreicht ist, weiter zur anderen Seite. Das untere Knie kommt nun hinterher, bis beide Knie zusammen auf der anderen Seite liegen. Während des Bewegungsablaufes der Beine dreht der Kopf langsam auf die entgegengesetzte Seite, sodass in der Endposition die Knie und der Kopf zu verschiedenen Körperseiten gedreht sind. Dann führst du den Bewegungsablauf in die andere Richtung aus und wiederholst ihn einige Male auf beiden Seiten.

Wirkung: Deine Beine kommen durch dieses Tool wieder in einen entspannten Zustand, was automatisch deine gesamte Körperhaltung verändert. Das wirkt auf deine Selbstwahrnehmung und auf dein Nervensystem. Du pendelst aus der Anspannung zurück in die Entspannung. Wenn du diese Übung ausführst, kann es sein, dass deine Beine anfangen zu zittern. Sollte das bei dir passieren, ist das einfach nur ein Zeichen dafür, dass dein Körper Spannung abbaut (wenn es nicht zittert, ist das kein Zeichen dafür, dass die Übung nicht wirkt!). Lass das Zittern einfach zu, aber beschränke es in den ersten Wochen der Anwendung auf wenige Minuten. Wenn du dich nach und nach mit dem Zittern sicherer fühlst, kannst du es auch länger zulassen.

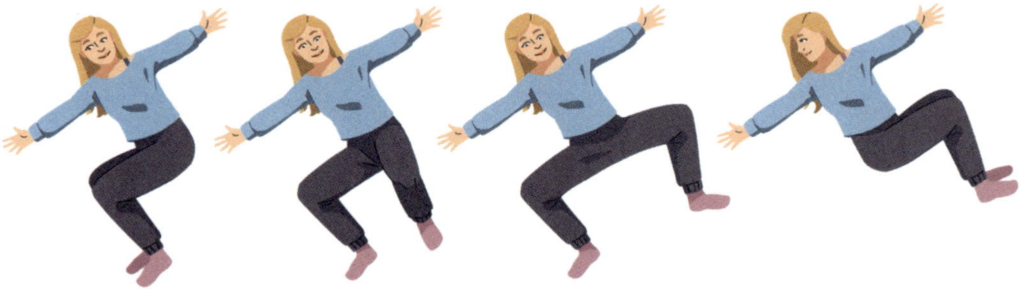

REGULATIONSZIEL 3: REGULIERE EMOTIONEN UND AKUTE TRIGGER

Bestimmt kennst du diese Situationen, in denen dich etwas stark triggert. Eine Aussage deines Gegenübers, ein Ereignis oder eine Nachricht, die du bekommst, lösen eine starke emotionale und körperliche Reaktion aus. Du hast unmittelbar das Bedürfnis, aus der Emotion heraus zu reagieren, und kannst deine heftige Reaktion kaum regulieren. Für solche Situationen ist die folgende Zusammenstellung von Übungen gedacht. Sie sollen dir helfen, die akute Aktivierung deines Nervensystems und deine Emotion zu regulieren und innerlich wieder ruhiger zu werden. Von hier aus kannst du eine angemessene Entscheidung treffen, wie du mit dem, was gerade passiert ist, umgehen möchtest.

TOOL NR. 31: DIAPHRAGMA-ATMUNG (SP)

Zielsetzung: Die Diaphragma-Atmung oder auch tiefe Bauchatmung ist eine wirkliche Notfalltechnik, die dir hilft, eine akute starke Sympathikus-Aktivierung in kurzer Zeit zu regulieren.

Ausführung: Suche dir eine bequeme und aufrechte Sitzposition oder lege dich mit angewinkelten Beinen auf den Boden. Lege eine Hand auf deinen Unterbauch und eine auf dein Herz. Atme nun tief in deinen Bauch, sodass sich die auf deinem Bauch liegende Hand mit der Einatmung hebt und mit der Ausatmung senkt. Atme durch die Nase ein und durch den Mund aus. Mit jeder Ausatmung lasse die Luft mit einem hörbaren Geräusch entweichen. Das kann ein lautes Seufzen, ein Stöhnen oder jedes andere Geräusch sein. Stelle dir dabei vor, wie du alles loslässt, was dich gerade in diesem Moment belastet.

Lege deinen Fokus nun ganz auf das Heben und Senken der Hand auf deinem Bauch. Nimm wahr, wie deine Atmung immer tiefer wird und deine Hand sich bei der Einatmung immer weiter hebt. Nimm auch wahr, wie deine Ausatmung immer länger und ruhiger wird.

Du kannst diese Atemtechnik auch unterwegs anwenden, und das sogar ganz unauffällig. Wenn du möchtest, lege einfach nur eine Hand auf den Bauch, das geht auch im Gehen. Du kannst die Hände aber auch ganz weglassen. Atme nun durch die Nase ein und durch den Mund aus. Bei der Ausatmung mache kein Geräusch, sondern lasse die Lippen nur ganz leicht geöffnet, sodass du den Luftzug deiner Ausatmung an den Lippen spürst. Achte auch hier darauf, wie deine Ausatmung immer länger und freier wird und wie du mit jedem Atemzug einen Teil der Belastung loslässt.

Diese Atemtechnik stimuliert deinen Vagusnerv und aktiviert so dein parasympathisches Nervensystem. Das senkt deine Herzfrequenz und deinen Blutdruck, stärkt deine Herzratenvariabilität und reduziert die Stressreaktion und den Stresshormonspiegel.

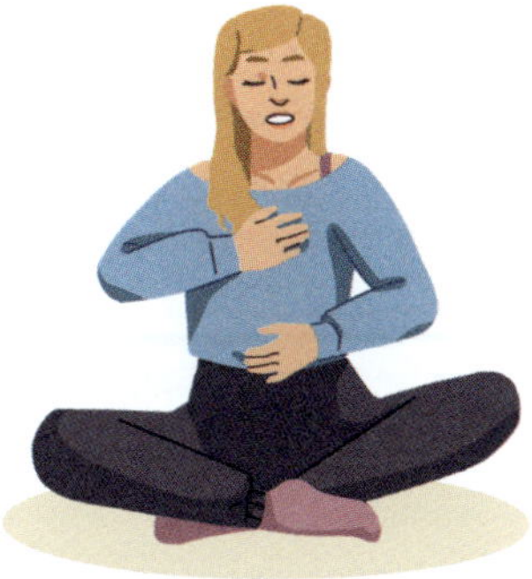

TOOL NR. 32: BRINGE DEINE WIRBELSÄULE IN BEWEGUNG (SP)

Zielsetzung: In dieser Übung bringst du deinen Körper in einen Bewegungsablauf, der nach und nach verschiedene Körperteile integriert. Statt beispielsweise isoliert den Hals zu neigen, arbeiten jetzt alle Teile deines Oberkörpers zusammen und beziehen sogar deine Beine in den Bewegungsfluss ein. Über diese Art von integrierter Bewegung schulen wir unsere Propriozeption. Wir steuern die Bewegung so, dass wir im Gleichgewicht bleiben. Gleichzeitig stärken wir unsere Körperwahrnehmung, fördern natürlich entstehende Bewegungen und bewegen uns zunehmend fließender und leichter. Wir entlasten so unsere in der Dysregulation oft angespannten Muskeln und fühlen eine zunehmende Leichtigkeit in unseren Bewegungen. Durch all das erhält dein Nervensystem starke sichere Signale, denn wir erzeugen einen sehr natürlichen Bewegungsfluss, den wir im Alltag oft verhindern. Das stimuliert deinen Parasympathikus und dein Sympathikus beruhigt sich.

Ausführung: Finde einen Platz auf dem Fußboden oder auf einem Stuhl. Nimm dein Gesicht in die Hände, indem du die Hände an deine Wangen legst. Stell dir vor, dein Kopf wäre bis auf Höhe deines Mundes mit angenehm warmem Wasser gefüllt. Wenn deine Hände nun deinen Kopf nach rechts neigen, dann fließt dieses warme Wasser langsam auf deine rechte Kopfseite, bis es dein Ohr erreicht. Neige deine Hände und damit deinen Kopf von hier aus nach links, dann fließt das Wasser über dein Kinn und deinen Mund in Richtung der linken Kopfhälfte, bis es dein linkes Ohr erreicht.

Neige deinen Kopf einige Male im Wechsel von links nach rechts und stelle dir vor, wie sich das warme Wasser dabei ganz fließend in deinem Kopf hin- und herbewegt. Spürst du, wie dein Kopf in eine ganz fließende Bewegung kommt? Lasse den Hals mit einstimmen in diese Bewegung und auch deine Schultern. Kopf, Hals und Schultern bewegen sich nun in einem fließenden Bewegungsfluss von links nach rechts. Das warme Wasser in deinem Körper bewegt sich mit. Bleibe auch hier für einige Bewegungen.

Dehne die fließende Wiegebewegung nun Stück für Stück weiter nach unten aus. Nimm deinen Brustkorb in den Bewegungsablauf mit hinein, dann auch deine Taille, dann deine Hüften. Lass den Bewegungsumfang dabei nach und nach größer werden, natürlich immer so, dass du im Gleichgewicht bleibst.

Dein ganzer Oberkörper vom Kopf bis hinunter zum Becken befindet sich nun in einem intuitiven und integrierten Bewegungsfluss. Spürst du, wie du immer beweglicher und leichter wirst?

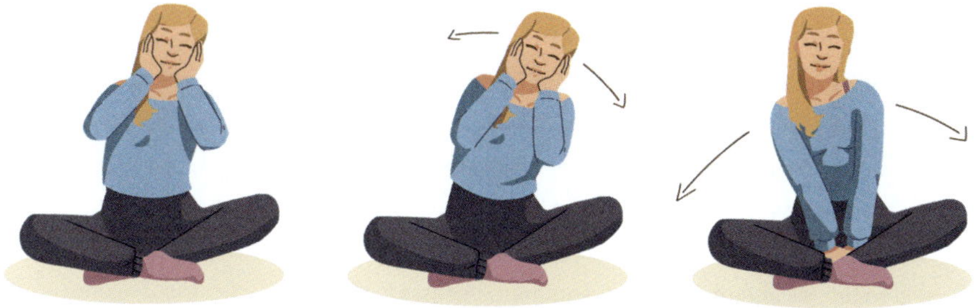

TOOL NR. 33: REGULIERE ÄRGER UND WUT (SP)

Zielsetzung: Mithilfe dieser Übungen gelingt es dir, verdrängten Ärger in dein Bewusstsein zu bringen und ihn damit fühlbar zu machen. Es kann sein, dass dein Ärger und deine Wut mit der Durchführung dieser Übungen erst einmal spürbar und sogar größer werden. Du aktivierst hier die sympathische Aktivität, die mit den Emotionen Ärger und Wut einhergeht. Die Übungen helfen dir aber auch, diese Emotionen auf gesunde Weise abzubauen und zu regulieren. Dadurch kannst du hinterher aus einem wieder regulierten und sicheren Zustand ins Handeln kommen, denn oft stecken hinter Ärger und Wut nicht erfüllte Bedürfnisse oder überschrittene Grenzen. Der Wechsel auf Spannung und Entspannung simuliert das normale Zusammenspiel unseres Sympathikus und Parasympathikus. So kannst du die aufgebaute Spannung nach und nach loslassen.

Ausführung: Probiere diese vier Techniken aus, um deinen Ärger zu fühlen und ihn zu regulieren.

- **Schiebe eine Wand weg von dir:** Stelle dich an eine Wand und lege deine Hände dagegen. Drücke mit aller Kraft gegen diese Wand, als würdest du sie von dir wegschieben sollen. Dann lass langsam wieder los und spüre, wie die Muskelanspannung in deinen Armen nachlässt. Wiederhole das einige Male: Drücke mit aller Kraft und löse wieder. Nimm wahr, wie der Ärger erst richtig in dein Bewusstsein steigt und dann nach und nach weniger wird. Mache so viele Wiederholungen wie nötig.
- **Wirf ein Kissen:** Nimm dir ein Kissen und wirf es mit aller Kraft auf den Boden. Hebe es wieder auf wiederhole auch das so lange, bis du spürst, dass du deinen Ärger langsam loslassen kannst.
- **Presse etwas zusammen:** Eine andere Option ist, das Kissen nicht zu werfen, sondern es in den Arm zu nehmen und all deine Kraft aufzuwenden, um es immer wieder zusammenzupressen. Das Prinzip ist das Gleiche: Aktiviere Ärger, Wut und deinen Sympathikus, und dann lass wieder los.
- **Drücke deine Hände zusammen:** Lege deine Handflächen vor deiner Brust aneinander und presse sie kräftig zusammen. Du solltest das in den Schultern und den Oberarmen spüren. Dann lasse langsam los. Wiederhole das einige Male. Du spannst die Muskelpartien an, die in einer Sympathikus-Aktivierung tätig werden. Durch den Wechsel zwischen Spannung und Entspannung kannst du die aktivierte Energie wieder abbauen und deine Emotion loslassen.

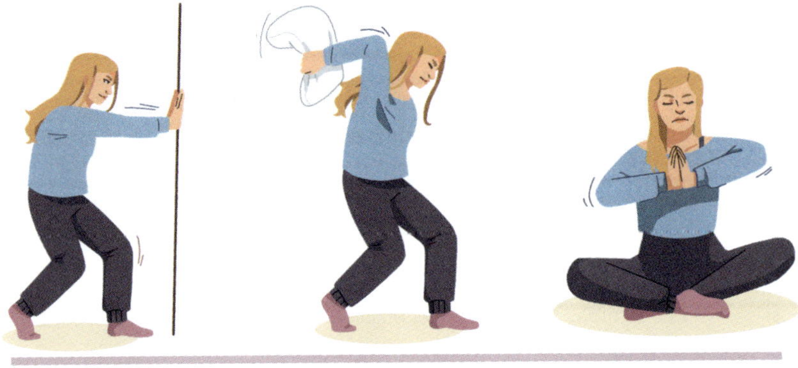

TOOL NR. 34: BRINGE EMOTIONEN IM BECKEN AN DIE OBERFLÄCHE (SP)

Zielsetzung: Hier findest du zwei der wichtigsten Übungen für die Nervensystemarbeit. Diese beiden Übungen helfen dir, verdrängte Emotionen, die du im Alltag nicht fühlen kannst, an die Oberfläche zu bringen und sie zu verarbeiten. Sie lösen die unbewusst aufgebaute Spannung in deinem Hüft-Becken-Bereich, die dafür sorgen, dass Emotionen, die in deinem Alltag entstehen, unter Kontrolle bleiben. Die meisten von uns haben verdrängte Emotionen, die wir aus guten Gründen, die in unseren bisherigen Lebenserfahrungen liegen, nicht fühlen wollen. Um diese unter Verschluss zu halten, spannen wir unsere Hüften an und halten fest. So verhindern wir, dass wir Unangenehmes fühlen müssen. Wenn du deinen Hüft-Becken-Bereich in sanfte Bewegung bringst, dann baust du diese Spannung ab und lässt wieder los. Dadurch können Emotionen in dein Bewusstsein aufsteigen, sodass du sie fühlen kannst. Wenn es dir gelingt, sie einfach zuzulassen – ohne sie verstehen zu müssen, ohne sie zu durchdenken –, dann kommen sie, sind für einen Moment da und lösen sich einfach wieder auf. So geht Emotionsregulation. Mit der Zeit lernst du so, dass Emotionen gar nicht so gefährlich sind, wie dein Nervensystem bisher dachte. Du lernst immer besser, sie zuzulassen und sie zu regulieren, sodass dein Körper viel weniger festhalten muss.

Auf der körperlichen Ebene löst du mit den folgenden Übungen Verspannungen im Hüft- und Beckenbereich sowie im unteren Rücken. Du stärkst deine Körperwahrnehmung, regulierst deine Atmung und aktivierst dein parasympathisches Nervensystem. Das reduziert Stress und Belastung und hilft dir, wieder ins Gleichgewicht zu kommen. Das Ergebnis sind innere Ruhe und Ausgeglichenheit.

Ausführung: Lege dich auf den Rücken und stelle deine Beine mit angewinkelten Knien auf dem Boden auf. Deine Arme liegen entspannt neben deinem Körper. Kippe nun dein Becken nach oben, als würdest du es in einem Halbkreis in Richtung deines Kopfes führen. Kippe es aber nur in einer kleinen Bewegung, sodass es sich für ungefähr 2–3 Zentimeter nach oben bewegt. Mit der Bewegung drückt automatisch dein unterer Rücken in den Boden. Dann mache die Gegenbewegung. Das Becken kippt zurück nach unten. In der Bewegung dehnt sich dein Bauch aus und dein unterer Rücken bewegt sich leicht vom Boden weg. Auch diese Bewegung bleibt ganz klein. Kippe dein Becken nun abwechselnd von oben nach unten. Spüre dabei deine ganze Wirbelsäule hinauf, wie weit diese Übung wirkt. Wahrscheinlich wirst du feststellen, dass die Bewegung über den unteren Rücken hinaus über den mittleren und oberen Rücken bis in den Kopf zu spüren ist.

Für die zweite Übung bleibe in der Rückenlage mit aufgestellten Beinen. Bewege deine Knie wechselweise einige Zentimeter nach rechts und links. Mache das ganz fließend, sodass deine Beine hin- und herpendeln. Variiere den Bewegungsumfang. Starte ganz klein, sodass deine Knie sich nur 2–3 Zentimeter von der Mitte wegbewegen, bis zu ganz groß, wo sie fast den Boden berühren. Nimm wahr, wie unterschiedlich der Bewegungsumfang sich auf dein Fühlen auswirkt. Während in der großen Bewegung die Hüften, das Becken und die Wirbelsäule in Bewegung kommen, kannst du in der kleinen Bewegung sehr intensiv deinen Beckenboden erspüren. Beobachte die Wirkung der verschiedenen Ausprägungen dieser Übung auf deinen Körper und dein Nervensystem.

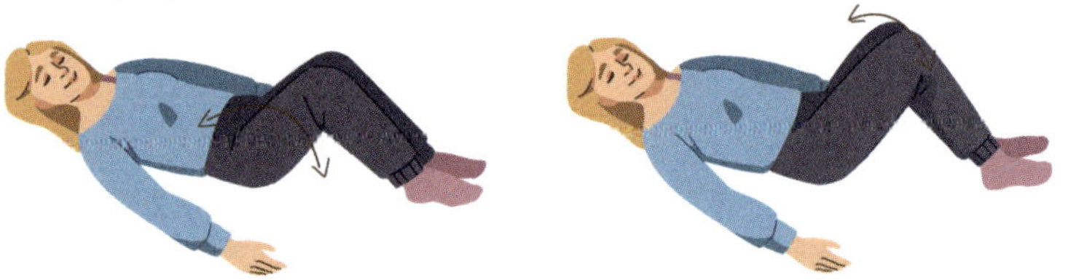

TOOL NR. 35: BRINGE DEINE SCHULTERN IN BEWEGUNG (SP)

Zielsetzung: Lass uns mit der folgenden Übung deine Wirbelsäule mobilisieren und deinen Brustbereich öffnen. Mobilisierungsübungen dieser Art haben eine stark regulierende Wirkung auf dein Nervensystem, weil es sich um sanfte Bewegungen handelt, die achtsam ausgeführt werden. Dein Parasympathikus wird dadurch stimuliert, dein Sympathikus beruhigt. Dadurch, dass du dich auf den Bewegungsablauf fokussierst, beruhigst du deine Gedanken und kommst mehr zur Ruhe. Die Brustöffnung im Herzbereich bewirkt, dass deine Emotionen wieder mehr Gewicht bekommen, du kommst wieder stärker ins Fühlen.

Ausführung: Lege dich auf eine Seite und strecke die Arme vor deinem Körper aus. Der obere Arm liegt auf dem unteren Arm, die Hände liegen aufeinander. Deine Beine sind im rechten Winkel angewinkelt, sodass du stabil liegst. Von hier aus führe achtsam den oberen Arm ausgestreckt über deinen Körper auf die andere Seite, bis er in seiner ganzen Länge auf der anderen Körperseite am Boden aufliegt (oder so weit du körperlich kommst). Dein Oberkörper und dein Kopf drehen sich dabei mit. Von hier aus wandert der Arm wieder zurück in seine Ausgangsposition, bis er wieder auf dem anderen Arm liegt. Mache davon 6–8 Wiederholungen, dann drehe dich auf die andere Seite und wiederhole die Übung mit dem zweiten Arm. Führe die Bewegung bewusst achtsam aus. Achte darauf, wie viele Teil deines Körpers sie über den Arm hinaus in Bewegung bringt. Die Bewegung erstreckt sich vom Arm über die Schulter bis zur Wirbelsäule. Dein Oberkörper wird gedreht, was du bis in den Bauch und die Hüften spüren solltest. Achte auf den Luftzug, der an deinem Arm entlangstreicht, und auf das Gewicht deines Armes in der Bewegung. Je bewusster und langsamer du die Bewegung ausführst, umso mehr wird dir bewusst, wie wunderbar integriert die verschiedenen Teile deines Körpers zusammenarbeiten.

Schließe direkt die nächste Übung an, um dein Selbstmitgefühl zu aktivieren.

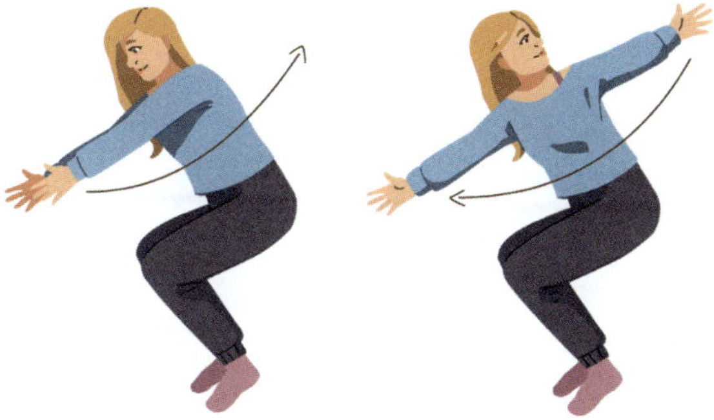

TOOL NR. 36: VERBINDE DICH MIT DEINEM INNEREN KIND (SP)

Zielsetzung: Wenn wir Übungen zur Brustöffnung praktizieren, kommen wir manchmal wieder in Verbindung mit unserer Emotionalität, mit unserer Trauer, unserem Schmerz und unserer Fähigkeit, uns selbst gegenüber Mitgefühl zu empfinden. Mithilfe der folgenden Übung kannst du das verstärken, indem du dich ganz bewusst mit deinen inneren Anteilen verbindest, die sich nicht ausreichend gesehen, wertgeschätzt und sicher fühlen. Versuche, dir selbst gegenüber zu fühlen, so wie eine liebevolle Mutter ihrem Kind gegenüber fühlen würde, dem es gerade nicht gut geht. Genieße das Gefühl des Gehaltenseins und fühle dich sicher und beschützt. Mit zunehmender Übung wird dir das immer leichter fallen. Wenn du heute noch kein Mitgefühl für dich selbst fühlen kannst, dann wisse, dass du damit nicht allein bist. Selbstmitgefühl zu entwickeln, ist ein Weg. Nutze diese Übung regelmäßig, mit der Zeit wirst du es immer besser fühlen können.

Ausführung: Finde eine aufrechte, aber entspannte Sitzposition und lege eine Hand auf dein Herz und die andere Hand auf deinen Bauch. Lenke deine Aufmerksamkeit auf deinen Herzbereich. Wenn wir uns nicht sicher fühlen oder Trauer und Schmerz verdrängt haben, dann ist dieser Bereich unseres Körpers häufig geschlossen. Wir befinden uns dann ganz unbewusst in einer Körperposition, in der unser Brustkorb nach vorne unten gerichtet ist, unsere Schultern nach vorne ziehen und wir die beiden Seiten unserer Brust zueinander ziehen. Das dient dazu, unsere empfindliche Körpervorderseite zu schützen. Nimm wahr, wie geschlossen oder geöffnet dein Brustkorb im Moment ist. Probiere dann, dein Herz ein kleines Stückchen mehr zu öffnen, indem du die Schultern leicht nach hinten bewegst und deine Brust öffnest. Du solltest dadurch mehr Weite im Brustkorb gewinnen. Mache hier wirklich nur eine sehr kleine Öffnungsbewegung, die von außen kaum sichtbar ist. Nimm nun wahr, wie sicher sich dieses Aufmachen anfühlt. Deine Hand liegt nach wie vor auf deinem Herz und schützt es dadurch. Oft merken wir in dieser kleinen Öffnungsbewegung erst, wie stark der Drang ist, unsere Brust zu verschließen und uns zu schützen. Sei hier ganz sanft mit dir und wiederhole diese kleine

Öffnungsbewegung einige Male. Wenn du diesen Bereich öffnest, dann werden oft Emotionen spürbar. Es kann sein, dass du traurig wirst oder seelischen Schmerz empfindest. Das ist okay, solange du ihn gut halten kannst. Bringe dir selbst alles Mitgefühl entgegen, das du momentan empfinden kannst.

Nun nimm dich in den Arm, indem du deine Hände auf die jeweils entgegengesetzte Schulter legst. Wiege dich sanft hin und her und sage dir: »Ich bin hier. Du bist nicht allein. Ich bin da und mit mir gemeinsam bist du ganz sicher. Es ist in Ordnung, Schmerz zu empfinden oder traurig zu sein. Wenn das sein darf, dann vergeht es auch wieder. Es ist okay. Ich bin sicher.«

Wenn du möchtest, kannst du dabei gerne eine jüngere Version von dir visualisieren, die du im Arm hältst. Du kannst aber auch einfach dich selbst, so wie du heute hier sitzt, halten. Du bist in der Lage, dir selbst die Sicherheit zu schenken, die du brauchst, auch wenn sich das gerade vielleicht noch ungewohnt anfühlt. Genieße die Aufmerksamkeit und die Liebe, die du dir selbst gerade gibst.

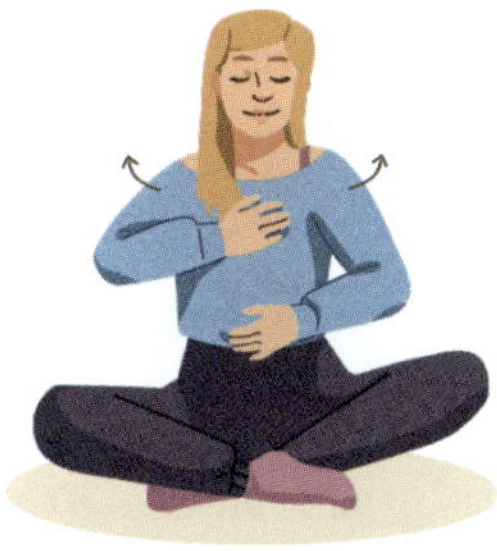

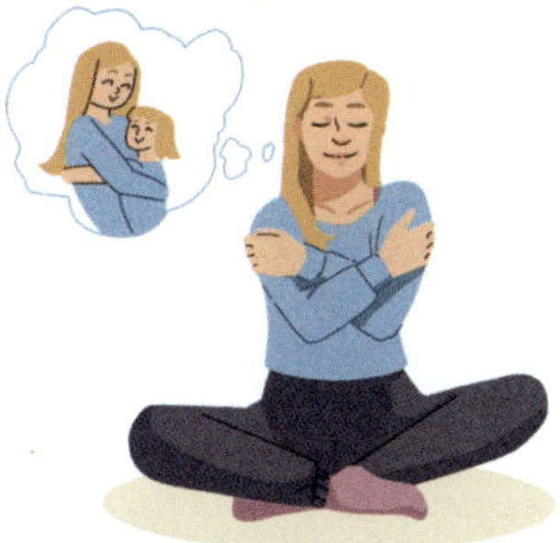

REGULATIONSZIEL 4: STÄRKE DEINEN VAGUSNERV

Über das Buch verteilt findest du viele Übungen, mit denen du deinen Vagusnerv stärken kannst. Dazu gehören beispielsweise die Tools 1, 24, 25, 27, 28, 31, 32 und 39. Auch in vielen anderen Tools wird dein Vagusnerv angesprochen. Während du also mit diesem Buch arbeitest, tust du automatisch ganz viel für deinen Vagusnerv.

Regelmäßig angewandt, helfen diese Tools, deinen Vagustonus nachhaltig zu stärken. Das wiederum führt dazu, dass dein Vagusnerv als wichtiger Teil deines parasympathischen Nervensystems wieder leichter aktivierbar ist und du die Belastungen deines ganz normalen Alltags viel besser regulieren kannst. Auf diese Weise kannst du dazu beitragen, dass du wieder leichter zwischen Spannung und Entspannung hin- und herschwingen kannst.

Zwei wichtige Tools möchte ich an dieser Stelle noch ergänzen.

TOOL NR. 37: BRAHMARI – DAS BIENENSUMMEN (SP)

Zielsetzung: Brahmari wirkt stark beruhigend und aktiviert deinen Parasympathikus. Dein Vagusnerv wird gestärkt. Spannungen im Nacken, in den Schultern und im oberen Rücken werden gelöst. Brahmari hat eine positive Wirkung auf deine Stimme und deinen Kehlbereich und beruhigt das Gehirn. Wenn du unter einem ständig drehenden Gedankenkarussell leidest, dann kann Brahmari die richtige Übung für dich sein. Brahmari ist besonders gut geeignet, um Angst, innere Unruhe, Aufregung und Frustration zu reduzieren.

Ausführung: Finde eine bequeme Sitzposition mit aufrechter Wirbelsäule. Atme mit geschlossenem Mund ein und mit geschlossenem Mund wieder aus. Mache bei der Ausatmung ein summendes Geräusch: »Mmmhh«. Ziehe dieses Geräusch so lang, wie du Luft zum Ausatmen hast. Danach atme unmittelbar wieder tief ein und dann wieder mit einem Summgeräusch aus. Du kannst die Augen offen lassen oder schließen – ganz wie es für dich gerade richtig ist. Spüre auf die vibrierenden Bewegungen, die das summende Ausatmen in deinem Kopf, Hals, Nacken und bis hinein in deinen Brustkorb erzeugt. Fühle, wie mit jeder Ausatmung diese Vibrationen dafür sorgen, dass du noch mehr Spannung in den Schultern, im Nacken, im Kiefer und im Rücken loslassen kannst.

Nutze Brahmari am besten täglich für einige Minuten. Du kannst die Wirkung noch verstärken, indem du beim Ausatmen die kleinen Vorsprünge auf der Wangenseite an deinen Ohren – den Tragus – leicht herunterdrückst, sodass sie deine Ohren verschließen.

TOOL NR. 38: LÖSE VERSPANNUNGEN IN DEINEM TRAPEZMUSKEL (SP)

Zielsetzung: Über deinen Trapezmuskel kannst du indirekt auf deinen Vagusnerv einwirken. Er neigt dazu, zu verspannen, wenn dein Nervensystem nicht im Gleichgewicht ist. Wenn er verspannt ist, dann wirkt das auf deinen Nacken- und Schulterbereich, deinen Rücken und deine Brust. Menschen mit einem dysregulierten Nervensystem neigen dazu, hier schmerzhafte chronische Verspannungen zu entwickeln. Diese halten wiederum dein Nervensystem in der Dysregulation fest, denn Schmerzsignale werden von deinem Nervensystem als Bedrohung wahrgenommen und bewertet. Verspannungen bewirken auch eine Veränderung von Sauerstofftransport und Durchblutung in diesen Körperpartien, was wiederum die Funktion deiner Nerven – und eben auch des Vagusnervs – beeinträchtigen kann. Ein entspannter Nacken-, Schulter-, Brust- und Rückenbereich sorgt dafür, dass dein Nervensystem sichere Signale empfangen kann und somit dein Parasympathikus aktiver wird. Dadurch bewirkst du eine Stärkung deines Vagusnervs. Mit der gezielten Dehnung und Entspannung des Trapezmuskels kannst du aktiv dazu beitragen.

Ausführung: Setze dich mit aufrechter Wirbelsäule hin. Umfasse mit deinen Händen den Ellenbogen des jeweils entgegengesetzten Arms und halte deine Unterarme auf Höhe deines Bauchnabels. Bewege deine Arme einige Male im Wechsel nach links und nach rechts und spüre die Dehnung, die das in deinem Nacken und oberen Rücken verursacht.

Dann hebe die Unterarme auf Brusthöhe und wiederhole die Bewegung dort. Hier wirst du die Dehnung besonders in den Schulterblättern und links und rechts deiner Wirbelsäule fühlen. Mache auch das einige Male ganz achtsam. Höre darauf, wie weit dein Körper die Drehbewegung deiner Arme ausführen möchte, was ein gutes Tempo für dich ist und ob du die Dehnung an bestimmten Stellen halten möchtest.

Danach hebe die Arme auf Höhe deiner Augen und wiederhole die Bewegung auch hier einige Male. Die Dehnung wird sich etwas in Richtung des mittleren Rückens und der Brust verlagern. Du kannst die Dehnung in jeder der Ausführungen dadurch intensivieren, dass du tief in die angesprochenen Körperpartien atmest.

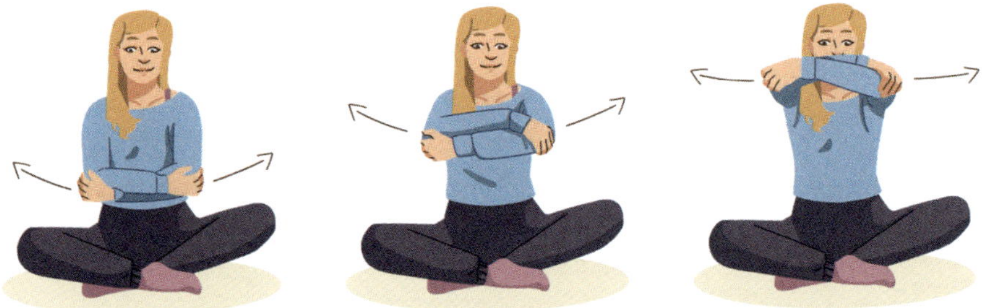

KLEINE TOOLS FÜR UNTERWEGS, WENN DU MIT MENSCHEN BIST ODER ES SCHNELL GEHEN SOLL

Ich werde häufig gefragt, welche Tools in Situationen helfen, in denen wir in der Öffentlichkeit dysregulieren und uns nicht zurückziehen können. Die folgenden Tools beantworten diese Frage und sind beispielsweise geeignet, wenn dein Nervensystem in einem Meeting aus dem Gleichgewicht gerät oder während du im Zug sitzt, auf einer Familienfeier bist oder auch einfach irgendwo unterwegs. Sie sind schnell, unkompliziert, unauffällig und vor allem sehr wirksam. Natürlich gilt auch für diese Tools: Probiere sie aus, nutze sie regelmäßig, damit dein Körper lernt, dass sie sicher sind und Sicherheit bringen. Dann kannst du sie im Akutfall zuverlässig nutzen.

Bitte denke auch daran: Auch wenn du unter Menschen bist, hast du immer das Recht, dir einen Moment für dich zu nehmen. Du kannst eine Toilettenpause machen oder auch einfach kurz vor die Tür an die frische Luft gehen. Auch wenn ein Teil von dir das vielleicht glaubt: Niemand wird dir das übel nehmen. Du bist sicher. Es ist okay. Du darfst *immer* für dich sorgen!

TOOL NR. 39: AKTIVIERE DEINEN VAGUSNERV (SP)

Neige deinen Kopf zu deiner rechten Schulter, nur so weit, wie es angenehm möglich ist. Bewege von dort aus deine Augen nach links, sodass sie zum linken Augenwinkel schauen. Der Kopf bleibt stabil, nur die Augen richten sich nach links. Bleibe so für 30 Sekunden, du darfst natürlich blinzeln. Nach 30 Sekunden oder vorher, wenn du gähnen, schlucken oder seufzen musst, löse die Haltung auf, indem du erst die Augen wieder zur Mitte führst und dann den Kopf aufrichtest. Schaue für einige Sekunden an die gegenüberliegende Wand. Dann mache die Übung zur anderen Seite.

TOOL NR. 40: MASSIERE DEINE OHRLÄPPCHEN (SP)

Massiere den Rand deiner Ohren rundherum von oben nach unten und zurück zwischen Daumen und Zeigefinger. Mach das erst an einem, dann am anderen Ohr für jeweils 30–60 Sekunden – so ist es ganz unauffällig. Du wirst sehen, dass das direkt eine Wirkung auf deine Stimmung nimmt. Auch hier stimulierst du deinen Vagusnerv, und starke Emotionen lösen sich wie von selbst auf.

TOOL NR. 41: TIEFE BAUCHATMUNG (SP)

Lege eine Hand unterhalb deines Bauchnabels auf deinen Bauch. Atme so ein, dass sich diese Hand mit jeder Einatmung hebt und mit jeder Ausatmung senkt. Richte deine Aufmerksamkeit auf das Heben und Senken deiner Hand. Durch die Fokussierung wird sich dein Nervensystem schnell wieder beruhigen, die Bauchatmung trägt natürlich dazu bei. Du kannst den Effekt verstärken, indem du die Lippen bei der Ausatmung einen Spaltbreit auseinandernimmst und die Luft durch die Lippen entweichen lässt. Nimm wahr, wie sich der Luftzug auf deinen Lippen anfühlt.

TOOL NR. 42: BEWEGE DICH (SP)

Bewegung geht immer, und wenn es nur in kleinem Umfang ist. Wenn dein Sympathikus aktiv wird und du ärgerlich oder wütend wirst, dann balle deine Hände zu Fäusten und spreize die Finger. Mache das immer wieder im Wechsel. Du kannst die Hände auch ineinanderlegen, sie ganz stark zusammenpressen und langsam wieder lösen. Mache das einige Male, um die Aktivierungsenergie abzubauen. Solltest du eher in einer Fluchtreaktion aktiviert werden oder Angst bekommen, dann bewege deine Füße auf dem Boden. Sie können auf der Stelle »rennen« oder deine Fußzehen können sich abwechselnd in den Boden krallen und strecken. Du kannst die Beine oder eines davon auch auf und ab wippen lassen, indem du sie auf die Fußzehen stellst und die Ferse in Bewegung bringst. In der Flight-Reaktion passiert das fast von selbst. Diese Bewegungsformen helfen dir auch, um aus dem Freeze wieder aufzutauen, falls du gerade eingefroren bist.

TOOL NR. 43: SELBSTBERÜHRUNG (SP)

Selbstberührung schüttet die Stoffe in deinem Körper aus, die dafür sorgen, dass deine Sympathikus-Aktivierung beruhigt und dein Parasympathikus aktiviert wird. Nimm dafür einfach eine Hand in die andere und reibe sie, befühle sie, knete sie. Richte deinen Fokus auf die Berührungsstellen deiner beiden Hände und darauf, wie sich deine Haut anfühlt. Entdecke Neues daran. Du kannst die Berührung auch auf die Handgelenke und die Unterarme ausdehnen. Probiere auch einmal, den Mittelpunkt deiner Handfläche zu massieren.

TOOL NR. 44: ERDE DEINE FÜSSE (SP)

Die klassischste aller Regulationstechniken: Spüre deine Füße auf dem Boden. Stelle sie nebeneinander auf und nimm wahr, wie sie den Boden berühren. Welche Stellen deiner Füße liegen auf dem Boden oder auf der Sohle deiner Schuhe auf und welche Teile befinden sich in der Luft? Sind deine Füße eher warm oder kalt? Und der Boden unter dir (wenn du ihn fühlen kannst)? Richte dann den Fokus auf deine Fußzehen. Versuche, einen nach dem anderen ganz zu spüren. Fange beim kleinen Zeh des einen Fußes an und arbeite dich zum kleinen Zeh des anderen Fußes vor. Danach erspüre deinen Fußrücken, die Ferse und dein Fußgelenk. Wenn du jetzt einmal ganz bewusst auf die Verbindung zwischen deinen Füßen und dem Boden unter ihnen achtest: Nimmst du wahr, wie sie sich fast wie miteinander verbunden anfühlen? Spüre da ganz intensiv hin und du wirst merken, dass deine Verbindung mit dem ganz sicheren stabilen Boden unter dir immer intensiver wird. Alternativ kannst du beispielsweise auch deine Fußsohlen oder deinen Bauch sanft massieren.

TOOL NR. 45: UNAUFFÄLLIGE SELBSTUMARMUNG IM SITZEN (SP)

Lege eine Hand auf deine Hüfte auf der gegenüberliegenden Seite – ein Stück oberhalb deines Beckenknochens. Lass dabei den Unterarm ganz schwer auf deinem Bauch ruhen. Spüre die Wärme deiner Hand an deiner Körperseite. Wirkt das nicht beruhigend? Wenn du magst, lege die andere Hand an die andere Körperseite oder wechsle die Hände nacheinander ab.

TOOL NR. 46: BILATERALE STIMULATION FÜR EIN GEFÜHL VON SICHERHEIT (SP)

Lege deine rechte Hand an die linke Seite deines Rumpfes und die linke Hand an die rechte Seite. Deine Arme überkreuzen sich jetzt. Dann beginne, im Wechsel links und rechts mit den Händen gegen deinen Körper zu tappen. Alternativ kannst du auch deine linke Hand an die Seite deines linken und die rechte Hand an die Seite des rechten Oberschenkels legen oder mit den Fingern im Wechsel auf den Handrücken der jeweils anderen Hand tappen. Sage dir im Kopf immer wieder: »Es ist okay. Ich bin sicher.« Mache das für 1–2 Minuten und spüre, wie langsam ein Gefühl von Sicherheit in deinen Körper zurückkehrt.

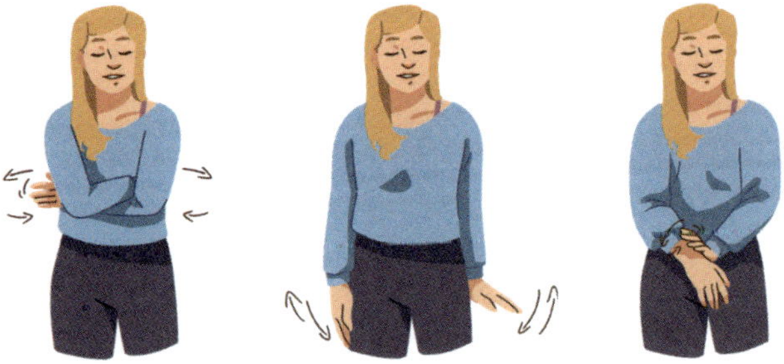

TOOL NR. 47: DEIN WUNDERBARES KÄSTCHEN

Manchmal passieren in Gegenwart anderer Menschen Dinge in uns, die einen starken Trigger setzen oder alte unangenehme Erinnerungen aktivieren. Manchmal schießen uns auch in den unpassendsten Momenten belastende Dinge in den Kopf, mit denen wir noch umgehen müssen. Wenn diese dein Nervensystem dysregulieren und dein Kopfkino allzu aktiv wird, dann kann das in vielen Alltagssituationen schwierig sein. Stelle dir ein kleines Kästchen vor, das du ganz hübsch verziert hast. Es sieht aus wie ein kleines Schatzkästchen. In dieses Kästchen kannst du deine Belastungen ganz liebevoll legen. So sind sie sicher verwahrt und gehen nicht verloren. Du kannst sie jederzeit wieder herausholen und dich um sie kümmern. Im aktuellen Moment müssen sie dich nun aber nicht mehr belasten. Du weißt, sie sind an einem sicheren Ort gut verwahrt. Alternativ kannst du auch ein reales Kästchen haben und das, was dich belastet, auf einen Zettel schreiben. Diesen kannst du dann sicher in deinem Kästchen verwahren.

NOTFALLTOOLS, DIE KEINE ÜBUNGEN SIND

Vielleicht hast du auch schon Situationen erlebt, in denen dein Nervensystem so dysreguliert war, dass du gar nicht mehr wusstest, was du tun kannst. Oft sind dann die folgenden Tools hilfreich, denn sie helfen dir, aus der Abwärtsspirale deiner Dysregulation und vor allem aus dem oft damit verbundenen Angstkreislauf auszusteigen. Sie fokussieren dich und lenken deine Aufmerksamkeit weg von den beängstigenden Dingen, die gerade in deinem Körper passieren. Vielleicht findest du unter den folgenden sechs Tools eines oder zwei, die dich ansprechen. Probiere sie einfach einmal aus. Natürlich kannst du in der Liste dieser Notfalltools alles ergänzen, was dich ganz persönlich wohlfühlen lässt und dir Freude bereitet. Vielleicht magst du dir deine eigene Liste für den Notfall schreiben, auf die du jederzeit zugreifen kannst.

TOOL NR. 48: GEH IN DIE NATUR (SP)

Wir brauchen Zeit in natürlichen Umgebungen. Deshalb nutze die Natur, so wie du sie in deiner Umgebung finden kannst. Halte dich in deinem Garten auf, gehe in den nächstgelegenen Park, setze dich auf eine Wiese oder mache einen Spaziergang im Wald. Natur in jeder Form beruhigt unser Nervensystem ungemein und lässt uns verbunden und lebendig fühlen. Am allerbesten ist es, wenn du Gelegenheit hast, sogar Hautkontakt zur Natur aufzunehmen. Versuche einmal, nur für 10 oder 20 Minuten mit nackten Füßen auf Gras zu laufen. Du wirst erstaunt sein, wie anders du dich danach fühlst.

TOOL NR. 49: NUTZE DEINE HÄNDE UND WERDE KREATIV (SP)

Hier geht es gar nicht darum, dass du kreative Höhenflüge erlebst. Vielmehr ist das Ziel, dass du deine Hände nutzt, um etwas damit anzufertigen. Du kannst zeichnen, kneten, eine Handarbeit deiner Wahl anfertigen, etwas basteln oder auf Fototour gehen. Alle diese Möglichkeiten haben eines gemeinsam: Sie fokussieren dich in deiner Tätigkeit und bringen deine Aufmerksamkeit zu etwas, das sicher ist. Dafür gibst du automatisch deinen Fokus auf die verunsichernden Symptome deiner Dysregulation ein Stück weit auf. Dein präfrontaler Kortex wird wieder aktiver, die durch dein Nervensystem gestartete Überlebensreaktion klingt ab.

Ein oben noch nicht genanntes Beispiel: Lettering ist eine Kunst, bei der du Buchstaben »zeichnest«. Du kannst einfach Worte nehmen, die dein Kopf sowieso gerade produziert. Alternativ schreibe Wörter und Sätze, die Sicherheit für dich bedeuten. Lettere sie ganz achtsam in einer Form, die dich besonders anspricht. Im Internet findest du unzählige Inspirationen. Nimm dir Stifte in verschiedenen Farben und male damit die Buchstaben aus, zeichne ihre Umrisse nach, ergänze Schatten. Lenke deine Aufmerksamkeit dabei auf deine zeichnende Hand: Wie gleitet der Stift über das Papier? Wie bewegt sich dein Handgelenk? Was verändert sich, wenn du stärkeren oder weniger starken Druck mit dem Stift auf das Papier ausübst? So ausgeübt, ist Lettering sehr achtsam und fast meditativ. Du wirst spüren, wie du dich beruhigst und deine Symptome abklingen.

TOOL NR. 50: SCHREIBE

Noch so ein wichtiges Tool ist das Schreiben. Nimm dir viel Papier (am besten solches, dessen Oberfläche du sehr angenehm findest) und Stifte deiner Wahl. Dann fange an zu schreiben in einer der beiden folgenden Varianten:

- **Variante 1:** Schreibe alle Gedanken, die gerade in deinem Kopf entstehen, einfach auf. So bekommst du einen Überblick darüber, was dein Kopf in diesem Moment der Dysregulation für Annahmen und innere Überzeugungen zum Besten gibt. Oft zeigen sich, wenn unser Nervensystem nicht im Gleichgewicht ist, unsere dysfunktionalen Glaubenssätze und Gedanken. Diese verstärken dann unsere Dysregulationssymptome, die sonst oft gut aushaltbar und regulierbar wären. Unsere inneren Kritiker werden aktiv und ebenso die Stimmen in uns, die richtig gut im Katastrophisieren sind. Das heizt unsere Angst an und die Wirkung auf dein Nervensystem kennst du bestimmt. Indem du diese Gedanken aufschreibst, erreichst du zwei Dinge: Sie werden dir bewusst. Du kannst sie hinterfragen und dich entscheiden, ihnen keinen Glauben zu schenken. So verlieren sie ihre Wirkung. Zum anderen ist das Schreiben ein ebenso fokussierender Prozess wie die kreativen Ansätze im vorherigen Tool. Es lenkt deinen Fokus weg von deinen Symptomen, hin zu einem Gefühl von Fokus, Stabilität und Sicherheit.

- **Variante 2:** Schreibe sichere Gedanken. Scheibe über Situationen aus der Vergangenheit, in denen du dich sehr sicher gefühlt hast und die positive Erinnerungen und Emotionen wecken. Schreibe darüber, wie du dich wieder sicher fühlen wirst. Schreibe über schöne Dinge, die du schon geplant hast. Schreibe darüber, wie es sich anfühlt, wenn du dich sicher und wohlfühlst. Oder schreibe einfach wieder und wieder die Sätze: »Es ist okay. Ich bin sicher.« Du wirst sehen, dass dein Gehirn darauf reagiert und sich in deinem Körper etwas verändert.

TOOL NR. 51: KONTAKTIERE EINEN SICHEREN MENSCHEN

Eines der wichtigsten Tools ist es, in Verbindung zu gehen mit einer koregulierenden Person. Wenn wir uns nicht sicher fühlen, brauchen wir andere Menschen. Sie spenden uns Trost, sie sind für uns da, sie lassen uns ihre Sicherheit spüren.

Mit einem anderen Menschen darüber zu sprechen, was dich gerade belastet, kann unheimlich entlastend dein. Die bloße Gegenwart eines anderen Menschen kann bewirken, dass wir uns sicherer fühlen, sodass sich unsere Emotionen zeigen und unsere Tränen fließen können. Das löst die Spannung, die unsere Dysregulation hervorgerufen hat. Zu wissen, dass jemand für den Notfall da ist und dass wir nicht allein sind, kann dazu beitragen, dass dein Körper nicht mehr so arg festhalten muss und stattdessen wieder weicher werden kann. Eine Umarmung spendet Trost, Sicherheit und viele sichere Stoffe, die dein Körper unmittelbar ausschüttet.

Solltest du zu den Menschen gehören, die gelernt haben, dass sie mit den Herausforderungen ihres Lebens allein klarkommen müssen, dann möchte ich dir gerne sagen: Das musst du keineswegs. Du darfst andere Menschen um Hilfe bitten. Du darfst zeigen, dass es dir gerade nicht gut geht. Du darfst dir erlauben, dich halten zu lassen und ein Stück deiner Belastung mit einem anderen Menschen zu teilen. Du darfst alles dafür tun, dass du dich wieder sicher fühlen kannst.

TOOL NR. 52: STELL DIR MUSIK AN UND TANZE DAZU (SP)

Du hast schon weiter vorne im Buch gelernt, wie wichtig Bewegung ist. Du hast auch gelernt, dass dein Körper Spannung aufbaut, wenn dein Nervensystem Gefahr signalisiert, die es abzubauen gilt. Das kannst du mit somatischen Tools tun oder auch auf eine leichte Art, die auch noch Spaß macht. Stelle dir Musik an, die du magst. Das kann dein Lieblingsinterpret sein, eine bestimmte Musikrichtung, etwas ganz Meditatives oder auch Faschingsmusik. Was auch immer dich im Moment anspricht, ist richtig. Dann fange an, deinen Körper zur Musik zu bewegen. Es ist völlig egal, wie das aussieht, denn es bringt deinen Körper in Bewegung. Je mehr du dich auf die Musik einlässt, desto fließender bewegt sich dein Körper. Dabei arbeiten die verschiedenen Teile deines Körpers integriert zusammen. Deine Wirbelsäule bewegt sich in alle möglichen Richtungen. Diese Elemente kommen dir bekannt vor? Ganz genau, du hast schon mehrere Male in diesem Buch über sie gelesen. Freies Tanzen kann ein Wundermittel sein zur Regulation deines Nervensystems.

TOOL NR. 53: ERLAUBE DIR, NACH SICHERHEIT ZU SUCHEN

Dieses Tool ist nicht wirklich ein Tool, aber dafür so wichtig, dass ich es zu einem mache. Oft werden in unserer Dysregulation auch unsere inneren Anteile laut, die uns einschränken. Unser innerer Kritiker sagt dann: Du bist so schwach. Wirst du jemals dein Leben auf die Reihe bekommen? Unser einsamer Kämpfer sagt: Da musst du jetzt allein durch. Und unsere verinnerlichte Elternstimme sagt: Das musst du jetzt aushalten. Komm bloß nicht auf die Idee, mir unangenehme Gefühle zu bescheren, weil es dir jetzt schlecht geht.

Das Ende vom Lied ist, dass wir das, was in unserem Körper passiert, kaum aushalten können und trotzdem verharren. Wir halten ganz still in der Hoffnung, dass es wieder vergeht, oder weil wir glauben, dass wir selbst sowieso nichts tun können. Wir gehen nicht zum Arzt, weil wir glauben, er nimmt uns ohnehin nicht ernst. Wir gehen weiter zur Arbeit, weil wir denken, wir dürften uns keine Zeit für uns nehmen. Wir rufen niemanden an, weil wir uns dafür schämen, dass wir unseren Körper nicht unter Kontrolle haben.

Alle diese Annahmen sind falsch. Sie sind nichts weiter als erlernte Denkmuster. Wenn dein Nervensystem akut dysreguliert ist, und das vielleicht sogar häufig, dann ist es sehr wahrscheinlich, dass ebendiese Denkmuster einen wesentlichen Anteil an deinem aktuellen Zustand haben. Deshalb tu nicht mehr vom Gleichen, sondern versuche etwas anderes. Ein paar Beispiele:

- Wenn dein Körper so richtig unangenehm aktiviert ist und du vor lauter Angst, dass es noch schlimmer wird, festhältst und dich gar nicht mehr bewegst, dann versuche doch einmal, sanft in Bewegung zu kommen. Schlenkere deine Arme hin und her und wippe auf den Fußzehen auf und ab. Vielleicht verändert das etwas.
- Wenn du akut dysreguliert bist, Angst bekommst und gar nicht mehr weiterweißt, dann begib dich an einen Ort, an dem dir geholfen werden

kann, statt in deiner Wohnung zu verharren. Ja, das ist keine Dauerlösung, und wenn du wieder mehr im Gleichgewicht bist, wirst du lernen dürfen, dass du Dysregulation regulieren und dir selbst helfen kannst. Aber wenn es richtig akut ist, dann erlaube dir, in der Nähe von Hilfe zu sein. Wenn du dich dadurch sicherer fühlst, dann setze dich zwei Stunden auf die Bank vor dem Krankenhaus. Es ist okay.

- Wenn irgendein wichtiger Mensch in deinem Leben kein Verständnis für deine Dysregulation hat und du Sätze hörst wie: »Was stimmt nur nicht mit dir?« oder »Du musst dich endlich wieder in den Griff bekommen«, dann wende dich an einen anderen Menschen. An einen, der für dich da ist. An einen, der mitfühlt. An einen, der dir hilft, dich wieder sicher zu fühlen. Du bist nicht allein und es gibt gute Gründe für deine Symptome. Um dich wieder sicher fühlen zu können, sodass du die nötigen Veränderungen in deinem Leben vornehmen kannst, brauchst du andere Menschen. Wende dich an diejenigen, die wirklich für dich da sind.

FINDE DEINEN INDIVIDUELLEN REGULATIONSMIX

Du hast jetzt viele Übungen kennengelernt. Wenn du sie schon ausprobiert hast, dann wird dein Körper bei einigen Übungen entspannt aufgeseufzt und ein sehr deutliches Signal gesendet haben, dass das guttut, was du gerade tust. Bei einigen Übungen wirst du gar nichts gespürt haben, und bei anderen wirst du vermutlich so etwas wie Widerstand gefühlt haben. Alle deine Empfindungen sind völlig in Ordnung. Nicht jede Übung ist für jeden von uns und für manche Übungen ist die Zeit noch nicht reif.

Bitte höre darauf, was dein Körper dir sagt. Stelle dir aus den vielen Angeboten deine aktuellen Lieblingsübungen zusammen. Wähle deine Übungen für den Start nach zwei Kriterien aus: Sie fühlen sich sicher an und sie tun dir gut.

Keine geeigneten Kriterien für die Übungsauswahl sind zum Beispiel:

- Diese Übung fordert mich sehr. Das heißt wohl, dass ich mich damit entwickeln kann.
- Diese Übung fühlt sich besonders unangenehm an. Ich muss sie machen, damit ich merke, dass sie mir guttut.
- Diese Übung wühlt ganz viel in mir auf.

Ich schreibe diese Aussagen bewusst sehr plakativ, denn viele von uns haben gelernt und verinnerlicht, dass wir uns anstrengen müssen, dass es auch mal unangenehm sein muss und dass wir unsere Widerstände überwinden müssen, wenn wir etwas erreichen wollen.

Für die Nervensystemarbeit gilt das exakte Gegenteil davon. Wenn wir unseren Körper ganz sanft in Bewegung bringen, wenn wir uns wohl- und sicher fühlen, dann kann auch unser Nervensystem beginnen, sich wieder sicher zu fühlen. Wenn wir uns dagegen überfordern, spürt unser Nervensystem eine Bedrohung, und unsere Dysregulation verstärkt sich.

Nervensystemübungen sind eines der Felder, in denen du nichts erreichen musst. Du darfst dich sicher und mit deinem Körper verbunden fühlen. Dann wird es dir auch gelingen, deine Übungen regelmäßig zu machen. Denn dein Körper liebt das dadurch entstehende Gefühl der Sicherheit und wird immer mehr danach verlangen.

Wenn du ein stabiles Level an Grundsicherheit wiedererlangt hast, dann kommt die Zeit, in der du dein Nervensystem in kleinen Schritten auch wieder fordern darfst, damit dein Toleranzfenster wachsen kann. Bis dahin ist das oberste Ziel Sicherheit.

Ich schließe das Übungskapitel ab mit einem sehr wichtigen Satz, der lautet: **Du darfst gut zu dir sein!**

Somatische Übungen sind ein wunderbarer Weg, um dein Nervensystem zu regulieren

Du hast in diesem Teil des Buches viele Möglichkeiten gesehen und ausprobiert, mit denen du die Sicherheit in deinem Nervensystem erhöhen kannst. Mit der Zeit wirst du entdecken, wie dein Körper immer mehr nach den Tools und Übungen, die du »als deine« entdeckst, verlangt. Sie werden dir in den Situationen einfallen, in denen du sie brauchst und du wirst sie einfach tun, wenn es nötig ist. Du wirst Freude daran haben und du wirst es lieben, kleine Zeiträume zu finden, in denen du dich dir selbst zuwendest – ganz egal wie stressig dein Alltag gerade ist.

Mit ein bisschen Übung und je mehr Vertrauen du in die Körperarbeit fasst, wirst du merken, dass dein Körper ganz intuitiv weitere Bewegungsmuster ergänzt. Er wird ganz von selbst neue Bewegungsformen entstehen lassen, die dir guttun, ohne dass diese in einem Lehrbuch stehen müssen. Das liegt daran, dass du die in deinem Körper innenliegende Kraft wiederentdeckst, für sich selbst zu sorgen. Dein Körper weiß genau, was er in jedem Moment braucht und du wirst entdecken, dass du ihn genau das umsetzen lassen darfst, damit dein Nervensystem in einen regulierten Zustand zurückschwingen kann.

So werden beispielsweise deine Hände in stressigen Situationen beginnen, einander ganz von selbst zu greifen, um sich Halt zu geben. Wenn eine Herausforderung auftaucht, wirst du vielleicht ein kleines Stückchen größer werden, und so die nötige Kraft fühlen, die es braucht, um sie entschlossen anzupacken. Wenn du beruhigende Energie brauchst, wirst du die Arme um dich legen und dich hin- und herwiegen. Daneben wird dein Körper beim Üben deiner somatischen Tools neue Tools entdecken. Sie werden einfach entstehen, wenn die Zeit reif ist. Lass deinen Körper seine Bewegungsimpulse wiederentdecken, denn sie sind es, die wir gelernt haben zu unterdrücken. Aus dem Wahrnehmen und Leben unserer Bewegungsimpulse entsteht Regulation und Wohlgefühl. So findest du den Weg zurück zu einer Version von dir, die in der Lage ist, die Aufs und Abs des Lebens auszubalancieren und dafür frei zwischen Anspannung und Entspannung zu schwingen.

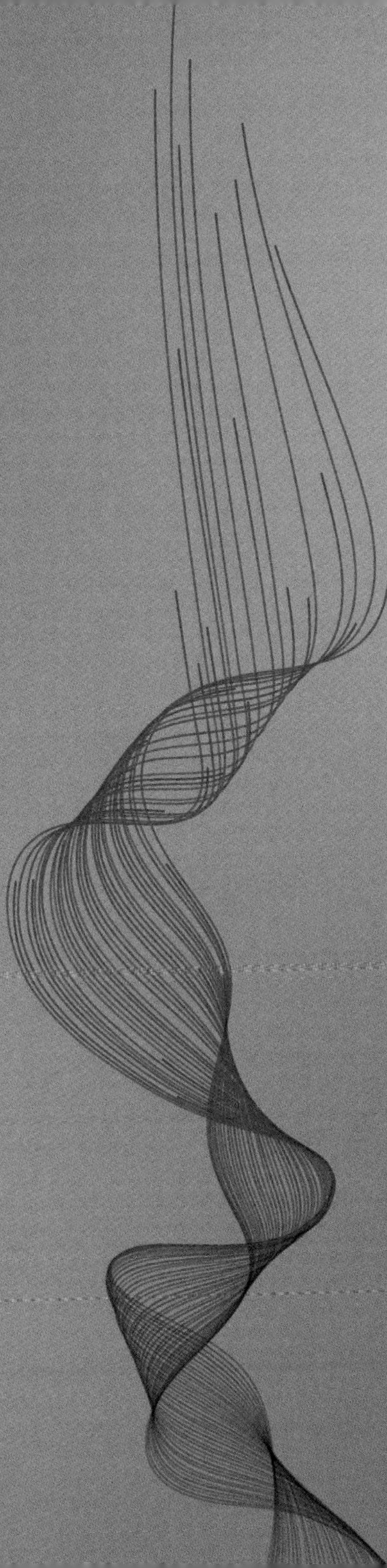

TEIL 4

Sich(er) fühlen – dein Weg zurück zu einem regulierten Nervensystem

»Wie schnell komme ich wieder zurück in die Regulation?«

Das ist die Frage, die ich in meinen Workshops am häufigsten höre. Es gibt zwar keine pauschale Antwort, aber ich gebe dir ein paar Richtungen, an denen du dich orientieren kannst. Mein wichtigster Rat ist: Nimm den Druck heraus und gib dir Zeit.

WIE OFT UND WANN SOLL ICH ÜBEN?

Übe idealerweise an mindestens fünf Tagen pro Woche. Und bevor du jetzt die Hände über dem Kopf zusammenschlägst und aufgibst, weil du das sowieso nicht schaffst: Du sollst nicht jeden Tag eine Stunde üben. Abgesehen davon, dass Nervensystemübungen vieles bewirken, das dein Körper auch verarbeiten muss, ist das auch gar nicht notwendig. Das Ziel des Übens ist es, deinen Körper wieder und wieder erleben zu lassen, wie sich Sicherheit anfühlt und dass es Bewegungsformen gibt, die einen so wunderbaren Zustand der Sicherheit in dir hervorrufen können. Beides wollen wir in deinem Gehirn verankern: So fühlt sich Sicherheit an und diese Bewegung führt sie herbei. Um das zu erreichen, braucht es Regelmäßigkeit.

Du brauchst dafür aber keine 20 Übungen, sondern nur so viele, wie es braucht, damit du 10–15 Minuten damit füllen kannst. Da du die Übungen in deinem Wohlfühltempo ausführst, kann es sein, dass du eine Übung 10 Minuten lang machst, weil sie dir so guttut. Oder du hast drei oder vier Lieblingsübungen, die du richtig gerne machst und die jeweils 2–3 Minuten brauchen.

Du kannst deine Übungen grundsätzlich zu jeder beliebigen Tageszeit ausführen. Manchen von uns tun sie morgens besonders gut, weil sie den Körper in einen Zustand versetzen, mit dem unser Nervensystem sicher durch den Tag kommt. Andere machen sie lieber abends vor dem Einschlafen, damit der Körper zur Ruhe kommt und sie erholsam schlafen können.

Meine Empfehlung ist, die Übungen zu Beginn nicht unbedingt spät am Abend auszuprobieren. Suche dir eine beliebige Zeit tagsüber und entwickele ein Gefühl dafür, wie die einzelnen Übungen bei dir wirken. Sobald du dich mit den Übungen sicher fühlst, wende sie gerne auch abends an.

Ich persönlich nutze die Übungen nur manchmal als festen Übungsblock. Stattdessen checke ich im Laufe des Tages regelmäßig in meinen Körper ein, um wahrzunehmen, wo er gerade steht. Oft merke ich, dass mir jetzt etwas Bewegung guttun würde, und dafür nutze ich dann zum Beispiel eine oder mehrere Übungen. Ich nutze sie außerdem anlassbezogen, wenn mein Nervensystem aus dem Gleichgewicht gerät. Wenn mich etwas triggert oder wenn es mal wieder zu stressig wird, dann sind das gute Anlässe dafür, mich zu regulieren. Du wirst deinen ganz individuellen Weg für das Üben finden, der zu dir passt. Am Anfang kann es trotzdem Sinn machen, eine gewisse Struktur zu nutzen, denn das hilft dir, neue Gewohnheiten zu etablieren. Du könntest z. B. mit 10 Minuten und 5 festen Übungen am Tag zu einer festen Zeit starten. Sobald du merkst, dass du deine Lieblingsübungen aus innerem Antrieb ganz von selbst machst, kannst du flexibler werden.

Um es zu einer Empfehlung zusammenzufassen: Finde deinen Weg des Übens. Nimm dir für den Start die Übungen, mit denen du besonders positiv in Resonanz gehst. Diese mache regelmäßig zu einer Tageszeit, die für dich einfach möglich ist. Nutze deine Übungen gerne auch anlassbezogen. Nimm ganz bewusst wahr, wie sie dich ruhiger, stabiler und sicherer fühlen lassen. Wenn dein Körper das Signal gibt, dass es noch eine Übung mehr sein darf, dann ergänze eine neue Bewegung. Wenn er zeigt, dass du eine Übung nun häufig genug ausgeführt hast, dann ersetze sie durch eine andere.

MACHE SCHNELLE FORTSCHRITTE UND GIB DEINEM NERVENSYSTEM ZEIT

Die zweite häufige Frage, die ich höre, ist: »Wie lange wird es dauern, bis mein Nervensystem wieder reguliert ist?« Oder auch: »Wann verschwinden meine Symptome endlich?«

Meine erste Antwort ist: Wenn dein Nervensystem schon längere Zeit dysreguliert ist und du mit den dazugehörigen Symptomen kämpfst, dann werden diese nicht von heute auf morgen verschwinden. Dein Nervensystem wieder ins Gleichgewicht zu bringen, braucht Zeit. Aber, und das ist die gute Nachricht: Du wirst schnell erste Erfolge sehen!

Du wirst zu Beginn kleine Momente haben, in denen du dich wieder sicher fühlst. Das sind Momente, in denen du merkst, dass du ein Stück der Spannung, die sich in deinem Körper aufgebaut hat, loslässt. Momente, in denen du dich weniger ängstlich fühlst. Momente, in denen es unerwartet innerlich ganz ruhig wird. Momente, in denen du deinen Körper oder Teile davon spürst und merkst: Das fühlt sich gerade okay an.

Von hier aus lernst du immer besser, was dir dabei hilft, dich zu regulieren. Du wirst dir der Lebensumstände bewusster, die zu deiner Dysregulation beitragen, und derer, die dich sicher fühlen lassen. Nach und nach kannst du immer besser entscheiden, wovon du mehr möchtest, weil es deinem Nervensystem guttut. Und auch wovon du weniger zulässt, weil es dich dysreguliert und deine alten Muster aufrechterhält.

Du merkst, dass du nicht mehr so tief in die Dysregulation rutschst. Du realisierst viel frühzeitiger, was dich dein Gleichgewicht verlieren lässt, und du kannst dem Ganzen entgegenwirken, indem du dich regulierst oder etwas veränderst. Du beginnst, dich selbst und wie du funktionierst sehr viel besser zu verstehen. Und du weißt nun, dass du sehr wohl Einfluss nehmen kannst auf den Zustand deines Körpers und deines Nervensystems. Und zwar rechtzeitig.

Irgendwann merkst du, dass du schon eine ganze Weile wieder ganz normal atmen konntest und im Gleichgewicht warst. Du merkst, dass dein Herz gar nicht mehr so wild schlägt. Dein Bedürfnis, alle möglichen Körperfunktionen zu überprüfen, schwindet einfach. Du beginnst, deinem Körper wieder zu vertrauen.

Von hier aus – und wahrscheinlich passiert das ganz automatisch – kannst du beginnen, dich wieder mehr zu trauen. Teste die neuen, wieder weiteren Grenzen deines Toleranzfensters aus, indem du etwas tust, das du in der Vergangenheit vermieden hast. Mache das in ganz kleinen Schritten, sodass du dich immer noch sicher, wenn auch herausgefordert fühlst. So sorgst du dafür, dass nach und nach dein Toleranzfenster und mit ihm deine Belastbarkeit noch größer werden. Wichtig ist: Mache das ohne jeden Leistungsgedanken und erst, wenn du dich sicher genug dazu fühlst. Konfrontation ohne ausreichende Sicherheit wird deine Dysregulation nur verstärken – ganz egal, was andere dir erzählen. Du wirst vermutlich immer mal wieder hören: »Du musst es einfach wieder tun, dann verlierst du auch deine Angst davor.«

Du wirst fühlen, wann die Zeit reif ist, dich zu fordern. Du wirst fühlen, wenn dein Körper bereit dafür ist. In der Regel entsteht dann der Wunsch (und nicht das Muss), etwas wieder in dein Leben zu integrieren, wie von selbst, wenn du dich wieder sicher genug dafür fühlst.

Auf deinem Weg heraus aus der Dysregulation wird es Rückschläge geben, so viel ist sicher. Denn die ganzen Vernetzungen deiner Dysregulation sind in deinem Gehirn nach wie vor vorhanden. Es gibt Auslöser, die diese neuronalen Netzwerke triggern, und dann fühlst du dich für einen Moment, als wärst du wieder zurück dort, wo es am allerschlimmsten war. Wisse: Das ist keineswegs so. In solchen Momenten wird eine alte Erinnerung aktiviert, die sich zwar sehr unangenehm anfühlt, aber nicht gefährlich ist. Du fällst nicht wieder zurück und es wird wieder vorbeigehen. Versuche dann, ruhig zu bleiben und die Katastrophengedanken, die bei solchen gefühlten Rückschritten natürlich entstehen, zu stoppen. Steige nicht in sie ein, spinne sie nicht weiter.

Sage dir: »Das, was ich gerade in meinem Körper fühle, ist ein kleiner Rückfall in etwas Altes, und es ist unangenehm. In meiner heutigen Realität bin ich sicher. Ich weiß, dass ich das ganz bald auch wieder fühlen werde. Ich halte das aus, was gerade passiert.«

Du bist sicher! Auch wenn es sich manchmal anders anfühlen mag. Oft sind diese Momente eines gefühlten Rückschrittes die Auslöser des nächsten Entwicklungsschrittes für dein Nervensystem. Häufig verändert sich genau dann etwas. Oder es wird dir eines deiner Muster noch bewusster. Dadurch kannst du noch besser für deine Regulation sorgen.

LERNE IN GUTEN ZEITEN: DIE ROLLE POSITIVER EMOTIONEN

Ganz wichtig ist mir an dieser Stelle noch eines: Dein Gehirn lernt am allerbesten, wenn es positive Emotionen fühlt. Genau das ist der Grund dafür, dass du deine Übungen nicht nur in der Dysregulationskrise, sondern vor allem in guten Zeiten machen solltest. Wenn du dich gut oder mindestens okay fühlst und von dort aus in Kontakt mit deinem Körper kommst, ihn bewegst und spürst, wie dir das guttut, dann entsteht ein starkes Gefühl von Sicherheit. Das kann sich so wunderbar in deinem Gehirn vernetzen. In diesen Momenten bildest und verankerst du dein neuronales Netzwerk der Sicherheit. Dieses wird nach und nach immer stärker und bildet ein Gegengewicht zu deinem neuronalen Netzwerk der Dysregulation. Je besser dein sicherer Zustand in deinem Gehirn gebahnt ist, desto leichter kannst du auf ihn zugreifen. Das führt dazu, dass deine Selbstregulationsfähigkeit wächst. Das führt auch dazu, dass du nicht mehr so tief in die Dysregulation rutschst und dass dein Toleranzfenster größer wird. Du kommst so an den Punkt, wo sich deine früheren Dysregulationssymptome zeigen und du entspannt bleibst und weißt, wofür sie stehen, was du jetzt tun kannst und dass sie nicht gefährlich sind. Du kannst sie annehmen und dir sagen: »Sie gehen auch wieder vorbei. Es ist okay. Denn ich bin sicher.«

Das Ergebnis der Nervensystemarbeit: Selbstmitgefühl

Auf unserem Weg in Richtung Regulation entsteht etwas sehr Wichtiges: Du entwickelst immer mehr Empathie dir selbst, deinen Lebenserfahrungen und deinen Emotionen und Körperempfindungen gegenüber. Statt dich dafür zu verurteilen, dass es dir schon wieder nicht gut geht, wirst du dich mehr und mehr dir selbst zuwenden und dir das Mitgefühl geben, das du in diesen Situationen brauchst. Du wirst lernen, gut zu dir selbst zu sein.

UNSER LEBEN IST EIN AUF UND AB: WIE GEHST DU MIT DIR SELBST DARIN UM?

Ich habe es am Anfang dieses Buches bereits geschrieben und ich wiederhole es hier noch einmal: Das Ziel der Nervensystemarbeit ist es, die Dinge, die in unserem Leben passieren, gut halten und regulieren zu können. Das Ziel ist nicht, dass wir uns immer wohlfühlen und alles, was sich unangenehm anfühlt, aus unserem Leben und unserem Körper zu verbannen. Denn so funktioniert das Leben nun mal nicht. Es wird immer Aufs und Abs geben, und das ist völlig normal so.

Die Frage ist, wie wir in der Lage sind, damit umzugehen. Du wirst lernen, die Symptome deiner Dysregulation zu fühlen und sie gleichzeitig zu beobachten, statt einfach von ihnen eingenommen zu werden. Dadurch kannst du dich dir selbst zuwenden und für dich sorgen, wann immer das notwendig ist. Du hörst auf, dich zu verurteilen für etwas, das du nicht steuern kannst und übernimmst die Verantwortung dafür, wieder für dein Wohlbefinden zu sorgen.

TOOL NR. 54: WIE MITFÜHLEND GEHST DU MIT DIR SELBST UM?

Zielsetzung: Reflektiere noch einmal für dich selbst: Wenn es dir nicht gut geht, wie gehst du dann mit dir selbst um?

Ausführung: Suche dir dafür eine oder zwei konkrete Situationen aus deinen letzten Tagen oder Wochen. Das können beispielsweise Situationen dieser Arten sein:

- Du hattest Schmerzen.
- Du bist von etwas stark getriggert worden.
- Du hast dich für etwas geschämt oder dich schuldig gefühlt.
- Du hattest einen dieser Tage, an denen du nichts zustande gebracht hast.
- Du warst krank.
- Dein Nervensystem war dysreguliert und du hast es nicht gut geschafft, das zu regulieren.
- Jemand hat dich kritisiert.

Bestimmt ist dir das eine oder andere Beispiel eingefallen. Jetzt frage dich zu deiner Situation: »Wie bin ich in der Situation und danach mit mir selbst umgegangen?« Das bedeutet konkret:

- Was hast du dir selbst gegenüber gefühlt?
- Was haben deine inneren Stimmen über dich gesagt?
- Bist du dir selbst eher wohlwollend und mitfühlend begegnet?
- Oder eher verurteilend und vorwurfsvoll?
- Was hast du in der Situation über dich selbst gedach?

Nimm dir etwas zu schreiben und notiere dir kurz, wie du mit dir selbst in deinen Beispielsituationen umgegangen bist und was es in dir auslöst, das heute zu reflektieren und dir deiner eigenen Haltung dir selbst gegenüber bewusst zu werden.

Nimm diese Aufzeichnungen von hier ab gerne regelmäßig zur Hand und ergänze sie um Notizen zu aktuellen Situationen. Deine Haltung dir selbst gegenüber wird sich in den kommenden Wochen und Monaten verändern, wenn du regelmäßig mit deinem Körper und deinem Nervensystem arbeitest. Du wirst Mitgefühl mit dir selbst entwickeln. Es ist ein wunderbares Geschenk, mit deinen Notizen deinen Weg hin zum Selbstmitgefühl schwarz auf weiß sehen und fühlen zu können.

DIE ROLLE UNSERER INNEREN ANTEILE

Wir alle haben im Laufe unseres Lebens sogenannte innere Anteile entwickelt. Die Methode »Internal Family Systems« (IFS) von Richard C. Schwartz setzt sich genau mit diesen inneren Anteilen auseinander. IFS unterscheidet vier verschiedene Arten von inneren Anteilen, und die folgende Beschreibung der Anteile ist angelehnt an das IFS-Teilemodell (Schwartz, 2023).

Unser authentisches Selbst: Das ist unser authentischer Kern, in dem wir gesund und reguliert sind. Wir können hier neugierig, offen und kreativ sein und die für uns richtigen Entscheidungen treffen. Dieser Teil von uns sollte idealerweise die Führung aller unserer inneren Anteile übernehmen. Bezogen auf die Nervensystemsicht sind wir – wenn unser Selbst die Steuerung übernimmt – in unserem ventral-vagalen Wohlfühlzustand. Hier können wir uns sicher fühlen.

Unsere lebenstüchtigen Anteile: Das sind die Anteile, die es uns trotz unserer bisherigen Lebenserfahrungen, Verletzungen und möglicherweise erlittenen Traumata ermöglichen, unser Leben zu leben. Sie stellen sicher, dass wir funktionieren, dass wir unser Leben organisieren, dass wir uns sicher fühlen können und dass wir die starken Empfindungen unserer verletzten Anteile unter Kontrolle halten können. Durch diese Anteile wirken wir nach außen, als würden wir unser Leben ganz prima bewältigen.

In diese Form der inneren Anteile fallen alle unsere Bewältigungsstrategien, die wir im Laufe unseres Lebens erlernt haben, um zu vermeiden, dass wir emotional überwältigt werden. Hier finden wir unser People-Pleaser-Verhalten, unseren Perfektionismus, unsere inneren Kritiker, unser Kontrollbedürfnis, unsere Zwänge und unsere Bereitschaft, viel Verantwortung zu übernehmen.

Leider ist es so, dass das dauerhafte Aufrechterhalten dieser Bewältigungsstrategien uns auf der einen Seite viel Energie kostet. Unsere Bewältigungsstrategien benötigen die Aktivität unseres Sympathikus. Je mehr Zeit unseres Tages dieser aktiv sein muss, desto mehr werden unsere körperlichen Ressourcen gefordert. Mit der Zeit führt das zu zunehmender Ermüdung und Erschöpfung unserer körperlichen Kapazitäten.

Auf der anderen Seite leben wir durch diese Strategien an unserem authentischen Selbst vorbei. Wir schränken uns ein, um die Dinge, die unangenehm sein könnten, zu vermeiden. Nichtsdestotrotz sind diese Anteile wichtig, denn sie haben uns in einem vergangenen Teil unseres Lebens die Sicherheit gegeben, die wir anders nicht bekommen konnten, und sie haben es uns lange Zeit ermöglicht, dass wir überleben konnten, ohne ständig die Überlebensstrategien unseres Nervensystems zu aktivieren.

Unsere Feuerlöscher: Ab und an passiert es aber doch, dass unsere verletzten Anteile und mit ihnen die verdrängten Empfindungen, Erinnerungen und überwältigenden Lebenserfahrungen, die sie tragen, an die Oberfläche zu dringen drohen. Das passiert beispielsweise dann, wenn eine Situation oder das Verhalten einer Person diese alten Erinnerungen triggert. Aber auch dann, wenn unsere lebenstüchtigen Anteile – also unsere erlernten Bewältigungsstrategien – lange Zeit aktiv waren und wir immer erschöpfter werden, wird unser Toleranzfenster kleiner, und immer häufiger sind wir nicht mehr in der Lage, unsere Kontrollmechanismen aufrechtzuerhalten.

Wenn die Gefahr zu groß wird, dass unsere verbannten Anteile sichtbar werden, dann springen unsere Feuerlöscher zu Hilfe. Sie werden unmittelbar aktiv, wenn die Empfindungen und Erinnerungen eines verletzten Anteils sichtbar und fühlbar werden. Hier wird nun eine zweite Kategorie von erlernten Bewältigungsstrategien aktiv: die Strategien, die uns helfen, unangenehme Empfindungen und Erinnerungen direkt wieder zurück in die Verbannung zu schicken. Hier finden wir unsere typischen Ablenkungsstrategien wie beispielsweise emotionales Essen, Alkohol, Medienkonsum und Handyscrollen, Sexsucht, Substanzmissbrauch. Hier kommt aber auch der Fight-Flight-Modus unseres Nervensystems zum Einsatz, der dafür sorgt, dass wir eine bedrohliche Situation sofort verlassen wollen, wenn sie allzu unangenehme Emotionen freisetzt, oder wo wir mit der geballten Kraft unserer Wut gegen einen vermeintlichen Gegner vorgehen, ohne auch nur eine Sekunde darüber nachzudenken, ob unsere heftige Reaktion gerade angemessen ist.

Feuerlöscher werden schnell und unmittelbar aktiv. Ihr Ziel ist es, sofort wieder unter Kontrolle zu bringen, was sich auf keinen Fall zeigen darf: unsere verletzten Anteile.

Unsere verletzten Anteile: Die meisten von uns haben in ihrer Kindheit schmerzhafte Erfahrungen gemacht und zeitweise überforderte oder dysregulierte Bezugspersonen erlebt. Für manche von uns waren das einzelne Momente, für andere bestand ein großer Teil ihrer Kindheit aus Erfahrungen, die überfordernd waren. Immer dann, wenn wir stark belastende Erfahrungen gemacht haben, die uns überfordert haben und die wir nicht mithilfe von koregulierenden, sicheren Bezugspersonen zu regulieren lernen konnten, mussten wir – meist unbewusst – zum Mechanismus der Verdrängung greifen. Hier sind unsere ins Unbewusste verdrängten, verletzten inneren Anteile entstanden.

Sie beinhalten schmerzhafte und überfordernde Erinnerungen und Empfindungen und tragen die Verletzungen und Traumatisierungen, die wir im Laufe unseres Lebens erlitten haben. Wir haben gelernt, diese mit den Bewältigungsstrategien unserer lebenstüchtigen Anteile und unserer Feuerlöscher unter Verschluss zu halten. Dadurch stellen wir sicher, dass die dysregulierenden Empfindungen unserer Kindheit heute nicht mehr in unser Bewusstsein treten müssen.

Passiert es doch einmal, dass ein verletzter Anteil sich zeigt – wir fühlen, was er damals gefühlt hat, und können wir es nicht regulieren –, dann kommt die dritte Überlebensstrategie unseres Nervensystems zum Tragen: Wir frieren ein. Unser Körper schützt sich vor den überfordernden Empfindungen dieses verletzten Anteils dadurch, dass er uns mithilfe des Freeze und der Dissoziation von diesen Empfindungen wenigstens teilweise abschneidet. Unser dorsaler Vagus kann uns so auch unmittelbar erstarren lassen, wenn ein verletzter Anteil aktiviert wird. Es kann sein, dass wir dann intensive Gefühle von Hilflosigkeit und Handlungsunfähigkeit spüren.

Es ist wichtig zu wissen, dass die Strategien unserer inneren Anteile uns meist nur in kleinen Teilen bewusst sind. Oft wissen wir gar nicht, dass wir verletzte Anteile haben, dass wir unsere intensiven Emotionen verdrängen, dass wir alte Erinnerungen mit unserem Verhalten unter Kontrolle zu halten versuchen. Wir wissen nichts von dem, was in unserem Unterbewusstsein bleibt. Eine Wirkung hat das aber trotzdem. Denn es aktiviert wieder und wieder unser Nervensystem und die dazugehörigen Funktionen unseres Körpers. Es kostet uns Energie und es hat vielfältige Auswirkungen auf unsere körperliche und mentale Gesundheit. Im Laufe unseres Lebens wird unsere Belastung, die durch das ständige Aufrechterhalten unserer Bewältigungs- und Überlebensstrategien entsteht, zunehmend größer.

Das ist der Grund dafür, dass wir gut daran tun, uns unserer inneren Anteile bewusster zu werden. Wir dürfen uns unserer lebenstüchtigen Anteile bewusst werden, sie wertschätzen für die Sicherheit, die sie uns in all den Jahren gegeben haben. Wir lernen ihre Bewältigungsstrategien kennen und lernen uns damit selbst neu kennen. Wir dürfen auch unsere Feuerlöscher erkennen. Wir erfahren, was ihre Aktivierung auslöst und welche Strategien sie anwenden, um uns vor den Empfindungen und Erinnerungen unserer verletzten Anteile zu schützen. Auch sie dürfen wir anerkennen in ihrer guten Absicht, uns zu schützen. Gleichzeitig beginnen wir, ihnen Grenzen zu setzen. Denn oft schadet uns ihr Verhalten. Wir dürfen auch die Bereitschaft und den Mut finden, mit unseren verletzten Anteilen in Verbindung zu gehen. Wir sind heute nicht mehr die Kinder von damals und wir können mit dem, was sie in sich tragen, heute viel besser umgehen. Und da, wo wir das noch nicht können, werden wir es lernen. Manchmal brauchen wir Hilfe dabei, ihre Verletzungen, ihre Empfindungen und ihren Schmerz halten zu lernen. Wenn wir es aber tun, dann befreit uns das. Wir brauchen die eher destruktiven Verhaltensweisen unserer Feuerlöscher immer weniger. Wir entlasten unsere lebenstüchtigen Anteile. Und damit entlasten wir unser Nervensystem und unseren Körper.

So kommen wir immer mehr in Verbindung mit unserem authentischen Selbst. Wir lernen uns neu kennen. Wir bekommen Zugang zu unseren Bedürfnissen, unseren Leidenschaften und einem ganz neuen Sinnempfinden. Unser Toleranzfenster wird größer und die Momente, in denen wir uns bedroht und nicht sicher fühlen, werden gleichzeitig viel seltener. Denn die Bedrohung, die aus unserem Inneren kommt, verschwindet, je besser wir mit unseren verschiedenen inneren Anteilen in den Kontakt kommen und mit ihnen umzugehen lernen.

WARUM SELBSTMITGEFÜHL SO WICHTIG IST FÜR DEIN NERVENSYSTEM

Auf diesem Weg entsteht nach und nach der wichtigste Faktor für ein reguliertes Nervensystem: ein inniges Mitgefühl mit dir selbst. Denn du lernst immer besser, zu verstehen, warum du in der Vergangenheit so oder so reagiert und gehandelt hast. Du verstehst, warum du deine liebsten Bewältigungsstrategien so ausgiebig nutzen musst(est) und warum dein Nervensystem so häufig dysregulieren musste. Das führt dazu, dass du aufhörst, dich selbst zu verurteilen. Denn das, das haben wir gelernt, verstärkt unsere Dysregulation und ist Teil unserer Feuerlöscherstrategien.

Stattdessen wirst du entdecken, dass du dir selbst zunehmend liebevoll begegnest, wenn dir die Aufs und Abs des Lebens begegnen. Du wirst innerlich immer öfter zu dir selbst sagen: »Ich weiß, was da gerade in mir passiert. Ich verstehe, wofür das notwendig war. Ich kann jetzt für mich da sein und weiß, dass ich okay bin, auch wenn ich mich gerade nicht gut fühle. Es ist jetzt da, es geht wieder vorbei und ich kann es akzeptieren. Ich fühle mit mir und dem Anteil, der früher schlimme Dinge erlebt hat und sich gerade so furchtbar fühlt. Es ist okay. Ich bin sicher.«

Du wirst dich in den Arm nehmen und dir den Zuspruch geben, den du früher einmal gebraucht hättest. Du bist nun zuverlässig für dich da und schenkst dir selbst die Sicherheit, die du brauchst.

Dieses Selbstmitgefühl hat wichtige Wirkungen auf dein Nervensystem:

- Während Selbstkritik und innerer Widerstand gegen die Zustände deines Körpers deinen Sympathikus und eine Fight- oder Flight-Reaktion aktivieren, beruhigt Selbstmitgefühl deinen Sympathikus und aktiviert dein parasympathisches Nervensystem.
- Selbstmitgefühl beinhaltet das Annehmen dessen, was gerade passiert. Du bist in der Lage zu akzeptieren, statt zu kämpfen oder davonzulaufen.
- Selbstmitgefühl trägt dadurch dazu bei, die Stressfolgen in deinem Körper zu verringern. Dein Stresshormonpegel sinkt, deine Herzfrequenz beruhigt sich, deine Atmung fließt freier. Dieser Effekt wird dadurch verstärkt, dass deine innere Haltung sich verändert. Dadurch sprichst du mit dir selbst in einer zusprechenden, zugewandten, Sicherheit gebenden Art und Weise.
- Selbstmitgefühl führt auch dazu, dass du dich öfter selbst berührst. Du wirst feststellen, dass sich deine Hände häufiger berühren oder dass du dir beruhigend über die Arme streichst. Das führt dazu, dass dein Körper Oxytocin und andere beruhigende Stoffe ausschüttet, die dein parasympathisches Nervensystem stimulieren und deinem Körper das Signal geben, dass er sich nun beruhigen kann.
- Wenn du dir selbst mitfühlend begegnen kannst, wirst du auch mitfühlender anderen Menschen gegenüber. Du realisierst, dass jeder

von uns durch seine lebenstüchtigen Anteile und seine Feuerlöscher gesteuert wird, und entwickelst ein größeres Verständnis für andere Menschen. Das reduziert wiederum die Überlebensreaktionen deines Nervensystems und es führt dazu, dass deine sozialen Beziehungen durch größeres Verständnis füreinander bestimmt werden. Dadurch erfährst du mehr Koregulation, und dein ventraler Vagus kann so aktiv werden und dich in deinen Wohlfühlzustand versetzen.

Lass uns zum Abschluss noch einmal erspüren, wie sich Selbstmitgefühl anfühlen kann.

TOOL NR. 55: ENTWICKLE MITGEFÜHL MIT DIR SELBST (SP)

Zielsetzung: Mache dieses Tool zum festen Bestandteil deines Alltags, um wirkungsvoll deine Fähigkeit, dir Selbstmitgefühl entgegenzubringen, zu stärken.

Ausführung: Suche dir einen Platz, an dem du für einen Moment ungestört bist und an dem du dich möglichst wohl- und sicher fühlst. Das kann deine Lieblingscouchecke sein, ein Platz auf der Yogamatte oder deinem Lieblingsteppich, in deinem Bett oder an der Küchentheke. Alles ist möglich, solange du bequem sitzen oder liegen kannst. Wenn du möchtest, habe ein Foto von dir als Kind in der Nähe, du kannst das aber auch einfach in deinem Kopf dabeihaben. Richte dich in einer Position, in der du dich wohlfühlst, ein. Komme erst einmal an und fühle, wo du deine Umgebung berührst, wie du ganz sicher gehalten wirst vom Sitzmöbel, deinem Bett oder dem Boden.

Spüre, wie sicher du dich jetzt gerade fühlst. Nimm genau wahr, wo in deinem Körper sich das zeigt. Vielleicht ist dir ganz wohlig warm. Vielleicht hast du eine so bequeme Position gefunden, dass deine Rückenschmerzen gerade verschwunden sind. Vielleicht können sich deine Schultern entspannen.

Fühle dich wohl, sicher und geborgen für den Moment.

Von hier aus denke an einen Moment, in dem es dir nicht so gut ging. Das sollte für den Start kein absoluter Krisenmoment sein, sondern einer dieser ganz normalen Momente, in denen sich dein Körper krank oder dysreguliert gefühlt oder eine Emotion dich aus dem Gleichgewicht gebracht hat. Während du dich an diesen Moment erinnerst, erforsche einmal, welche Empfindungen in deinem Körper auftauchen und welche inneren Stimmen zu sprechen beginnen. Nimm das einfach nur wahr. Das ist das, was momentan passiert, wenn du dich nicht wohl- und sicher fühlst. Das ist okay.

Von hier aus stelle dir vor, du bist eine sehr liebevolle Mutter und siehst dich in dieser Situation. Du trittst einen Schritt neben dich und siehst dich selbst, wie es dir nicht gut geht, wie du diese Körperempfindungen spürst. Du kannst hören, wie deine inneren Stimmen dich verurteilen für das, was du gerade fühlst.

Wenn du aus der Position dieser ganz zugewandten und liebevollen Mutter, die für dich da ist, auf dich selbst schaust, was fühlst du dir gegenüber dann? Fühle auch das einfach. Wo in deinem Körper zeigt sich das, was du fühlst? Welche Gedanken entstehen?

Was möchtest du deinem Ich, dem es nicht gut geht, aus der Position der liebevollen Mutter heraus sagen? Was möchtest du tun? Sage es und tu es in deiner Vorstellung. Wahrscheinlich wirst du dir sehr mitfühlend gegenüberstehen. Vielleicht entsteht der Impuls, dich selbst in den Arm zu nehmen. Vielleicht möchtest du warme, beruhigende Worte sagen, die Sicherheit spenden.

Spüre, was es bei dir bewirkt, wenn du dir selbst so liebevoll begegnest. Sollten Tränen laufen, dann lasse sie. Sollte ein Lächeln auf deinem Gesicht entstehen, dann lass es leuchten. Nimm wahr, was sich in deinem Körper verändert, wenn du dieses Mitgefühl und die Zuwendung spürst. Wo entspannt sich etwas? Wo zeigen sich Emotionen? Wo darf sich vielleicht sogar etwas zeigen, das vorher unter Kontrolle bleiben musste?

Nimm dich spätestens jetzt selbst in den Arm, indem du deine Hände auf die jeweils entgegengesetzte Schulter legst. Wiege dich langsam hin und her und sage dir selbst (nutze die Ich- oder die Du-Form, so wie es sich jetzt richtig für dich anfühlt):

»Es ist okay. Ich darf Momente haben, in denen es mir nicht gut geht. Es gibt Momente, in denen fühle ich mich bedroht, ebenso wie es Momente gibt, in denen ich mich sicher fühle. Dafür brauche ich mich nicht mehr verurteilen. Es ist okay.«

»Ich bin okay. Ich bin genau richtig, so wie ich bin. Ich darf mit mir selbst mitfühlend sein. Ich darf Verständnis für mich haben. Alles, was in meinem Körper passiert, hat einen guten Grund.«

»Es ist okay. Ich bin sicher.«

Nimm dir diese Worte mit, sodass du sie immer dabeihast. Sage sie dir immer wieder, in guten und in schlechten Momenten. Am besten manchmal auch laut, sodass du sie mit deiner eigenen Stimme hörst. Selbst wenn du die Worte im Moment noch nicht immer glauben kannst – das wird entstehen. Versprochen! Du bist auf dem Weg.

Zum Abschluss: Du kannst Sicherheit in deinem Körper herstellen

Wir schließen das Buch damit ab, dass du dich noch einmal sehr bewusst in deinem sicheren Wohlfühlzustand verankerst. Nutze das nachfolgende Tool sooft du magst, denn je öfter du dich sicher fühlst, desto besser lernt dein Körper diesen Zustand kennen und umso stärker wird er in deinem Gehirn vernetzt. Dadurch kannst du ihn immer leichter abrufen. Mit der Zeit wird die Vernetzung deines sicheren Zustands ebenso stark wie die, die du derzeit in den Symptomen deines dysregulierten Nervensystems spürst. Selbst wenn du dann einmal einen dysregulierten Moment hast, wird es dir immer leichter fallen und schneller gelingen, wieder in deinen sicheren Zustand zurückzuschwingen.

Du bist auf dem Weg. Und du wirst dich wieder sicherer fühlen! Du selbst kannst diesen Zustand in deinem Körper herstellen.

TOOL NR. 56: VERANKERE SICHERHEIT IN DEINEM GEHIRN (SP)

Zielsetzung: Reflektiere zum Abschluss noch einmal, wie viel sich schon verändert hat, während du dieses Buch gelesen und mit ihm gearbeitet hast. Du hat Einfluss genommen und etwas für dich verändert. Nutze dieses Tool gerne regelmäßig, um deine Fortschritte zu reflektieren und sie bewusst wertzuschätzen.

Ausführung: Nimm dir noch einmal das Blatt mit dem Begriff »Wohlfühlzustand«, das du am Anfang dieses Buches genutzt hast (siehe Tool Nr. 13). Solltest du das Blatt nicht mehr haben, schreibe dir einfach ein neues. Lege das Blatt an einen Ort deiner Wahl und stelle dich darauf. Du darfst gespannt sein, wie sich deine Wahrnehmung deines Wohlfühlzustands bis hierhin schon verändert hat.

Nimm ganz genau wahr, was sich in deinem Körper verändert, wenn du dich auf (oder auch in) deinem sicheren Wohlfühlzustand befindest. Wo in deinem Körper zeigt er sich und wie?

- Wo entspannt sich deine Muskulatur?
- Wie verändert sich deine Atmung?
- Wo kommt etwas ins Fließen?
- Wo nimmst du Wärme oder Kälte wahr?
- Wie verbunden bist du mit dem Boden?
- Wie verändert sich deine Körperhaltung?
- Welche Gedanken tauchen hier auf?
- Gibt es irgendwelche Bewegungs- oder Handlungsimpulse?
- Wo fühlt sich etwas leichter und freier an?

Was fällt dir noch auf?

Merkst du, wie leicht es ist, einen sicher(er)en Zustand in deinem Körper herzustellen? Dein Gehirn aktiviert direkt dein Körpergedächtnis und polt die Reaktionen deines Körpers auf mehr Sicherheit. Das ist immer wieder spannend, oder?

Es ist alles da und du kannst es abrufen. Je öfter du deinen sicheren Zustand fühlst, desto häufiger und leichter wird er ganz von selbst wieder entstehen. Verankere ihn, indem du noch einmal für 1–2 Minuten mit deinen Händen wechselweise auf den jeweils entgegengesetzten Oberarm klopfst. Sage dir dabei:

»Mein Körper weiß, wie ich mich fühle, wenn ich sicher bin. Auch dieser Zustand ist in mir und ich kann ihn jetzt gerade fühlen. Selbst wenn er sich jetzt noch nicht so vertraut anfühlt, liegt das nur daran, dass ich ihn bisher zu selten gefühlt habe. Ich werde diesen Zustand gut kennenlernen. Er ist sicher. Ich darf ihm vertrauen.«

»Ich gehe meinen Weg und ich weiß, dass ich den Weg zurück in die Sicherheit finden werde.«

»Ich vertraue mir selbst.«

Du bist sicher! Versprochen.

Danksagung

Mein erstes Danke geht an meinen Sohn Nikolas, ohne den ich dieses Buch wahrscheinlich nie geschrieben hätte. Durch deinen Start ins Leben und unseren gemeinsamen Weg ist für mich die Welt der Nervensystemregulation überhaupt erst sichtbar und ein Lieblingsthema geworden. Solltest du es jemals brauchen, dann hoffe ich, dass die Inhalte dieses Buches ihren Weg zu dir finden.

An zweiter Stelle sage ich ein ganz großes Danke an den mvg Verlag und ganz besonders an Anna Penner, die mich mit so viel Leichtigkeit, Freude und Freiraum durch meinen Schreibprozess begleitet und die Fäden für die Entstehung dieses Buches so wunderbar zusammengehalten hat. Danke an Anna und an Birgit Reiter, dass ihr das Vertrauen in mich hattet, dieses Buch mit mir gemeinsam ins Leben zu bringen. Damit hat sich ein lang gehegter Traum für mich erfüllt. Danke an Stephanie Kaiser-Dauer, die als Redakteurin dafür gesorgt hat, dieses Buch rund und lesbar zu machen. Ein besonders inniges Danke von Herzen möchte ich an Katharina Borgs sagen, die mit ihren wunderbaren Illustrationen diesem Buch genau die Warmherzigkeit eingehaucht hat, die ich mit meinen Worten zu erzeugen versucht habe.

Ich sage auch danke an die lieben Menschen, Familie und Freunde, die auf dem Schreibweg für mich da waren. Mit denen ich über das autonome Nervensystem und seine Wirkungen reflektieren konnte. Die mir Mut gemacht haben, wenn ich an meinen eigenen Fähigkeiten gezweifelt habe. Die mir geholfen haben, den Raum zu finden, dieses Buch zu schreiben. Die so viel Verständnis dafür hatten, dass sie in der Schreibzeit wenig von mir zu sehen bekamen.

Und zuletzt und am wichtigsten sage ich Danke an meine Follower, Kursteilnehmer, Coachees, Kollegen und all diejenigen, mit denen auf diesem

Weg eine innige Verbindung entstanden ist. Danke, dass ihr so viele eurer Erfahrungen mit mir teilt. Danke, dass wir gemeinsam einen so wunderbaren und sinnstiftenden Weg hin zu einer regulierteren Welt gehen. Und danke, dass ihr mich jeden Tag so sehr unterstützt. Es ist wunderbar mit euch und ich freue mich auf ganz viel mehr davon!

Über die Autorin

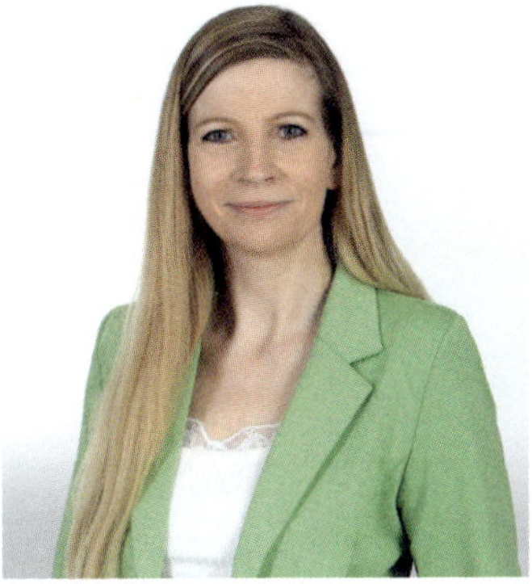

© Fotostudio HaniArt Frankfurt

Kathleen Kunze (@kathleenkunzeofficial) hat 2022 begonnen, über das Nervensystem zu schreiben, nachdem sie sich über 15 Jahre intensiv mit der Thematik auseinandergesetzt hat. Ausgelöst wurde dies durch ihre Schwangerschaft und die Frühgeburt ihres Sohnes – eine Erfahrung, die weitreichende Auswirkungen auf ihr eigenes Nervensystem hatte.

Ihre Leidenschaft ist die Arbeit mit Menschen. Diese setzt sie in zahlreichen Seminaren, Workshops und Coachings um. Allein im Jahr 2024 hat sie knapp 1000 Menschen auf dem Weg zu einem regulierteren Nervensystem begleitet – viele davon über mehrere Monate. Sie ist systemische Beraterin und Coach, ausgebildet als Traumafachberaterin, Mind-Body-Coach, Somatic Stress Release Coach, EMDR und Brainlog Coach, Yogalehrerin und noch einiges mehr. Aktuell arbeitet sie an ihrer Zulassung als Heilpraktikerin für Psychotherapie.

In ihren Workshops und in der Begleitung von Menschen wirkt sie auf Basis der Polyvagaltheorie, somatisch orientiert und traumasensibel, gerne mit EMDR und immer mit einem systemischen Blick. Dort schafft sie einen sicheren Raum, in dem Menschen sich gesehen fühlen können und lernen, sich selbst anzunehmen und wieder eine zugewandte Verbindung zu ihrem Körper zu entwickeln.

Mit diesem Buch erfüllt sie sich den lang gehegten Traum, ein Buch zu schreiben über ein Thema, das wirklich etwas verändert für uns Menschen.

Literaturverzeichnis

Dana, D. (2022). *Der Vagus-Nerv als innerer Anker. Angst und Panik überwinden, Ruhe und Stärke finden.* München: Kösel.

Grawe, K. (2004). *Neuropsychotherapie.* Göttingen: Hogrefe.

Levine, P. A. (2011). *Sprache ohne Worte. Wie unser Körper Trauma verarbeitet und uns in die innere Balance zurückführt.* München: Kösel.

Peters, A., McEwen, B. S. & Friston, K. (2017). Uncertainty and Stress: Why it Causes Diseases and How it is Mastered by the Brain. *Progress in Neurobiology* 156 (2017) , S. 164–188.

Porges, S. W. (2019). *Die Polyvagal-Theorie und die Suche nach Sicherheit. Traumabehandlung, soziales Engagement und Bindung. 3. Auflage.* Lichtenau/Westfalen: Probst.

Schwartz, R. C. (2023). *Introduction to Internal Family Systems.* Boulder: Sounds True.

Siegel, D. (2020). *The Developing Mind. How Relationships and the Brain Interact to Shape Who We Are. Third Edition.* New York, London: The Guilford Press.

Toolübersicht

MEINE LIEBLINGSTOOLS:

DAS HABE ICH ÜBER MEINE ÜBERLEBENSSTRATEGIEN GELERNT:

HIER KANN ICH ANSETZEN UND ETWAS VERÄNDERN:

DAS MÖCHTE ICH MIR UNBEDINGT MERKEN:

MEINE WICHTIGSTEN ERKENNTNISSE: